U0750881

编 委 会

主　编　刘　政　闫俊霞
副主编　孙　震　王福琴　张海燕
　　　　张树梅
校　订　孙朝宗

金匮要略笺注

刘　政　闫俊霞◎主编

天津出版传媒集团

天津科学技术出版社

图书在版编目(CIP)数据

金匮要略笺注 / 刘政，闫俊霞主编. —— 天津：天津科学技术出版社，2017.3

ISBN 978-7-5576-2392-0

Ⅰ. ①金… Ⅱ. ①刘… ②闫… Ⅲ. ①《金匮要略方论》-注释 Ⅳ. ①R222.32

中国版本图书馆 CIP 数据核字(2017)第 043100 号

责任编辑:张建锋

出版人:蔡　颢

天津出版传媒集团
天津科学技术出版社

天津市西康路 35 号　邮编 300051
电话(022)23332695
网址:www. tjkjcbs. com. cn
新华书店经销
山东和平商务有限公司印刷

开本 880×1230　1/32　印张 9.75　字数 155 000
2018 年 3 月第 1 版第 2 次印刷
定价:36.00 元

前　　言

　　《金匮要略》是一部杂病学的经典著作,内容包括 40 多种疾病,约 260 首方剂,大部分论述内科疾病,还有一部分论述了外科及妇人妊娠、产后病等。

　　本书对杂病因、证、脉、治以及举方用药都有其实用价值。到现在对中医杂病临床治疗仍具有指导作用,为学习祖国医学的一部必读之书。

　　本书在辨证论治的过程中,突出地表现出了最高思维和出神入化。清代吴鞠通指出:"古人有方即有法,故取携自如,无投不利,后世之失,一失于测证无方,认证不清,再失于有方无法。"徐灵胎对《伤寒论》《金匮要略》两书,也给予了高度的评价:"古圣治病方法,其可考者,惟此两书,真所谓经方之祖。"

　　我们在数十年中经常应用这些经方治病,每每收到良好疗效,充分证实了经方在临床上的优越性与实用性。因作《金匮要略笺注》一书以俾于年青中医,可以将这些经方广泛地应用于临床。

　　由于我们能力有限,本书一定还有疏漏和不足之处,仅就正于同道,望不吝指教。

刘　政　闫俊霞

2016 年 6 月 7 日

目　录

目　录

脏腑经络先后病脉证第一

一、问曰:上工①治未病②,何也? 师曰:夫治未病者,见肝之病,知肝传脾,当先实脾③,四季脾旺④不受邪,即勿补之;中工不晓相传,见肝之病,不解实脾,惟治肝也。

夫肝之病,补用酸,助用焦苦,益用甘味之药调之。酸入肝,焦苦入心,甘入脾。脾能伤肾⑤,肾气微弱⑥,则水不行;水不行,则心火气盛;心火气盛则伤肺,肺被伤,则金气不行;金气不行,则肝气盛。故实脾,则肝自愈。此治肝补脾之要妙也。肝虚则用此法,实则不在用之。

经曰:"虚虚实实,补不足,损有余",是其义也。余脏准此。

提要:申述治未病的精神,以肝病治法举例说明。

词注:

①上工:指高明的医生。

②治未病:这里指治未病的脏腑。

③实脾:调补脾脏的意思。

④四季脾旺:脾属土,土寄旺于四季,故说四季脾旺。《素问·太阴阳明论》:"脾者土也,治中央,常以四时长四脏,各十八日寄治,不得独主于时也"。即三、六、九、十二各月之末十八天,为脾土当旺之时,这里可理解为一年四季脾气都很旺盛之意。

⑤脾能伤肾:伤作"制"字解,脾能够制约肾。

⑥肾气微弱:指肾的寒水之气不亢而为害,指肾的邪气。

笺注:

本文首先表明五脏之间,有一个互相滋生,互相制约的关系,一脏有病可传变他脏,治病时要有一个整体观念,治其未病之脏腑,以防止疾病的传变,如见肝病,应当知道肝病容易传脾,在治肝

— 1 —

病萌动同时，当先调补主运化的脾脏，调脾，就是治未病。其目的在使脾正气充实，不受肝病邪侵。四季脾旺不受邪，即勿补之。如脾脏之气充盛，则不可实脾。反之，见肝之病，不解实脾，惟治其肝，这种缺乏整体观念的治病方法，也就不会得到满意效果。

其次，指出治病当分虚实，乃指肝病为例来做说明。肝病，补用酸，助用焦苦，益用甘味之药调之，这是治肝虚的方法。酸入肝，肝虚当补之以本味，所以补用酸，焦苦入心，心为肝之子，子能令母实，所以助用焦苦；甘味之药能够调和中气。《难经·十四难》说："损其肝者缓其中"。所以益用甘味之药。至于肝实病证，便须泻肝实脾，上方就不适用。

最后引用经文对于虚实的治疗方法做出结论：虚证如用泻药，则虚者更虚；实证如用补法，则实则更实。必须虚则补之，实则泻之；补其不足，损其有余，才是正治，肝病如此，心、肺、脾、肾等脏，可以类推，可以说"余脏准此。"

选注：

《医宗金鉴》：良医知肝病传脾，见人病肝，先审天时衰旺，次审脾土虚实，时旺脾实，则知不受肝邪，不须补脾，直治已病之肝。若时衰脾虚，则知肝必传脾，兼治已病之邪……

高世栻曰："实脾专为治水，使火盛金衰，肝不受制，其理甚精微，故曰：此治肝补脾之要妙也。"

二、夫人禀五常①，因风气②而生长，风气虽能生万物，亦能害万物，如水能浮舟，亦能覆舟。若五脏元真③通畅，人即安和。客气邪风④，中人多死。千般疢难⑤，不越三条；一者，经络受邪，入脏腑，为内所因也；二者，四肢九窍，血脉相传，壅塞不通，为外皮肤所中也；三者，房室、金刃、虫兽所伤。以此详之，病由都尽。若人能养慎，不令邪风干忤经络⑥；适中经络，未流传脏腑⑦，即医治之，四肢才觉重滞，即导引⑧、吐纳⑨、针灸⑩、膏摩⑪，勿令九窍⑫闭塞；更能无犯王法、禽兽灾伤，房室勿令竭乏，服食节其冷、热、苦、酸、辛、甘，不遗形体有衰,病则无由入其腠理。腠者,是三焦通会元真之处,为血气所注;理者,是皮肤脏腑之纹理也。

提要:人与自然相关,疾病生发的原因,以及预防的方法。

词注:

①人禀五常:禀,受的意思。五常即五行,谓五行政令之常,礼记:合生气之和,道五常之行。仲景伤寒论序言:"夫天布五行以运万类,人禀五常以有五脏"。

②风气:指四时气候变化,包括寒、暑、湿、燥、火。

③元真:指元气或真气,是人体正常的生命活动的机能。

④客气邪风:外来为客,不正为邪,指能够令人致病的四季不正常气候变化而言。

⑤疢难:疢言趁,这里是指病苦。

⑥经络:是人体气血流行的路径,直行为经,横行为络,经有十二经脉,络有十五络脉,行于全身里外,网络全身各个部落。

⑦脏腑:脏,指五脏,心、肝、脾、肺、肾。腑,指六腑,胆、胃、大肠、小肠、膀胱,三焦。

⑧导引:运动疗法之一种,如自摩、自理、太极拳,或导引按跷,王冰注:"谓摇筋骨动支节。"

⑨吐纳:调整呼吸的养生方法,如龙行虎跃法等。

⑩针灸:用针刺经络和火灸的一种方法。

⑪膏摩:用药膏来摩擦体表一定部位的治疗方法。

⑫九窍:指上七窍耳、目、口、鼻及前后二阴之窍。

笺注:人与自然密切相关,正常的气候(风气)能生长万物,不正常的气候,能毒害万物,人体亦然,人体只要五脏元真充实,营卫通达,抗病力强,乃"正气内存,邪不可干"。人之正气不足时,邪气则乘虚而入,伤害人体,甚至造成"客气邪风,中人多死"。这里的"死"字,亦可作"病"字讲。由此可见,疾病的发生和发展,虽是在外因和内因相互结合下所形成,但主要还是决定于内因,即上古天真论"精神内守,病安从来"。

再者说明病的种类虽多,原因不外三条,一是经络受邪,传入脏腑,此为邪气乘虚入内;二是皮肤受邪,仅在血脉传注,使四肢九窍壅塞不通,其病在外;三是房室、金刃、虫兽所伤,与内外之因不同。

人能养生防病,使邪气不伤经络。若一时不慎,外邪中于肌表,应预防未传脏腑之时,及早治之。如若四肢才觉重滞,即用导引、吐纳、针灸等方法治疗,不使九窍闭塞不通。只要平时对房室、饮食、起居等各个方面,都能注意调节,再能防备意外灾伤,使体力强壮,一切致病因素,自然无从侵入腠理。

选注:程云来:腠理一作膲理。三焦出气以温肌肉,元真之所凑会,气血之所灌渗也。理者,有粗理、有小理、有密理、有分理、有肉理,此皮肤之理也,腑之环回周叠,脏之厚薄结直,此脏腑之理也。

三、问曰:病人有气色①**见于面部,愿闻其说。师曰:鼻头色青,腹中痛,苦冷者死;鼻头色微黑者,有水气**②**;色黄者,胸上有寒;色白者,亡血也。设微赤非时者死;其目正圆者痓**③**,不治。又色青为痛,色黑为劳,色赤为风,色黄者便难,色鲜明者有留饮**④**。

提要:从鼻面部的望诊,来判断疾病和预后推测。

词注:

①气色:五脏六腑的精华,藏于内者为气,现于外者为色,故望病人的气色,可以诊断内脏的病变。

②水气:病名,内有积水。

③痓:即痉挛类病。

④留饮:水肿类,面目鲜泽,目下如卧蚕状。

笺注:

由于脏腑之精气有其内必形诸外,中医对面部的望诊尤为重要。本文可分六节讨论:

1."鼻头色青,腹中痛,苦冷者死"。鼻为面王,属土,属脾的外候,色青,主肝,为木克土,怕冷乃亡阳,又水盛土败,故死。

2."**鼻头色微黑者,有水气**"。肾主水色黑,乃水反侵土,所以主有水气。

3."**色黄者,胸上有寒**"。泛指鼻面皆黄,其病在脾,脾不能散精,水饮停于胸膈,寒是寒饮。

4."**色白者亡血也,设微赤非时者,死**"。血不荣于面而色白。如面色反微赤而非时,乃属虚阳上泛,故死。

5."**其目正圆者痓,不治**"。乃津枯木燥,目正圆直视不瞬,为阴绝液竭,孤阳亢盛,故不治。

6."**色青为痛,色黑为劳,色赤为风,色黄者便难,色鲜明者为留饮**"。痛,血行濇滞,故面色青。劳则肾气耗,故面黑。风为阳邪,故面色赤。黄则脾气郁,故便难。留饮聚之于内,水气上泛,故色鲜明。

以上仅仅从鼻面色泽做出举例,不包括全部望诊。

选注:

魏念庭:就其面部言之,色青者,阴寒盛而阳陷结,知为痛也。色黑者,虚损甚而肾气浮,知为劳也。色赤者,阳浮动而热随之,知为风也。色黄者,津液短而中虚寒,知为便难也。色鲜明者,湿邪盛而水气浮,知有留饮。其余虽多,不出五者之变合而已也。

四、师曰:病人语声寂然①。喜惊呼者,骨节间病;语声喑喑然②不彻者,心膈间病;语声啾啾然③细而长者,头中病。

提要:从病人的语音方面以测知病候所在。

词注:

①寂然:安静无声之意。

②喑喑然:喑,形容声音低微。

③啾啾然:形容声音细小而长。

笺注:从病人声音以诊察疾病,属闻诊。《难经·六十一难》曰:闻而知之者,闻其五音以别其病。通过闻病人之语声,呼、笑、哭、歌、呻,可以辨别病的性质。正常之人,其言语高低急徐无特异之处;如

"语声寂然喜惊呼者"。是说病人安静而无语,而突然有惊叫声,说明病在骨节。《素问·金匮真言论》说:"肝病发惊骇"。肾主骨,肝主筋,因为痛在筋骨关节,活动不便,不动不痛,所以安静无声,偶一转动则剧烈疼痛,有惊呼之声,从寂然、惊呼,可以断定病在关节。有言:"病人平静,有时惊呼,这是由于骨节有阵痛,病为肝肾不足,感受外邪,流注于关节所致,常见如痛风一类的疾患"。

"语声喑喑然不彻者"。是由于胸膈有停饮伏痰,气道阻滞,所以语声低而不畅,如声在瓮中之状,此属胸痹满闷之类的疾患。

"语声啾啾然,细而长者"。病在头中,高声则疼痛愈甚,所以语声不得不细;细而语声长,这里的"头中痛"可能属于头风一类的疾患。以上闻诊方法,列表归之。

$$
语声
\begin{cases}
寂然喜惊呼
\begin{cases}
寂然喜惊呼——骨节间病。\\
病理——肝肾不足,感受外邪,流于骨节,\\ 所以不动声寂,动则疼剧,语声惊呼。
\end{cases}\\
喑喑然不彻
\begin{cases}
病位——心膈间病。\\
病理——胸有痰饮,气道阻滞,所以语声低\\ 而不畅,如语声在瓮中之状。
\end{cases}\\
啾啾细而长
\begin{cases}
病位——头中痛。\\
病理——头痛不能声高,声高则头中痛更剧,\\ 所以语声啾啾然细而且长。
\end{cases}
\end{cases}
$$

选注:《金匮发微》无病之人,语声如平时,虽高下疾徐不同,决无特异之处。寒湿在骨节间,发而痠痛,故急于语言而声寂寂,转侧则剧痛,故喜惊呼。心膈间为心肺,湿痰阻于肺窍,故语言喑喑然不彻。头痛者,出言大则脑痛如裂,故语言啾啾然细而长,不敢高声语也。

五、师曰:息摇肩[①]**者,心中坚;息引胸中上气者,咳;息张口短气者,肺痿**[②]**唾沫。**

提要:从呼吸的不同变化,以诊断疾病。

词注：

①息摇肩：一呼一吸为一息，息摇肩，即呼吸时两肩耸动，亦即所谓"抬肩"。

②肺痿：病名，见肺痿肺痈咳嗽上气篇。

笺注："息摇肩者，心中坚"，此处心中应作胸中解，坚为邪气壅满所致，因为邪气盛则实，实则呼吸出入不畅，所以呼吸时有耸肩形状。"息引胸中上气者，咳"乃胸中邪气阻塞气机，以致肺气不降，因而呼吸时引起胸中之气上逆，就会引起咳嗽。"息张口短气者，肺痿吐沫"。乃上焦有热，以致肺叶枯萎，气伤难以布息，而成肺痿吐沫，气道为痰阻遏，呼吸不利，所以呈张口短气的状态。

选注：

《医宗金鉴》摇肩谓抬肩也，心中坚，谓胸中壅满也，呼吸之息，动形摇肩，胸中壅气上逆也，喘病也。呼吸引胸中之气上逆，喉中作痒，梗气者，咳病也，呼吸张口不能续息，似喘而不抬肩者，短气病也，咳时唾痰嗽，若嗽唾涎沫不已者，非嗽病也，乃肺痿也。

六、师曰：吸而微数，其病在中焦①，实也，当下之即愈；虚者不治。在上焦②者，其吸促③，在下焦④者，其吸远⑤，此皆难治。呼吸动摇振振⑥者，不治。

提要：从呼吸形态的不同情况来判断疾病的预后吉凶。

词注：

①中焦：指横膈膜以下至脐的部位。

②上焦：包括胃上口至口鼻的部位。

③吸促：指吸气浅短。

④下焦：从脐以下至二阴部位。

⑤吸远：吸气深长的意思。

⑥振振：形容全身振动。

笺注：上节言息，包括呼吸，此节言吸，是专主入气。

中焦实即是胃实，因胃实则气不得降，由于入气少，不得不济之以微数,(数)是吸次数增加,下之则实去,气通而愈。若属虚而不实,则为宗气衰竭,或肾不纳气,故属不治。

上焦,指在胸肺,如其表现吸气短促,是肺阴大虚,而吸气乏力,所以难治。

下焦:指病在肝肾,如其表现吸气困难,则是肝肾阳气日衰,真气被夺,吸气无权,故亦不治,所谓"吸远"是形容呼吸障碍的死亡阶段,无论在上在中在下,皆属不治之证。

本条所述的"难治"与"不治"尚有差别,"难治"是尚可图治。惟愈期不可知。"不治"是危在旦夕,医药无能为力。这里所论述,仅是举例说明,仍须参全身症状,进行综合诊断,才能推断预后。

以上二条是望诊与闻诊结合的诊断方法,从听呼吸的声音和观察呼吸的动态,作为诊断的资助,这是祖国医学的特点,在现代医学实践中,具有实用价值。

选注:

《医宗金鉴》此承上文,言喘分三焦,有可治、不可治之辨也。喘,肺病也,肺主气,司呼吸,故以呼吸气促谓之喘也,若呼吸气均促,是病在呼吸,阻升降之气也。故知喘在中焦也,呼之气促,吸之气长,病在呼,呼出心与肺,故知喘在上焦也。呼之气长,吸之气短,病在吸,吸入肾与肝,故知喘在下焦也。喘之实者,谓邪气盛则实也,中实,则必腹满便硬,当下之,可治也。喘之虚者,谓正气夺则虚也,中虚,则必腹便滋,不堪下,难治也。若喘而呼吸动摇,振振不能擎身者,则为形气不相保,勿论虚实不治也。曰呼而微数,数即促也,促即短也,远即长也,吸不言呼,略辞也,犹言呼吸均短,呼短吸长,吸短呼长也。

七、师曰:寸口①脉动者,因其旺时而动,假令肝旺色青,四时各随其色②。肝色青而反色白,非其时色脉,皆当病。

提要:举例说明四时色脉的正常与病变。

词注：

①寸口：一名气口，又名脉口，本条之寸口。包括两手的六部脉。

②四时各随其色，指春青，夏赤，秋白，冬黑。

笺注：寸口，即脉口，因寸口可以候气之盛衰，而单纯从寸口诊脉的方法，是始于《难经》。

独取寸口，分寸、关、尺。本条之寸口，即是指两手寸、关、尺三部说的，寸口为肺脉。《素问·经脉别论》说："肺朝百脉，从难经开始，即以寸口候五脏六腑状态"。

正常人脉搏的跳动，是随着五脏当旺的季节而变化的，如肝旺于春，其脉弦。心旺于夏，其脉洪。脾旺于长夏，其脉缓。肺旺于秋，其脉毛（浮）。肾旺于冬，其脉石（沉）。

"假令肝旺色青，四时各随其色"。肝旺色青是举例而言，文中之意，是说时、色、脉要相应。如肝气旺于春，脉弦，色青；心气旺于夏，脉洪，色赤；脾气旺于长夏，脉缓，色黄；肺气旺于秋，脉浮，色白；肾气旺于冬，脉沉，色黑；说明季节的变动，人的脉与色泽也有不同的现状，这都正常无病。

肝色青而反色白，脉应弦而反涩。心气旺于夏，色应赤而反黑，脉应洪而反沉。脾气旺于长夏，色应黄而反青，脉应缓而反弦。肺脉旺于秋。色应白而反赤，脉应浮而反洪。肾气旺于冬，色应黑而反黄，脉应沉而反缓。以上之说，都属于时、色、脉不相应，属有病之证。所以说："非其时色脉，皆当病"。

选注：

《金匮要略心典》：旺时，时至而气旺，脉乘之而动，而色亦应之，如肝旺于春，脉弦而色青，此常也。推之四时，无不皆然。若色当青而反白，为非其时而有其色，不特肝病肺亦当病也，犯其气故也，故曰色脉皆当病。

八、问曰：有未至而至①，有至而不至，有至而不去，有至而太过，何谓也？师曰：冬至②之后，甲子③夜半，少阳④起，少阳之时，阳

— 9 —

始生,天得温和,以未得甲子,天因温和,此为未至而至也;以得甲子,而天未温和,为至而不至也;以得甲子,而天大寒不解,此为至而不去也;以得甲子,而天温如盛夏五六月时,此为至而太过也。

提要:指出气候与季节的相适应以及不相适应而太过与不及的情况。

词注:

①未至而至:前至字指时令,后至字指时令的气候,凡时令未到而气候已到,称为未至而至。

②冬至:指二十四个节气之一,在农历十一月间。

③甲子:是古代用天干地支配合记年、月、日的方法,天干十个,即甲、乙、丙、丁、戊、己、庚、辛、壬、癸。地支十二个,即子、丑、寅、卯、辰、巳、午、未、申、酉、戌、亥。相互配合,共六十个,甲子是第一个。

④少阳:是代表时令的名称,始于少阳,终于厥阴,三阳三阴各旺六十日,共三百六十日以成一岁。

笺注:古历以十一月子朔冬至为历元,以此类推,冬至之后,甲子夜半,是指冬至之后六十天雨水节,所谓"雨水"即冰雪融解而为雨水之意,到了雨水节,阳气开始从地面升起,即称为"少阳"之时。"阳始生"即阳气初盛,天气渐渐温和,谓气候与时令相符,为正常,故万物生长,人体相应而无病。

"未至而至":是指未到雨水节,气候转为温暖,时令未到,而气候已到,故曰未至而至。

"至而不至":已经到了雨水节,而气候尚不温和,时令已到,而气候未到,谓之至而不至。

"至而不去":到了雨水节,气候开始转温,不仅不转温,而是很冷,时令已到,严寒不去,谓之"至而不去"。

"至而太过":已经到了雨水节,气候当温,但不应该像五六月夏天的气候,这是气候至而太过。此春行夏令,故说至而太过。

表示如下：

冬至之后 {
甲子夜半少阳起，阳始生，天气温和，时令、气候均至——正常
未得甲子天因温和——未至而至……
天温如盛夏五、六月——至而太过
天未温和——至而不至
天大寒不解——至而不去
}

太过、不及——反常

九、师曰：病人脉浮者在前^①，其病在表；浮之在后^②，其病在里，腰痛背强不能行，必短气而极也。

提要： 同一脉象，尺与寸不同，主病有异。

词注：

①脉浮者在前：主寸脉浮、主表。

②脉浮之在后：主尺部、主里。

笺注： 一般来讲，寸脉浮，太阳之病也，主阳主表。而尺脉当沉，寸尺皆浮，部位不同，虽脉相同，所为之病则异也。

关前寸口脉浮，邪在表，关后尺部，属阴为里，脉浮是为主里。浮在寸主外感病邪，浮见于尺部，为内伤之病，多为精血内虚。

尺部主肾，肾主骨，腰为肾之外府，肾的经脉贯于脊里，肾阴虚，阳气不潜，所以尺脉浮。肾又生髓，肾精不足，则腰脊失养，故腰痛，背强，骨痿不能行动，甚则不能纳气归源，呼吸短促乏力，极者，虚劳之极也。

十、问曰：经云："厥阳^①独行"，何谓也？师曰：此为有阳无阴，故称厥阳。

提要： 阴阳失去平衡，厥阳是阳气偏胜，阳无阴涵，而为孤阳，有升无降，独行于上。

词注：

①厥阳：厥，气逆也，厥阳是孤阳之气。

笺注： 人在正常情况下，阴与阳维持在平衡状态，即《素问·生气通天论》说：阴平阳秘，精神乃治，假如阴阳失去平衡而致偏胜偏衰，就会

引起"阴阳离决,精气乃绝"的危险,本文所谓"厥阳独行"就是阳气过胜的结果。在临床上所见到的面赤、咽痛、老年阳亢眩晕等。

十一、问曰:寸脉沉大而滑,沉则为实,滑则为气,实气相搏,血气入脏即死,入腑即愈,此为卒厥^①,何谓也?师曰:唇口青,身冷,为入脏,即死;如身和,汗自出,为入腑即愈。

提要:举例病证在脏难治,在腑易治。

词注:

①卒厥:是忽然昏倒的一种证状。

笺注:举例卒厥一证,即说明病证入脏难治,入腑易治,此处之寸脉,左寸候心主血脉,右寸候肺主气,重按所得为沉,数而流利为滑,沉则为实,滑则为气,气实相搏,血气入脏即死,入腑即愈。唇口青是血液瘀滞不流,身冷为阳气涣散,阳绝血凝,故病即死。身和自汗,是阳气回复,血液恢复正常运行,故病转愈。

$$卒厥\begin{cases}唇口青,身冷——入脏——即死\\身和,汗自出——入腑——即愈\end{cases}$$

$$入\begin{cases}脏——里——病深——逆\\腑——表——病浅——顺\end{cases}$$

十二、问曰:脉脱^①入脏即死,入腑即愈,何谓也?师曰:非为一病,百病皆然。譬如浸淫疮^②,从口起流向四肢者可治,从四肢流来入口者,不可治;病在外者可治,入里者即死。

提要:举浸淫疮为例,推断疾病的预后。

词注:

①脉脱:指脉乍伏不见,是危重患者。

②浸淫疮:见疮痈肠痈浸淫病篇

笺注:脉脱,乃病邪突来,阻遏正气,所以脉乍伏不见,脉乍伏不见,邪气深入难出,正气难返,故说入脏则死。

若邪气未深入,居以腑间,腑不受邪,脉气渐渐好转,由闭而复通,气行脉出,所以说:入腑即愈"。

十三、问曰:阳病^①十八,何谓也?师曰:头痛、项、腰、脊、臂、脚掣痛。阴病^②十八,何谓也?师曰:咳、上气、喘、哕^③、咽^④、肠鸣、胀满、心痛、拘急。五脏病各有十八,合为九十病,人又有六微,微有十八病,合为一百八病,五劳、七伤、六极、妇人三十六病^⑤,不在其中。清邪居上,浊邪居下,大邪^⑥中表,小邪中里,馨饪^⑦之邪,从口入者,宿食也。五邪^⑧中人,各有法度^⑨,风中于前^⑩,寒 中于暮,湿伤于下,雾伤于上,风令脉浮,寒令脉急,雾伤皮腠,湿流关节,食伤脾胃,极寒伤经,极热伤络。

提要:前段从脏腑经络部位举出证候的数目;后段是从风寒雾湿饮食之邪,从而说明五邪中人各有法度。

词注:

①阳病:外表经络的症状。

②阴病:属里,病在脏腑。

③哕:呃逆。

④咽:咽中梗塞。

⑤妇人三十六病:《千金》作十二癥,九痛,七害,五伤,三痼,《巢源》与此同。

⑥大邪:六淫之邪。

⑦馨饪:熟食。

⑧五邪:风、寒、湿、雾、饮食之邪。

⑨法度:规律。

⑩前:午前。

笺注:

阳病主表在经络,阳病有六,即头痛、项、腰、脊、臂、脚挛痛。有卫病、营病、营卫合病三者之不同,三六合十八病,故云阳病十八。

阴病属里,在脏腑,阴气主内,故为阴病,阴病有九,即咳、上气、喘、哕、咽、肠鸣、心痛、拘急。但阴病有虚有实,二九合为十八。

五脏六腑各有十八病,谓五脏受风寒暑湿燥火六淫之邪而为

— 13 —

病,有在气血之分,有兼及气血之分,六三合为十八,所以说五脏病各有十八,五个十八,合为九十病。

六微谓六淫之邪中于六腑,腑病较脏病为轻,所以称为六微,六微亦有气分血分以及气血兼病三者之分,三六合为十八,合为一百○八病。

五劳即志劳、思劳、心劳、忧劳、疲劳。七伤大饱伤脾,大怒气逆伤肝,强力举重坐湿地伤肾,形寒饮冷伤肺,忧愁思虑伤心,风雨寒暑伤形,大怒恐惧不节伤志,六极即气极、血极、筋极、骨极、肌极、精极,妇人三十六病,千金要方作为瘕:九痛、七害、五伤、三痼,共三十六病,由于五劳七伤六极以及妇人三十六病,不是六气所感,都不包括在内,所说"不在其中"。

清邪:谓雾露之邪,清者本乎天,多居上,浊者谓水湿之邪,浊者本乎地,故多居下,六淫中伤,起于皮毛,故大邪中表,小邪谓房室情志不怡等所生病,多为里证而无表证,故云小邪中里。馨饪之邪,乃饮食不节,损伤脾胃,胃不能消化而为宿食。

五邪中人:各有法度,有规律可循,风为阳邪,中于午前,而脉必浮缓,寒为阴邪,中于暮,寒邪外束,脉浮紧,湿为地气重浊,故伤于下流入关节,有腿酸足软麻痹不仁之证。雾为天气轻清之邪,故伤于上及皮肤之间,而有咳嗽、头痛等证。脾胃主运化,饮食不节伤脾胃。至于伤经伤络,热极伤络,寒极伤经。

十四、问曰:病有急当救里救表者①,何谓也?师曰:病,医下之,续得下利清谷不止,身体疼痛者;急当救里,后身体疼痛,清便自调②者,急当救表也。

提要:表里病同急,应当根据偏急者的病先治。

词注:

①急当救表救里:急当,含有紧急措施的意思;救,乃是治疗,有急先救治的意思。

②清便自调:大小便已经恢复正常。

笺注:治病需根据病情的变化,即有表证又有里证,而医误下之,下利清谷,因正气不固,里气虚寒,证情严重,有亡阳之险,当急救里为先。里证罢,急于救表。

十五、夫病痼疾①加以卒病,当先治其卒病,后乃治其痼疾也。

提要:有痼疾有卒病,当先治其卒病为先。

词注:

①痼疾:痼疾是久病,卒病是新感。

笺注:久病未愈,复受新感,先治新感为主,新感病急,不治可以致命。如果痼疾与卒病一时俱急者,可以同时兼治可也。

十六、师曰:五脏病各有所得①者,愈。五脏病各有所恶,各随其所不喜者为病。病者素不应食,而反暴思之,必发热也。

提要:从病人的喜恶以分析病情。

词注:

①得:适合病人所须。

笺注:五脏病,各有所得者,愈。所适应的饮食起居,对脏气有助,病易向愈。素问脏气法时论说:肝色青,宜食甘,心色赤,宜食酸。肺色白,宜食苦,脾色黄,宜食咸,肾色黑,宜食辛。乃五脏所得的气味。又肝病愈于丙丁,起于甲乙。心病愈于戊己,起于丙丁。脾病愈于庚辛,起于戊己。肺病愈于壬癸,起于庚辛。肾病愈于甲乙,起于壬癸。皆属于本条所愈的范围。

五脏所恶,心不喜咸、恶热。肺不喜苦,恶寒。肾不喜甘,恶燥。脾不喜酸,恶湿。肝不喜辛,恶风。

选注:《金匮要略浅注》此一节言病以脏气为本也,五脏病以有所得而愈者,谓得其所宜,足以安脏气而却病气也。各有所恶,各随其所不喜为病者,谓失其宜,适以忤脏气而助病邪也,所得所恶所不喜著一所字,所包者广。

十七、夫诸病在脏①,欲攻之②,当随其所得③而攻之,如渴者,与猪苓汤,余皆仿此。

提要:本条药物治疗,必须攻去病邪为依据,方能达到病愈的目的。

词注:

①在脏:脏有藏匿之意,谓病藏匿在里头之义。

②攻之:即治之,古多训为治字。

③所得:调治病依据。

笺注:病邪内藏于里,根据病因,病情给予治疗,根据病邪所依据的不同病因,如水与热结所引起之口渴,因热结水,所以用猪苓汤以利其水,则水去而热降除,渴亦随之而解,其余证候,亦可随证而灵活应用。

选注:

赵以德:此概言诸病在脏之属里者,治法有下法、泄之、夺之、消之、温之、和之、平之,各量轻重从宜施治,务去其邪以安其正,故引渴证以此类之。

结　语

本节是在"内经""难经"的理论基础上,结合临床,在预防、病因、病理、诊断治疗方面,都阐述重要规律和治则,对全书具有纲领性意义。

1. 预防方面:除指出"养慎"与"不令邪风干忤经络"的未病预防外,还运用了"五行生克"学说,说明内脏间联系和病变,这就是所谓的预防医学的基础。

2. 病因病理方面:人在环境内,病因有在内、在外之分,更从"正气存内,邪不可干"认识到"形体有衰",是引起邪气内侵的条件,并进一步说明人体阴阳的偏胜与偏衰是病理变化的机制。

3. 诊断方面:概括指出望、闻、问、切四诊方法,主张脉与证互参,灵活运用,更着重指出了"八纲辨证"的重要性,来掌握先后缓急的治疗法则。

痉湿暍病脉证治第二

一、太阳病,发热无汗,反恶寒者,名曰刚痉①。
二、太阳病,发热汗出,而不恶寒,名曰柔痉②。
提要:论刚痉与柔痉的区别。
词注:
①刚痉:病名,是痉病之兼有太阳伤寒表实证者。
②柔痉:病名,是痉病之兼有太阳中风表虚证者。
笺注:痉的证状,背脊反张,头摇项强,口噤不开,四肢拘急,身热足寒,发热,恶寒面赤。兼有太阳经表实者为刚痉,兼有太阳表虚者为柔痉。这种痉证的原因:误汗伤津,误下伤阴,疮家发汗或产后亡血等,原因虽多,乃阴血虚少,筋脉不得濡养。
选注:
《金匮要略心典》然痉者强也,其病在筋,故必兼有颈项强急,头热足寒,目赤头摇,口噤反背等证,仲景不言者,以痉字概之也,《活人书》亦云:痉证发热恶寒,与伤寒相似,但其脉沉迟弦细,而项背反张为异耳。
三、太阳病,发热,脉沉而细者,名曰痉,为难治①。
提要:说明痉病的脉象以及预后。
词注:
①难治:对此病的治疗比较困难。
笺注:太阳病发热,为病在表,脉反见沉细,可见本条除所述脉证外,尚可见项背强直,口噤不开之重证,此乃痉证。而何以见脉沉而细?此为风燥之邪伤津耗液所致。风燥太甚,津枯血涸,邪盛正衰,攻则正气不足,补则邪不得去,故曰难治。

四、太阳病，发汗太多，因致痉。

五、夫风病^①，下之则痉，复发汗，必拘急^②。

六、疮家^③，虽身疼痛，不可发汗，汗出则痉。

提要：太阳病误汗伤津，因致痉，风家疮家，津液不足误发汗因致痉。

词注：

①风病：风燥与风湿，下之筋脉失养而拘急。

②拘急：误汗误下筋脉失养而挛急。

③疮家：素患疮疡，经血枯耗，误汗下都能致痉。

笺注：太阳病，为表证，误汗太过，津液更伤，筋脉失养，亦可致痉。风病误汗，津气两伤，筋脉失于煦养，必致四肢拘急。疮家，失血流脓，阴液已伤，如见身体疼痛，不可发汗，贸然发汗重伤津液，亦能伤津而痉。

七、病者，身热足寒，颈项强急，恶寒，时头热，面赤，目赤，独头动摇，卒口噤^①，背反张者，痉病也。若发其汗者，寒湿相得，其表益虚，即恶寒甚。发其汗已，其脉如蛇^②。

提要：言痉病之主证，并指出不可用汗法治疗。

词注：

①卒口噤：卒乃突然，口噤是紧闭口不言说话。

②脉如蛇：脉的形态有坚紧屈曲似蛇行的样子。

笺注本文可分二段理解。"病者身热足寒"至"背反张者，痉病也"，乃论述痉病的主证。这痉病，起因是风邪所引起太阳、阳明两病的痉证。素问至真要大论云："诸暴强直，皆属于风"。太阳主表，其脉自巅下项，挟背脊行于两旁，邪在太阳，故发热恶寒，项背强直。颈属阳明，阳明之脉，挟口而行于面，邪在阳明，故见面赤、目赤，卒口噤，颈部强急的征象。风为阳邪，上行主动，所以头热足寒，独头动摇，这都是痉病的主证。

"若发其汗"至"其脉如蛇"乃发汗后之变证。外感之痉，本来可以发汗,又因误发其汗,或误汗亡阳,寒湿互结于肌表,而恶寒比前更甚,此津液大伤,脉象也随之改变,呈坚劲如蛇形状。

选注:

赵以德:痉病之发其汗者误也,误则阳气徒虚而邪不复出,且反以动其湿而湿不去,二气相聚,蒂固根深,遂使卫气虚,较之未汗前之恶寒为尤为甚矣。试言其脉,则因误汗,逼令真阳脱入湿中,所以形容其如蛇也,言脱出之阳本疾急亲上,轻矫若龙,为湿气所阻,则迟滞如蛇之象,尽力奔进,究竟不能奋飞矣,此脉之变,义之至精者也。

八、暴腹胀大者^①,为欲解^②,脉如故,反伏弦者,痉。

提要:辨痉病发汗后欲解与否的脉象。

词注:

①暴腹胀大者:突然暴腹胀大。

②为欲解:有病愈之象。

笺注:痉病,突然腹部胀大,是邪气入腑之征象,六腑泻而不藏,病有出路,这是好转现象。如果腹部虽然胀大,脉象仍然紧而弦,或更加沉伏,这说明痉未解,病欲解而脉不好的,病终不得愈。

选注:

徐忠可:暴腹胀大,是经络之邪欲从内出,故为欲解,若脉仍如故,反伏弦者,是寒邪留经,痉病仍在也。

九、夫痉脉,按之紧如^①弦,直上下行^②。

提要:指出痉病的主脉。

词注:

①如:应读而,古时如与而通用。

②直上下行:指寸部至尺部的脉象。

笺注:紧而弦是颈急强直的脉象,直上下行,指寸关尺三部紧直的脉象,因痉病筋脉强急,故出现如此之危象。

选注：

魏念庭：弦者，风象也，紧者，寒象也，和紧与弦直上下行辨之，如风寒挟湿，留连于脉道，邪气有力，而脉见直上直下之诊也，病证脉失去真象，俱为邪气之侵夺，而以病脉之形为形也，而仲景善于形容脉形之情，而示人因是以求病邪之情也。

十、痉病有灸疮①，难治。

提要：痉病有灸疮预后情况。

词注：

①灸疮：经过火灸所发生的疮。

笺注：痉病，热甚伤津，筋脉失养，再加有灸疮，是火气重伤津液，故称难治。

选注：

章虚谷：灸疮因火而发，血液已损而内热也，又盛外邪而成痉，若清热养血而闭其邪，攻邪则气血已损，而邪不出故为难治也。

十一、太阳病，其证备，身体强，几几然①，脉反沉迟，此为痉，栝蒌②桂枝汤主之。

提要：痉病适用栝蒌桂枝汤的脉证。

词注：

①几几然：音殊，几几，如短羽之鸟，伸颈欲飞而不能，形容病人项背强急，俯仰不能自主。

②栝蒌：栝，古作栝，现多作瓜。

笺注：太阳病，其症备，指头项强痛，发热汗出，恶风等证具备。身体强，几几然，是痉病见证。太阳病，汗出而恶风，脉象当浮缓，今反沉迟，乃本证津液不足，致风邪化燥而成痉，沉迟之中，必带有弦紧，不同于沉迟无力的脉象。所以用栝蒌根养津液和桂枝汤解肌祛邪，以舒缓筋脉。

选注：

尤在泾：沉本痉之脉，迟非内寒，乃津液少而营之行不利也，伤寒项背强几几汗出恶风者,脉必浮数,谓邪风感于表。此证身体强几几然,脉反沉迟者,为风淫于外而津伤于内,故用桂枝则同,而一加葛根以助其散,一加栝蒌根兼滋其内,则不同也。

栝蒌桂枝汤方

栝蒌根二两,桂枝三两,芍药三两,甘草二两,生姜三两,大枣十二枚。

以上六味,以水九升,煮取三升,分温三服,取微汗。汗不出,食顷,啜热粥发之。

方解：

栝蒌根味苦入阴,用以生营血,益阴分之津液,养其筋经为君,桂枝之辛以散,芍药之酸以收,一阴一阳,在表在里为臣,甘草、姜枣合辛甘之味,引脾之津液而和营卫者为使,立方之旨在斯也。

十二、太阳病,无汗而小便反少,气上冲胸,口噤不得语①,欲作刚痉,葛根汤主之。

提要：欲作刚痉的证治。

词注：

①口噤不得语:指牙关紧闭不能说话。

笺注:本条云:太阳病是说太阳表实,包括头项强痛,发热,恶寒,无汗等证。无汗而小便反少,在一般情况下,无汗小便应当多,今反小便少,当责之肺失通调。

气上冲胸者,为病邪不能从汗而解,又不能从便排出,气机失利邪正互撑,势必逆而上冲,出现胸满,这说明邪气有外达之机。

口噤不得语,是邪阻经脉,客于会厌,这是痉病将要发作之候,亦欲作刚痉之兆。所以用葛根汤解肌生津以逐外邪。

选注：

章虚谷:汗出而津液外泄,则小便少,今无汗而小便反少,是营卫三焦之气皆闭,外关则内气不得转旋,而直上冲胸,邪侵入筋,阳明筋急而口噤不得语,欲作刚痉之兆也。

— 21 —

葛根汤方

葛根四两,麻黄三两,桂枝二两,芍药二两,甘草二两,生姜三两,大枣十二枚。

以上七味,㕮咀,以水七升,先煮麻黄、葛根,减二升,去沫,纳诸药,煮取二升,去滓,温服一升,复取微似汗,不须啜粥,余如桂枝汤法,将息及禁忌。

方解:

柯韵伯:葛根味甘气凉,能起阴气而生津液,滋筋脉而舒其牵引,故以为君,麻黄、生姜能开玄府腠理之闭塞,祛风而去汗,故以为臣,寒热俱轻,故少佐桂、芍同甘草以和里,此于麻桂二汤之间,衡量轻重而为调和表里之剂也。

医案:

王某,男,19岁。

初诊:1979年2月13日。感冒恶寒发热,咳嗽气促,周身骨楚,尤以项背强急拘紧,转折困难为苦,三日来曾服西药未能得汗,溲黄而少,饮食不香,苔厚脉浮,以解表和调为先。葛根9克,麻黄6克,桂枝6克,白芍9克,忍冬花、滕各6克,桑枝6克,甘草6克,滑石6克,生姜三片,红枣三枚,三剂。

复诊:2月16日,药后,得汗颇舒,自觉项背拘急已消失,恶寒身热已除,颈转侧自如,小便较长,思食,而咳嗽尚见,苔薄脉平,以止咳为续(方略)。

十三、痉为病,胸满,口噤,卧不着席①,脚挛急②,必龂齿③,可与大承气汤。

提要:痉病应用大承气汤的症状。

词注:

①卧不着席:形容背反张的状态。

②脚挛急:下肢拘挛。

③龂齿:介音械,牙齿切磋有声,即磨牙。

笺注:里热壅盛,胸部胀满,热灼津液,筋失濡养而拘急,并口噤,背强反张,卧不着席。手足阳明经脉环口入上下齿,阳明盛极,故齘齿。热甚伤津引发一系列症状,所以用大承气汤,急下存阴,亦"热淫于内,治以咸寒"之意。

选注:

《医宗金鉴》:此申痉病入里以明其治也,痉病而更胸满,里气壅也,卧不着席,反张甚也,脚挛急,劲急甚也,必齘齿,牙紧急也,此阳明热盛灼筋,筋急而甚之象,故以大承气汤直攻其热……

大承气汤方

大黄四两(酒洗),厚朴半斤,枳实五枚,芒硝三合。

上四味,以水一斗,先煮二味,取水五升,去滓,内大黄。煮取二升,去滓,内芒硝,更上火微一二沸,分温再服,得下止服。

方解:

方中大黄苦寒 泄热通便,荡涤肠胃为主药。辅以芒硝咸寒泄热,软坚润燥,厚朴,枳实行气散结,消痞除满,并助硝黄加速积滞排泄,以为佐使之药。

医案:

暑痉:王某,男,八岁。骤然头痛,呕吐,继则神昏,四肢痉挛,角弓反张,口噤介齿,腹胀,三日未大便,高热(体温 42 度)舌绛,苔黄而厚,脉滑实而数,此乃温邪重笃,气营两燔,重在阳明腑实,先以通腑泄热,药用大承气汤。大黄 6 克,芒硝 20 克,枳实 6 克,厚朴 6 克,水煎鼻饲,二剂后解出硬结粪块数枚,诸症减,抽搐止,以上方去芒硝加生石膏 100 克,知母 10 克,粉葛根 20 克,三剂后,神清热退而愈。(广西中医药 1986(9):21)

十四、太阳病,关节疼痛而烦[①]**,脉沉而细者,此名湿痹**(《玉函》云中湿)。**湿痹**[②]**之候,小便不利,大便反快,但当利其小便。**

提要:论湿痹的证治。

词注：

①烦：疼痛而烦扰不宁。

②湿痹：病名。痹是闭塞不通之意，湿痹，乃湿流关节，阳气闭塞而为疼痛的一种病证。

笺注：湿为六淫之一，湿邪中人，先犯太阳，风寒多伤肌腠，湿邪而流关节，故关节疼痛而烦扰不宁，内于湿邪凝滞，所以脉沉而细。湿流关节，痹闭不通，故谓之湿痹。更由于脾阳不运，湿自内生，湿胜则濡泄，故大便反快，湿胜于内，阳气不化，故小便不利，治内湿以利小便为主，所以说"但当利其小便"。

选注：

喻嘉言：湿流关节疼痛，脉见沉细者，则非有外风与之相搏，只名湿痹，湿痹者，湿邪闭其阳气也，利其小便，则阳气通行无碍，而关节之痹并解也。

十五、湿家之为病，一身尽疼，发热，身色如熏黄也。

提要：论湿郁发黄的症状。

笺注：脾虚不能运化，湿久郁于肌肉而一身发黄，疼痛，黄而如烟熏之状，其色晦暗，与阳明发黄鲜明不同，治疗亦有所不同。

十六、湿家，其人但头汗出，背强，欲得被覆向火。若下之早则哕①，或胸满，小便不利，舌上如胎②者，以丹田③有热，胸上④有寒，渴欲得饮而不能饮，则口燥烦也。

提要：指出湿病误下所起之坏证。

词注：

①哕：即呃逆。

②如胎：指舌上湿润白滑，似胎非苔，它和胃热证舌上黄黑干燥之苔大有区别。

③丹田：这里泛指下焦。

④胸上：指胸间。

笺注：湿家误下之变证，湿热遏伏于内，阳气不达于外，出现但头汗出,背强,欲得被复向火,治宜通达阳气,泄湿透热。如用攻下之法,反使阳气受伤而发哕证,同时湿热更加遏伏,而成下热上寒之证,下焦有热,所以渴欲饮水,而小便不利;上焦有寒,湿内留而胸满,饮水则胸膈更为不舒,甚则呕吐,所以不能饮。舌上如胎,舌面上见到浮垢,似苔非苔,刮之则去,乃是上焦有寒之据。至于治法,可根据患者情况,全面考虑。

选注:

尤在泾:寒湿居表,阳气不得外通而但上越为头汗出,为背强欲得被复向火,是宜驱寒湿以通其阳;乃反下之,则阳更被抑而哕乃作矣。或上焦之阳不布而胸中满,或下焦之不化而小便不利,防其所伤之处而为病也,舌上如苔者,本非胃热,而舌上津液燥聚如苔之状,实非苔也,盖下后阳气反陷于下,而寒湿仍聚于上,于是丹田有热而渴欲得饮,胸上有寒,而反不欲饮,则口舌燥矣。

十七、湿家下之,额上汗出,微喘,小便利者死;若下利不止者,亦死。

提要:湿证误下所引起之死证。

笺注:湿病在表,误用下法,如果发生额上汗出有微喘的情况,乃是阳气上脱,如果发生小便利与下利不止,乃是阴液下脱。素问生气通天论曰:"阴阳离决,精气乃绝",所以称为死证。

选注:

唐容川:此总言湿证无下法也,上节言误下变证,为寒 热郁结,此节言误下伤肾,则小便利气喘而死。误下伤脾,则大便下利不止而死。观仲景方,皆是补土以治湿,则知湿家无下法也。

十八、风湿相搏,一身尽疼痛,法当汗出而解,值天阴雨不止,医云此可发汗,汗之病不愈者,何也?盖发其汗,汗大出者,但风气去,湿气在,是故不愈也。若治风湿者,发其汗,但微微似欲出汗者,风湿俱去也。

提要:风湿病,使用汗法时,应缓取微汗为佳。

笺注：一身尽疼痛，是风湿互结在表，在表当发汗解，若遇到阴雨天气，会影响湿邪不易从汗而解，也会使病邪更加厉害。若遇医发汗太过，则风去湿存，故今不愈。风为阳邪，易于发散，湿为阴邪，难以骤除。所以治疗湿邪，必须微微发汗，使营卫畅通，这样，存留于肌肉关节间的湿邪，可得到缓解排除。

选注：

《医宗金鉴》：发其汗，汗大出而病不愈者，此汗之不如法，所以不解也。若治风湿者，必候天气晴明发其汗，但令其汗微微似欲出状，则风与湿俱去矣。

十九、湿家病身疼发热，面黄而喘，头痛鼻塞而烦，其脉大，自能饮食，腹中和无病，病在头中寒湿，故鼻塞，内药鼻中则愈。

提要：风湿之伤于上的症候与治法。

笺注：本条主症为面黄而喘，头痛鼻塞，病在肺卫，内药鼻中，即瓜蒂散内鼻中，黄水流尽则愈。

二十、湿家身烦疼，可与麻黄加术汤发其汗为宜，慎不可以火攻之。

提要：湿邪在表的治法与禁忌。

笺注：表气被湿邪所困，故身体痛烦，应用麻黄汤以取微微汗出，以解表之湿困，加白术以胜湿，这种治疗方法，是适合病情的。

麻黄加术汤方

麻黄三两，桂枝二两，甘草二两，杏仁七十个（去皮尖），白术四两。

上五味，以水九升，先煮麻黄，减二升，去上沫，内诸药，煮取二升半，去滓，温服八合，复取微似汗。

方解：

喻嘉言：麻黄得术，得兼发汗，不致多汗，而术得麻黄，并可引表里之湿，下趋水道，又两相维持也。

二十一、病者一身尽疼，发热，日晡所剧者，名风湿。此病伤于汗出当风，或久伤取冷所致也。可与麻黄杏仁薏苡甘草汤。

提要：风湿在表，属于表实的症候与治法。

笺注：本病风湿，一是汗出当风，二是贪凉太甚，均为感冒风湿，一身尽疼，发热无汗。湿家发热，不分早晚，风湿发热，日晡为甚。风湿在表，方用麻杏薏甘汤，解表，宣肺益气，以使风湿之邪得微汗而解。

选注：

《医宗金鉴》病者谓一身尽痛之病人也。湿家一身尽痛；风湿亦一身尽痛，然湿家重着不能转侧，风湿痛则掣痛时轻而不可屈伸，此痛之有别者也，湿家发热，早暮不分微甚，风湿之热日晡必剧，原其由来，或为汗出当风，或久伤取冷，相合所致。

麻黄杏仁薏苡甘草汤方

麻黄半两，甘草一两，薏苡仁半两，杏仁十个，

上锉麻豆大，每服四钱匕，水盏半，煮八分，去滓，温服，有微汗，避风。

方解：

尤在泾：以麻黄散寒、薏仁除湿、杏仁利气，助通泄之用，甘草补中予胜湿之权也。

二十二、风湿，脉浮、身重，汗出恶风者，防己黄芪汤主之。

提要：风湿在表属于表虚证的治法。

笺注：风湿伤于肌表，脉浮，身重。表虚则卫阳不固，故自汗恶风，症状虽属风湿，但表卫已虚，不可发汗，可用防己黄芪汤治之扶表逐湿。

选注：

《医宗金鉴》脉浮者，风也，身重湿也，寒湿则脉沉，风湿则脉浮。若浮而汗不出，恶风者为实邪，可与麻黄杏仁薏仁甘草汤汗之。浮而汗出恶风者为虚邪，故以防己白术以去湿，黄芪甘草以固

表,生姜,大枣以和营卫也。

防己黄芪汤方

防己一两,甘草半两,白术七钱半,黄芪一两一分。

上锉麻豆大,每抄五钱匕,生姜四片,大枣一枚,水盏半,煎八分,去滓,温服,良久再服。喘者加麻黄半两;胃中不和者加芍药三分;气上冲者加桂枝三分;下有陈寒者加细辛三分。服后当如虫行皮中,从腰下如冰,后坐被上,又以一被绕腰以下,温令微汗,差。

方解：

汪忍庵:防己大辛苦寒,通行十二经,开窍泻湿,故以为君,黄芪温分肉实腠理,白术健脾燥湿,与黄芪并能止汗为臣,防己性险而捷,故用甘草和平以缓之,又能补土止湿为佐,姜枣辛甘散邪,调和营卫为使也。

二十三、伤寒八九日,风湿相搏,身体疼烦,不能自转侧,不呕不渴,脉浮虚而涩者,桂枝附子汤主之;若大便坚,小便自利者,去桂加白术汤主之。

提要:论风湿表阳虚之证治。

笺注:身体烦疼,不能自转侧,这是由于风湿互搏所引起的表证。脉象浮虚而涩,意味着表证既不外解,也不传里,邪仍在肌腠之间,首用桂枝附子汤以温经散寒,继用去桂加白术汤。用桂枝附子汤解后,风湿去津亦少,大便虽硬,继用白术汤,白术一药,既能燥湿,亦能生津益血,这一药的相对性,与病趋里似无关系。程林云:"白术能去肌湿,不妨于内故加之,凡方后如有虫行,如醉如冒等状者,皆药势将行使然"。金鉴云:"加白术者,以身重着在肌分,用以佐附子逐水气在皮中也"。

桂枝附子汤方

桂枝四两,生姜三两,附子三枚(炮去皮,破八片),甘草二两,大枣十二枚(擘)。

上五味,以水六升,煮取二升,去滓,分温三服。

方解：

程扶生云：风在表者，散以桂甘之辛甘。湿在经者，逐以附子之辛热，姜枣甘辛行营卫，通津液以和表，盖阳虚者，湿不行，温经助阳逐湿，多借附子之大力也。

白术附子汤方

白术二两，附子一枚半，甘草一两，生姜一两半，大枣六枚。

上五味，以水三升，煮取一升，去滓，分温三服。一服觉身痹，半日许再服，三服都尽，其人如冒状，勿怪，即是术、附并走皮中，逐水气，未得除故耳。

方解：

尤在泾：脉浮虚而涩，知风湿相搏，而卫阳不正，故以桂枝汤去芍药之酸收，加附子之辛温，以振阳气而散阴邪。若大便坚小便利，知其在表之阳虽弱，在里之气犹治，则中之湿自可驱之于里，从水道而出，不必更发其表，以危久弱之阳矣。故以前方去桂枝之辛散，加白术之苦燥，合附子之大力健行，予以并走皮中而逐水气，亦因势利导之法也。

二十四、风湿相搏，骨节疼烦，掣痛不得屈伸，近之则痛剧，汗出短气，小便不利，恶风不欲去衣，或身微肿者，甘草附子汤主之。

提要：指风湿病表里阳气俱虚的症候和治疗。

笺注：骨节掣痛，近之痛剧，不可屈伸等，肌肉之湿已入关节，汗出短气，里气已虚。恶风不欲去衣，表阳已虚，甚则可以微肿，方用甘草附子汤，以助表里之阳以化湿。

选注：

钱天来：虽名曰甘草附子汤，实用桂枝去芍药汤，以汗解风邪，增入附子、白术以驱寒燥湿也。

甘草附子汤方

甘草二两，白术二两，附子二两（炮去皮），桂枝四两。

上四味，以水六升，煮取三升，去滓。温服一升，日三服，初服得微汗则解。能食，汗出复烦者，服五合。恐一升多者，服六七合为妙。

方解：

徐忠可：此方附子除湿温经，桂枝去风和营，白术去湿实卫，甘草辅诸药而成敛散之功也。

二十五、太阳中暍①，发热恶寒，身重而疼痛，其脉弦细芤迟。小便已，洒洒然毛耸②，手足逆冷，小有劳，身即热，口开，前板齿燥③。若发其汗，则其恶寒甚；加温针④，则发热甚；数下之，则淋甚⑤。

提要：列举太阳中暍的脉证，并指出不可汗下温针，为中暍病的治疗总纲。

词注：

①太阳中暍：即夏季之中暑病，暑邪伤人以太阳开始，所以称太阳中暍。

②洒洒然毛耸：毫毛耸然，小便后，有一阵寒战的感觉。

③前板齿燥：胃热内扰，逆气似喘，口前板牙干燥。

④温针：即火针，也包括艾灸等。

⑤淋甚：小便不利涩痛。

笺注：中暍即夏天伤暑，暑为六淫之一，病在肌表，故有恶寒发热身重疼痛之表证，脉弦细是阳虚，芤迟乃阴虚，暑热伤气为阳虚，汗多伤津为阴虚，阴阳两虚，脉见弦细芤迟。若小便后阳气下降，感到形寒为毫毛耸起。暑为阳邪，劳作则阳浮，而阴亦虚，所以发热更甚。《素问·生气通天论》曰："因于暑，烦则喘喝"。因为喘喝故口开，津伤则前排板齿燥。上述症状是属于阴阳两虚之候。在治疗方法上就应采用清暑益气。如再发汗，则阳气更虚，如用下法，则下焦更虚，膀胱失束而淋痛，更不能用温针以发火热内扰，而更伤阴。

选注：

《金匮心典》：中暍即中暑，暑亦六淫之一，故先伤太阳而为寒热也。然暑，阳邪也，乃其证反身重疼痛，其脉反弦细而迟者，虽为中暍，而兼湿邪也。小便已，洒洒毛耸者，太阳主表，内合膀胱，便已而气馁也。手足逆冷者，阳内聚而不外达，故小有劳，即气出而身热也。口开前排齿燥者，热盛于内而气淫于外也。盖暑虽阳邪，而气衡与湿相合，阳求阴之义也。暑因湿入，而暑反居湿之中，阴包阳之象也。治之者一如分解风湿之法，辛以散湿，寒以凉暑可矣。若发汗则徒其表，温针则更益其热，下之则热且内陷，变证虽出，皆非正治暑湿之法也。

二十六、太阳中热者，暍是也。汗出恶寒，身热而渴，白虎加人参汤主之。

提要：论暍病的证治。

笺注：太阳中热，这里的热，不是太阳表不解，而是阳明里热太甚，汗出多而腠理空疏，阳明有热汗出伤津，所以口渴，此外尚有心烦、口舌干燥、溺赤、少气倦怠、脉虚大而乏力等症，所以应用白虎汤以清热生津，加人参以益气阴。

选注：

尤在泾：恶寒者，热气入则皮肤缓，腠理开，开则洒然寒，与伤寒恶寒者不同，发热汗出而渴，表里热烘，胃阳待涸，求救于水，故以白虎加人参以清热生阴，为中暑而无湿者之法也。

白虎加人参汤方

知母六两，石膏一斤（碎），甘草二两，粳米六合，人参三两。

上五味，以水一斗，煮米熟汤成，去滓，温服一升，日三服。

方解：

程云来：表有热者，散以石膏之辛寒，里有热者，降以知母之甘，热则气伤，人参用以生津益气，石膏过于寒凉，甘草、粳米之甘，用以和胃补中，共除中热，而解表里。

医案：

风湿热盛（大叶性肺炎）患者，男性，四十五岁。

初诊：1960 年 3 月 25 日。三日前恶寒发热，咳嗽胸痛。曾服麻杏石甘汤，药后无汗，恶寒罢，体温 39 度，叩诊左肺下部浊音，听诊有多数湿性啰音；白细胞计数 15800/mm³，中性 85％；胸部透视，见左肺下部大片浸润阴影。诊断为大叶性肺炎。

编者会诊：表证已罢，高热持续四天不退，烦渴引饮，喜冷饮，咳嗽频频，痰浓稠，呈铁锈色，胸痛，牵引上腹痛，面朝红带垢浊色，便秘，尿短赤涩痛，舌质红苔黄脉洪大数。阳明热盛，拟白虎加人参汤加味。

生石膏 60 克，知母 15 克，粳米一匙，甘草 6 克，沙参 10 克，杏仁 6 克，牛蒡子 10 克，鱼腥草 10 克。服一剂。

二诊 3 月 26 日。药后微微汗出，热退至 38 度，痰量加多，咳畅，渴减，大便通，小便转多，舌润，苔黄退去，脉数，服前方一剂。

三诊 3 月 27 日。热退，痰减少，舌润，脉数去，服竹叶石膏汤二剂，调理而愈。（取自《伤寒论方运用法》143 页）

二十七、太阳中暍，身热疼重，而脉微弱，此以夏月伤冷水，水行皮中所致也。一物瓜蒂汤主之。

提要：中暍偏于湿化的病因及证治。

笺注：太阳中暍，即伤暑，伤暑则身热，挟湿则痛重，暑邪伤阳，故脉微弱，夏月入水贪凉，水行皮中，阳气被阻，应用一物瓜蒂散去湿散水。

按：本经虽云瓜蒂主大水，头身及四肢浮肿……之说，而丹波元简指出："此方与证不对，恐是错出，一味瓜蒂散主之"七字，较为正常。"金鉴"指出："此方应该用大顺散或香薷饮发汗，可以立愈"。今附二方于后：

大顺散方（《和剂局方》）

粉甘草、干姜各 15 克，肉桂、炒杏仁各 9 克。

共为细末,每服 6 克,日二服。温开水调服。功能温中扶阳,主治素体阳虚,暑月饮水过多,或伤于生冷,以致脾胃为寒湿所困,运化不良,水谷不分,突然呕吐泄泻。

香薷饮:(《和济局方》)

香薷 6 至 9 克,白扁豆 12 克,川厚朴 6 克,水煎服。

功效:祛暑解表,化湿和中。

主治:交秋季节,外感于寒,内伤于湿,恶寒发热,头痛,无汗,脉浮,胸闷,泛恶,甚则呕吐,腹疼,腹泻,舌苔白腻等证。

结　语

本篇论述痉、湿、暍三种病候。

痉病的成因,可分两种,一是感受外邪,邪阻经脉而强急不和;另一种是误治伤阴,筋脉失养引起。治疗方面:如表实无汗者,用葛根汤发汗生津;表虚有汗者,用栝蒌桂枝汤生津解肌;若里热壅盛者,可用大承气汤急下存阴。

湿病,分里湿与外湿。治湿不外发汗与利小便。如寒湿属于表实者,用麻黄加术汤,发汗利湿,属表虚者,用防己黄芪汤益气行湿。风湿在表,有化热趋势的,用麻杏薏甘汤以清宣利湿。风湿表阳虚者,用桂枝附子汤,助表阳以祛湿。若里阳虚者,用白术附子汤助里阳以逐湿。表里阳气俱虚者,用甘草附子汤。

暍,指夏季伤暑。治疗上,对暑热本证宜用清法,如人参白虎汤,兼有湿邪者,可佐以祛湿之方治之。

百合狐惑阴阳毒病脉证治第三

一、百合病者,百脉一宗①,悉致其病也。意欲食后不能食,常默默②,欲卧不能卧,欲行不能行,欲饮食,或有美时,或有不用闻食臭时,如寒无寒,如热无热,口苦,小便赤,诸药不能治,得药则剧吐利,如有神灵③者,身形如和④,其脉微数。每溺时头痛者⑤,六十日乃愈;若溺时头不痛,淅然者⑥,四十日愈;若溺快然,但头眩者,二十日愈。其证或未病而预见⑦,或病四五日而出,或病二十日,或一月微见者,各随证治之。

提要:本文是百合病的定义、症状、诊断、预后及治疗法则,是百合病之总纲。

词注:

①百脉一宗:全身经络分之则为百,合之则为一宗。全身百脉同出一源。

②默默然:沉默无声之谓。

③如有神灵:情志恍惚,精神不定。

④身形如和:从形体上看,与无病之人一样,无有显明病态。与内经疏五过论:"不在脏腑,不变躯形,诊之而疑,不知病名。"的说法完全相同。

⑤每溺时头痛:溺音尿,即小便,从小便头痛可测知病之轻重深浅。

⑥淅然者:怕风的样子。

⑦未病而预见:在未有发病或将发病,预见可知发病的情况。

笺注:百合病的原因,大都起于伤寒大病之后,余热未解,这种无形质之热弥漫于脏腑经络,四肢百骸,病形难测。或这或那,治疗也比较困难。或情志不遂,经不起任何刺激,或欲卧不卧,欲行不行。如寒无寒，如热无热，常默默然而无声，饮食或有美时，或有恶闻食臭，似里症，而非里症；口苦、小便赤，均是阴虚内热弥漫现象，这种病形，切切不可汗下，误治下之，可以引发呕吐、泄泻。误用汗之，可引发阳虚外寒。本条又从小便情况以观测予后六十日、四十日、二十日等痛愈情况，乃是予略之言。总之这百合病，大都心肺余热未清的情况，此条以下各言其治法，尽可随证治之。

选注：

《金匮要略心典》：百脉一宗者，分之则为百脉，合之则为一宗，悉改其病，则无之非病矣。然详其证，意欲食矣，而变不能食，常默默静也，而口燥不得卧，饮食或有时美矣，而复有不用闻食臭时。如有寒如有热矣，而又不见为寒，不见为热，诸药不能治，得药则剧吐利矣，而又身形如和，全是恍惚去来，不可为凭之象，惟口苦，小便赤，脉微数，则其常也。所以者何？热邪散漫，未统于经，其气游走无定，故其病亦去来无定，而病之所以为热者，则征于脉，见于口与便，有不可掩然矣……

二、百合病，发汗后者，百合知母汤主之。

提要：百合病误发汗的治法。

笺注：百合病本不应该发汗，若医者误认为表实，而发汗汗后大失津液，导致肺阴更为不足，虚热加重，故用百合知母汤，养肺阴，清肺热，用泉水煮药，是因泉水具有下热利尿，能使热邪从小便排出，以下诸方都用泉水，其义则同。

选注：

陈载安：得之汗后者，其阳分之津液必伤，余热留连而不去，和阳必以阴，百合知母泉水以清其余热，而阳邪必化也。

百合知母汤方

百合七枚（开），知母三两（切）。

上以水洗百合，渍一宿，当白沫出，去其水，更以泉水二升，煎取一升，去滓；别以泉水二升，煎知母，取一升，去滓；后会和，煎取一升五合,分温再服。

选注:徐忠可:加以泉水以清其热,而阴气自调也。

三、百合病下之后者,滑石代赭汤主之。

提要:论百合病下之后的治疗方法。

笺注:伤寒邪热入里,而阳明胃实之证,当用承气汤之类急下存阴。百合病本为虚热在里,非阳明胃家实之证,故用滑石代赭石汤,利水泄热。

选注:

魏念庭:下之后,用滑石代赭石汤主治者,以重坠之品,随下药之势使邪气自下泄也,用代赭石之涩镇逆利窍,用滑石之滑,利小便也。

滑石代赭石汤方

百合七枚,滑石三两(绵包),代赭石如弹丸大一枚(碎,绵裹)

先以水洗百合,渍一宿,当白沫出,去其水,更以泉水煎取一升,去滓;别以泉水二升煎滑石、代赭石,取一升,去滓;复合重煎,取一升五合,分温服。

四、百合病,吐之后者,用后方主之。

提要:百合病吐之后的治法。

笺注:伤寒邪在上脘温温欲吐者,当用吐法,此内经:"其高者,因而越之"之意。百合病之吐后,为阴虚,非伤寒邪壅胸膈可比。故用鸡子黄汤滋阴降逆,益胃生津,此亦阳和阴的治法。

选注:

陈载安:其得之吐后者,吐从上逆,较发汗更伤元气,阴火得以上乘,清窍为之蒙蔽也。

百合鸡子汤方

百合七枚(劈),鸡子黄一枚。

上以水洗百合,渍一宿,当白沫出,去其水,更以泉水二升,煎取一升,去滓,内鸡子黄,搅匀,煎五分,温服。

方解：

陈载安：以鸡子黄纯阴养血者，佐百合以调和心肺，是亦用阴和阳矣。

五、百合病，不经吐、下、发汗，病形如初者，百合地黄汤主之。

提要：百合不经吐下发汗，暗示百合地黄汤，是百合病的正治方法。

选注：

《医宗金鉴》：百合病，不经误下发汗，病形如初者，是谓其病迁延日久，而不增减形证如首章之初也。

百合地黄汤方

百合七枚（劈），生地黄汁一升

上以水洗百合，渍一宿，当白沫出，去其水，更以泉水二升，煎取一升，去滓，内生地黄汁，煎取一升五合，分温再服。中病，勿更服，大便当如漆。

方解：

尤在泾：此即百合病正治之法也，盖肺主行身之阳，肾主行身后之阴，百合色白入肺，而清气分之热，地黄色黑入肾，而除身中之热，气血既治，百脉俱清，虽有邪气，亦必自下。

医案：

曾＊＊，男，56岁，农民。

患者神志恍惚多年，中西治疗无效。证见心慌不宁，劳动中情绪不定，欲动不能动，欲行不能行，心神涣散，情绪低落，烦躁易怒，卧床不安，不耐劳动，遂整日钓鱼养病，惟口苦，口渴，小便黄，舌甚红赤少苔，脉弦略数，同时遍身 疹，甚似杨梅疮毒。问其故，乃偶遇打鱼人，吸其烟具后，遂遍身生疮，顽固不愈。据证审因，乃心肺阴伤，里热偏盛，为百合病之典型者。方用百合、生地黄、知母、滑石等味，服十贴后，诸症略减，惟 疹如故。于原方加金银花以解疮毒。但一剂未已，反胃呕吐，腹泻如水，再次来诊，审其所由，恐系银花伤其胃气,非百合病所宜。故再投原方,吐利即止,守方 20 余剂,不仅疮疹隐没而愈,诸证若失,恢复劳力,从事生产。(摘自成都中医学院《老中医医案》第一集 38 页)

六、百合病一月不解,变成渴者,百合洗方主之。

提要:百合病以洗方用之。

笔注:百合病,经过一月不解,是邪在肺,用百合洗方治之。这里的"洗"字为法,以水一斗,渍之一宿,然后必加温热之以洗身,温热之水洗后,皮毛开而虚热得解身爽,然后加喝一碗面条以充实胃气,此最佳之方法矣。

百合洗方

上以百合一升,以水一斗,渍之一宿,以洗身,洗已,食煮饼,勿以盐豉也。

按:以温热水洗身,使留连肺之虚热,得以解除,通身皮毛畅达,有身之爽之意,即食煮饼,以充实胃气,胃气得通而病廖也。

选注:

《张氏医通》:其一月不解,百脉壅塞,津液不化而成渴者,故用百合洗之,则一身之脉皆得通畅,而津液行,渴自止。勿食盐豉者,以味咸而凝血也。

七、百合病,渴不差者,用后方主之。

提示:百合病,渴不差的治法。

笔注:此条与上条之洗,而口渴仍然不解,是因为邪热恋肺,津液耗甚尤甚,洗方病重药轻,药不胜病,故再作上方为重,本方内服以达清肺生津,养阴止渴,引热下行。

选注:

徐忠可:渴不瘥,是虽百合汤洗而无益矣,明是阴气未复,由于阳亢也。

栝蒌牡蛎散

栝蒌根、牡蛎(熬)等分。

上为细末,饮服方寸匕,日三服。

方解:方中栝蒌根(即天花粉)苦寒,清肺胃之热,生津止渴,牡蛎咸寒引热下行,使热不致炎上而消烁津液,如此则津液得生,虚热得消,口渴自解。

八、百合病变发热者(一作发寒热),百合滑石散主之。

提要:百合病经久不解,兼有发热的治疗。

笺注:百合病,如热不热,本不发热,而今变为发热是热盛于里而发越以外现象,故采用清里热利小便的滑石,使热从小便排出,里热得以解除,表热便可自退。

选注:

《医宗金鉴》百合病,如寒无寒,如热无热,本不发热,今变发热者,其内热可知也,故以百合滑石散主之,使其微利,热从小便而除矣。

百合滑石散

百合一两(炙),滑石三两。

上为散,饮服方寸匕,日三服。当微利者,止服,热则除。

方解:

尤在泾:病变发热者,邪聚于里而见于外也,滑石甘寒,能除六腑之热,得微利,则里热除而表热自退。

九、百合病见于阴①者,以阳法②救之;见于阳者,以阴法救之。见阳攻阴③,复发其汗,此为逆;见阴攻阳,乃复下之,此亦为逆。

提要:指出见阳救阴见阴救阳,是百合病的原则。

词注:

①见于阴:是指表现出里证。

②阳法、阴法:指补阳或滋阴。

③攻阴:是攻病,包括下法、破坚、逐瘀等。

笺注:本节是百合病治疗总则,百合病如见到虚寒的症候,这是由于阳气衰弱,此时必须补阳以配阴;如见到虚热的证候,这是由于阴液不足,治疗方法就要补阴以配阳。此即内经所谓"用阴和阳,用阳和阴"。如误认为实热而发汗,则更伤其阳;如误认为实寒而用攻下,则更伤其阴。其结果都能成为误治的逆证。

选注:

魏念庭:百合病,见于阴者,阳不足而阴有余矣,当以阳法救之,使阳之不足,与阴相济则善矣。倘病见于阳,阳有余可知,而反攻阴,则阴益不足矣,病见于阴,阴有余可知,而反攻阳,则阳益不足矣,何谓攻阴? 发汗是也,阳有余而阴不足,复误发汗以动扰其阴,此为逆也,何谓攻阳? 下之是也,阴有余而阳不足,复误下之以伤其阳,此亦为逆矣。

十、狐惑①之为病,状如伤寒,默默欲眠,目不得闭,卧起不安,蚀于喉为惑,蚀于阴为狐,不欲饮食,恶闻食臭,其面目乍赤、乍黑、乍白。蚀②于上部则声喝③,甘草泻心汤主之。

提要:指出狐惑病的症状和治疗。

词注:

①狐惑:病名,证有神志恍惚,狐疑惑乱症状,所以称为狐惑。惑有写作者,是此病有虫,有细菌的意思。

②蚀:腐蚀的意思。

③喝:音噎,这里指声音嘶哑,或作嘎,两字古人古书相通。

笺注:狐惑病,乃湿热壅遏化毒所作,状如伤寒,有发热恶寒,头痛项强,体though无汗。"默默欲眠,目不得闭,卧起不安",乃邪扰于胃,胃不和卧不安状,"不欲饮食,恶闻食臭"乃湿困脾阳,正气欲逐邪外出,故其面目则现乍赤、乍黑、乍白之色。"蚀于上部则声喝",上部指咽喉化毒,壅遏咽喉,其声音嘶哑成惑病,故用甘草泻心汤清热解毒,化湿扶正。

选注:

《医宗金鉴》:狐惑,牙疳、下疳等疮之古名也。近时惟以疳呼之,下疳即狐也,蚀烂肛阴,牙疳即惑也,蚀咽腐龈,穿牙穿腮破唇,每因伤寒后余毒与湿 之为害也,或生斑疹之后,或在癖疾下利之后,其为患亦同。

甘草泻心汤

甘草四两,黄芩三两,人参三两,干姜三两,黄连一两,大枣十二枚,半夏半升。

上七味,水一斗,煮取六升,去滓再煎,温服一升,日三服。

方解:

黄连、黄芩清热解毒,干姜半夏化湿,甘草败毒,大枣人参扶正气,合为清热解毒,化湿扶正之剂。

十一、蚀于下部①则咽干,苦参汤洗之。

提要:指出蚀于前阴的症状和治法。

词注:

①下部:包括蚀于前后二阴部。

笺注:狐惑病前阴蚀烂,以致咽干的病机,足厥阴肝经环阴器而上至咽喉,热毒从下循经上冲,故而前阴蚀烂而咽干。

苦参汤方

苦参一升,以水一斗,煎取七升,去滓,熏洗,日三。

方解:

徐忠可:下部毒盛,所伤在血而咽干,喉为阳,咽属阴也,并用苦参熏洗,以去风清热杀虫也。

按:据别录云:苦参止渴,疗恶疮,下部蟨,槐白皮主烂疮,喉痹,寒热。本经云:狼牙主邪气热气,疥瘙、恶疡、疮痔,去白虫。因此惑狐病由于湿毒侵入下部以致前阴腐蚀的,用苦参汤洗之,确有疗效,故用为主药,至于狼牙根,槐白皮亦可加入。

十二、蚀于肛者,雄黄熏之。

提要:肛门部蚀烂的治法。

笺注:狐惑蚀于肛者,应当用雄黄熏之,以达杀虫解毒,这是直接疗病方法。

雄黄熏方

雄黄一味,筒瓦二枚合之烧,向肛熏之。

方解:

徐忠可:蚀于肛则不独随经而上侵咽,湿热毒甚而糜烂于下,故以雄黄熏之,雄黄之杀虫去风解毒更力也。

十三、病者脉数,无热①**微烦,默默但欲卧,汗出,初得之三四日,目赤如鸠眼**②**;七八日,目四眦黑**③**。若能食者,脓已成也,赤豆当归散主之。**

提要:指狐惑病内发脓疡的证治。

词注:

①无热:谓无寒热,是无表证的互词。

②鸠眼:鸠,鸟名,俗称斑鸠鸟,其目珠赤红。

③四眦黑:目的内外皆色黑。

笺注:脉数为热,无热而烦,是热在里,目赤欲卧,汗出,是热毒蕴于血分,初,热毒散漫于脏腑,扰胸则微烦,蕴于脾胃则不欲食,如脓已成,则病势集于局部,不复散漫于脏腑,所以能食,故以赤豆当归散清热解毒,排脓生肌。

选注:

李文:经云:脉数不止而热不解,则生恶疮,今脓成何处,大率在喉与阴肛,盖积热生虫,亦积热成脓,是亦恶疮之类也。

赤豆当归散方

赤小豆三升(浸,令芽出,曝干),当归一两。

上二味,杵为散,浆水服方寸匕,日三服。

方解:

程云来:主恶疮疡,赤小豆排痈脓,浆水能调理脏腑,三味为治痈脓已成之剂,此方蚀于肛门者,当用之。

按:赤小豆当归散,以赤小豆清热排痈肿,散恶血,当归祛瘀生新血,浆水清凉解热,调和脏腑,本方还尚适应于小肠热毒 流于大肠,先便后血,或如赤豆汁,或挟有黏液,脉数腹痛及肠痈便脓。再云如下肢红肿或溃疡流水等证。

十四、阳毒①**之为病,面赤斑斑如锦文**②**,咽喉痛,唾脓血。五日可治,七日不可治,升麻鳖甲汤主之。**

十五、阴毒③**之为病,面目青,身痛如被杖**④**。咽喉痛,五日可治,七日不可治,升麻鳖甲汤去雄黄、蜀椒主之。**

提要:论阴阳毒的证治及预后。

词注:

①阳毒:邪气侵犯阳分显而在表者。

②锦文:形容面部如织锦上的花纹。

③阴毒:邪气侵犯阴分隐而在里者。

④身痛如被杖:形容身痛如棍打一样的疼痛。

笺注:阴阳毒,是一种疫疠之邪气,邪在阳者为阳毒;邪在阴者为阴毒。如面赤斑斑如锦纹,咽喉痛,唾脓血,其势显著者为阳毒;面目青,身痛如被杖,咽喉痛,不唾脓血,其势不显著者,为阴毒。升麻鳖甲汤的主要作用,是解毒行血,阳毒用蜀椒、雄黄,因为邪在阳分,以阳合阳,是欲其速效。阴毒反去之。因邪在阴分,用之恐阴邪不可散,而反转伤阴气。

升麻鳖甲汤方

升麻二两,当归一两,蜀椒一两(炒去汗),甘草二两,雄黄半两,鳖甲手指大一片(炙)。

上六味,以水四升,煮取一升,顿服之,老小再服取汗。

方解:

朱肱:阳毒升麻汤,用犀角、射干、黄芩、人参。无当归、蜀椒、鳖甲、雄黄,颇切当。

郭白云:升麻、甘草二汤,观其用药性甚缓,然诸家必先用之者,以古人治阴阳二毒,惟此二汤,故须用之以去其毒势,而后辅之以他药也。

结　语

百合病属于阴虚内热型疾病，治疗上宜平剂调补，使阴阳平衡而达到治疗目的。百合地黄汤就是养阴制阳的方剂，它是治百合病的主方。

狐惑是以证候作为病名，病因由于湿热蕴毒所为，治疗以清热、化湿、解毒为主，方用甘草泻心汤为主。

阴阳毒以发斑咽痛为主证。因症候表现不同而分阴毒阳毒，病候之毒因人感邪后反映的症候有异。这种现象属于温毒，治疗以解毒活血为主，方用升麻鳖甲汤为主。

疟病脉证并治第四

一、师曰:疟脉自弦①,弦数者多热;弦迟者多寒。弦小紧②者下之差③,弦迟者可温之,弦紧者可发汗针灸也,浮大者可吐之,弦数者风发④也,以饮食消息⑤止之。

提要:以脉之变化辨疟之别及治疗原则。

词注:

①弦:端直而长,像弓弦一样的脉象。

②小紧:脉不舒散而牵转现象。

③差:同瘥,病愈。

④风发:病急可以发生风的转变。

⑤消息:斟酌之意。

笺注:疟疾不离少阳,弦为少阳之主脉,亦为疟病之本脉。疟病之因以分寒热,脉弦数者多热,脉弦迟者多寒。在治疗上脉弦小紧者,其病在里,用下法。弦迟为寒,可用温药。脉弦紧属表寒盛,可用发汗法与针灸法。脉浮大的在上,可用吐法。假使病偏极热,必消耗胃中津液,可斟酌适合病情需要的饮食,帮助治疗,亦即"当随其所得而攻之"。

选注:

陈修园:此言疟证不离少阳,以弦脉为主,随其兼见者施治也,末一句言治之不愈,求之脾胃,是久疟,虚疟者立一大法也。以饮食消息止之,即难经所谓"调其饮食,适其寒温"之旨也。

二、病疟以月一日发,当以十五日愈①,设不差,当月尽解②;如其不差,当云何? 师曰:此结为癥瘕③,名曰疟母④,急治之,宜鳖甲煎丸。

提要:指出疟母的形成及治疗方法。

词注：

①十五日愈：古人五日一候，半月一气，人体与气候相应，亦相更，更气胜则胜邪。

②当月尽解：十五日如不愈，当再更旺一气，共三十日是疟病当全部解除。

③癥瘕：腹中有积块，形坚不变，为癥。无物有形，可以移动，或重按而散，名为瘕。

④疟母：疟久不解，胁下结块，按之坚实而痛，热退肿消，久而不化，即为疟母。

笺注：本节据"天人合一"之论，说明自然界气候的变更与人体营卫之气亦相应地变更，当更气旺，则邪衰自愈。如果二更一月不解，则易形成疟母，所以说"急治之宜鳖甲煎丸"。

选注：

《金匮要略心典》天气十五日一更，人之气亦十五日一更，气更则邪当解也。否则三十日天人之气再更，而邪自不能留矣。设更不愈，其邪假血依痰，结为癥瘕，僻处胁下，将成负固不服之势，故宜急治，鳖甲煎丸，行气逐血之药颇多，而不嫌其峻，一日三服，不嫌其急，所谓乘其未集而去之也。

鳖甲煎丸方

鳖甲十二分炙，乌扇三分（烧），黄芩三分，柴胡六分，鼠妇三分，干姜三分，大黄三分，芍药五分，桂枝三分，葶苈一分（熬），石苇三分（去毛），厚朴三分，牡丹五分（去心），瞿麦二分，紫葳三分，阿胶三分（炙），蜂窠四分（炙），赤硝十二分，蜣螂六分（熬）桃仁二分，半夏一分，人参一分，䗪虫五分（熬）。

上二十三味，为末，取锻灶下灰一斗，清酒一斛五斗，浸灰，候酒尽一半，着鳖甲于中，煮令泛烂如胶漆，绞取汁，内诸药，煎为丸，如梧子大，空心服七丸，日三服。

方解：

程云来：内经曰："坚者削之，结者行之"，以鳖甲主癥瘕，寒热，故以为君，邪结于血分者，用大黄、芍药、䗪虫、桃仁、赤硝、牡丹、鼠妇、紫葳攻逐瘀血为臣，邪结于气分者，厚朴、半夏、石苇、葶苈、瞿麦、射干、蜂房、蜣螂，下气利小便为臣，调寒热和阴阳则有黄芩、干姜，通营卫则有桂枝、柴胡。和气血则有阿胶、人参六味，又用之以为使也。结得温行，灶灰之温，清酒之热，所以制同诸药而逐癥瘕疟母。内经："治有缓急，方有大小"，此急治之大方也。

医案：

沈左：久疟久治屡止屡发，刻虽止住，而食入不舒，左胁下按之板滞，胃钝少纳，脉濡苔白质腻，脾胃气弱，余邪结聚肝络，拟和中运脾疏络。

余潜术炒二钱，陈皮一钱，制半夏一钱五分，沉香曲一钱五分，焦查炭三钱，茯苓三钱，炒竹茹一钱，鳖甲煎丸一钱五分，开水先服。

按：述久疟屡止屡发，左胁下见板滞，余邪留聚肝络，此已形成疟母，故主用鳖甲煎丸，由于病久正虚，所以佐调补脾胃之药，殆以攻补兼施之法。(《张聿青医案》)

三、师曰：阴气^①孤绝，阳气独发，则热而少气烦冤^②，手足热而欲呕，名曰瘅疟^③。若但热不寒者，邪气内藏于心，外舍分肉^④之间，令人消铄^⑤脱肉。

提要：指出瘅疟的病因及病理变化。

词注：

①阴气、阳气：这里阴气指津液；阳气指邪热而言。

②少气烦冤：少气乃邪热伤气，烦冤，心中焦闷不舒之意。

③瘅疟：是单热不寒的一种疟疾。

④分肉：肌肉近骨的肉。

⑤消铄：铄言灼。消损之意。

笺注：疟，一般讲有发热发冷之状，与阴阳之气相争有关。阳气胜则热,阴气胜则寒。阴气竭,阳邪独亢,故但热不寒。阳邪盛,肺气伤,故见少气烦冤。邪热犯胃,胃气上逆而欲呕吐,四肢属阳,阳盛极故四肢手足发热,热气内藏而舍分肉之间,令人消铄肌肉,故名为瘅疟。

选注:

尤在泾:此于内经论瘅疟文大同,夫阴气虚者,阳气必发,发则足以伤气而耗神,故少气烦冤也。四肢者,诸阳之本,阳盛则手足热也。欲呕诸,热于胃也,邪气内藏于心者。瘅为阳邪,心为脏,以阳从阳,故邪外舍分肉,而其气而内通于心脏。消铄肌肉者,肌肉为阴,阳极则阴消也。

四、温疟者,其脉如平①,身无寒,但热,骨节疼烦,时呕②,白虎加桂枝汤主之。

提要:叙述温疟脉证治法。

词注:

①其脉如平:指脉不弦。

②时呕:时常呕逆或吐。

笺注:瘅疟少气烦冤,手足热欲呕。温疟则骨节烦疼,欲呕,其脉如平。二者同为阴不足而阳邪盛,故须救阴以济阳。治疗原则无多大差别,但在具体方药上,定有同中求异之处。瘅疟热极,宜白虎加人参汤为宜。温疟有关节烦疼之证,宜白虎加桂枝汤为宜。

温疟证与病机
- 其脉如平——脉不甚弦
- 身恶但热——阳邪偏盛
- 骨节烦疼——青有寒邪
- 时时欲呕——邪热犯胃

温疟与瘅疟在证状上的区别

病名	证状
温疟	身无寒但热,骨节疼烦,时呕,其脉如平。
瘅疟	但热不寒,少气烦冤,手足热欲呕,肌肉消铄。

白虎加桂枝汤方

知母六两,甘草二两(炙),石膏一斤,粳米二合,桂枝(去皮)三两。

上锉,每五钱,水一盏半,煎至八分,去滓,温服,汗出愈。

方解：

唐容川：身无寒但热,为白虎之正证。加桂枝者,以有关节烦痛证,时有伏寒在筋节,故用桂枝以逐之也。

按：白虎汤清热生津,桂枝调和营卫,二者相和,宜平身无寒但热,骨节烦疼时呕等证同时并解。又温疟本无寒,如服药后反先寒,是药中病后所发生者瞑眩现象,通过瞑眩而达到病愈。所以千金方说："先寒发热汗出愈"。

医案(张聿青医案)

某：温疟不止,宜两和阴阳。

川桂枝,肥知母,煅石膏,制半夏,橘红,广玉金,冬术,茯苓,泽泻,炒枳实。

五、疟多寒者,名曰牝疟①,蜀漆散主之。

提要：说明牝疟的症状与治疗。

词注：

①牝疟：牝,阴也,无阳之名,因多寒名牝疟。从历代方书看,牡与牝皆通用。治病以证为主,不可一字而害义。

笺注：疟病多寒,或寒多热少,这是由于寒饮阻遏于内,阳气被郁,不能外达肌表的缘故,以蜀漆散治疗目的在于驱逐阴邪,宣导阳气,寒去阳伸,疟病自愈。

选注：

尤在泾：疟病寒多,非真寒也,阳气为痰饮所遏,不得外出肌表,而但内伏心间。心牡脏也,故名牡疟,蜀漆吐疟痰,痰去则阳伸而寒愈,取云母龙骨者,以蜀漆上越之猛,恐并动心中之神与气也。

蜀漆散方

蜀漆(洗去腥),云母(烧二日夜),龙骨等分。

上三味,杵为散,未发前,以浆水服半钱。温疟加蜀漆半分,临发时,服一钱匕。

方解:

李文:牡疟证,多阴寒,治宜助阳温散为主。云母之根为阳起石,下有云母,上多云气,性温气升,乃生发阳气之物,龙骨属阳,能逐阴邪而起阳气,蜀漆乃常山之苗,功能治疟,不用根而用苗者,取其性多升发,能透达阳气于上之义也。

附方:

牡蛎汤

治牡疟(外台秘要方)

牡蛎四两,麻黄四两(去节),甘草二两,蜀漆三两

上四味,以水八升,先煮蜀漆、麻黄上去沫,得六升,内诸药,煮取二升,温服一升,若吐,则勿更服。

方解:

尤在泾:此系宋孙奇等所附,盖亦蜀漆散之义,而外攻之力猛矣。赵氏云:牡蛎软坚散结,麻黄非独散寒,且可发越阳气,使通于外,结散阳通,其病自愈。

附方:

柴胡去半夏加栝蒌根汤

治疟病发渴者,亦治劳疟。(外台秘要方)

柴胡八两,人参三两,黄芩三两,甘草三两,栝蒌根四两,生姜二两,大枣十二枚。

上七味,以水一斗二升,煮取六升,去滓,再煎取三升,温服一升,日二服。

方解：

徐忠可：伤寒论寒热往来为少阳，邪在半表里也。疟邪亦在半表里，故入而与阴争则寒，出而与阳争则热，此少阳之象也。是谓少阳而兼见他经之证则有之。谓他经而不全涉少阳，则不成其为疟矣。所以小柴胡汤，亦为治疟主方，汤易半夏加栝蒌根，亦治少阳成法也，攻补兼施，故亦主劳疟。

附方：

柴胡桂姜方

治疟寒多，微有热，或但寒不热，服一剂如神效。（台秘要方）

柴胡半斤，桂枝三两，干姜二两，栝蒌根四两，黄芩三两，牡蛎三两，甘草二两。

上七味，以水一斗二升，煮取六升，去滓，再煎取三升，温服一升，日服三次，初服微烦，复服汗出便愈。

按： 伤寒论作"柴胡桂枝干姜汤"，三因方作治牡疟。

方解：

张路玉：小柴胡汤本阴阳二调之方，可随疟之进退，加桂枝、干姜则进而从阳，若加栝蒌、石膏则进而从阴，可以类推也。

医案（王旭高医案）

但热不寒，此为牡疟，柴胡桂枝汤主之。

柴胡，桂枝，干姜，半夏，陈皮，茯苓，川朴，草果，甘草，姜枣。

再诊：疟发间日，但寒而不热，口腻多涎，乃寒痰郁于心下，阳气不得宣越故也。

蜀漆，桂枝，半夏，茯苓，陈皮，石菖蒲，羌活。

三诊：舌白脘闷，背寒，宣通阳气，以化痰浊。

麻黄，桂枝，杏仁，甘草，半夏，茯苓，陈皮，鹿角霜，石菖蒲。

四诊：疟止，当和胃气。

半夏，茯苓，甘草，陈皮，白蔻，姜枣。

结　语

疟疾,首先提出疟疾疾病的脉象和治法。提出了瘅疟、温疟、牝疟的症候和治疗方法。

最后指出疟转疟母的治法。

证治
- 温疟——身无寒但热,骨节烦痛,时呕,其脉如平——白虎加桂枝汤。
- 瘅疟——但热不寒,少气烦冤,手足热欲呕,肌肉消损——白虎加人参汤,竹叶石膏汤。
- 牝疟——寒多热少——蜀漆散。

转归——疟疾经久不解,胁下结癥瘕,名疟母——鳖甲煎丸。

中风历节病脉证并治第五

一、夫风之为病①,当半身不遂②,或但臂不遂者,此为痹③。脉微而数,中风使然。

提要:指出中风与痹证之区别。

词注:

①风之为病:指中风而言。

②半身不遂:或左或右半身偏瘫。

③痹:指风寒湿三气所受之肢体痹痛。

笺注:本节所论指中风与痹证。中风是正气虚弱,由经络而深入脏腑,半身不遂,没有痛感,脉微数。痹证乃风、寒、湿三气杂至,流注于肌肉与关节,手臂局部不遂而有痛感。

选注:

尤在泾:风彻于上下,故半身不遂,痹闭于一处,故但臂不遂,以此见风重而痹轻,风动而痹着也。风以虚故脉微,风发而热故脉数,曰中风使然者,谓痹着亦是风病,但以在阳者则为风,而在阴者为痹耳。

二、寸口脉浮而紧,紧则为寒,浮则为虚;寒虚相搏,邪在皮肤;浮者血虚,络脉空虚;贼邪不泻①,或左或右;邪气反缓,正气即急②,正气引邪,喎僻不遂。邪在于络,肌肤不仁;邪在于经,即重不胜;邪入于腑,即不识人;邪入于脏,舌即难言,口吐涎。

提要:外邪中之浅深轻重,有不同证候的表现。

词注:

①贼邪不泻:贼邪指不正常的气候以及致病因素,不泻,指邪气滞留于体内而不向外排出。

②邪气反缓,正气即急:受邪的局部经络松弛无力,健康的一

侧经络呈紧张状态。

笺注:寸口脉紧乃感外寒。虚是卫气不足,寒与虚互结,为邪在皮肤,如邪深入,血虚不荣而络脉空虚,贼邪乘虚而中于肌肤,受邪的一侧为之舒缓,无病的一侧反呈紧张,亦"邪气反缓,正气即急,正气引邪,僻不遂"。如邪在于络,荣气不行则肌肤麻痹不仁。如邪在经,荣气不通则身体重着不灵活。邪中于腑,神气不灵,故不识人。肺主声,心主舌,脾脉连舌本、散舌下,胃脉挟舌本,肝脉循喉咙,邪入脏,则心肺失主,脾肾肝脉受阻,故舌即难言,阴液失摄,故口吐涎。

候氏黑散

治大风四肢烦重,心中恶寒不足者。

菊花四十分,白术十分,细辛三分,茯苓三分,牡蛎三分,桔梗八分,防风十分,人参三分,矾石三分,黄芩五分,当归三分,干姜三分,川芎三分,桂枝三分。

上十四味,杵为散,酒服方寸匕,日一服,初服二十日,温酒调服,禁一切鱼肉大蒜,常宜冷食,自能助药力在腹中不下也,热食即下矣,冷食自能助药力。

按:大风:谓卒倒之后,风邪直侵脏腑,徐忠可云:"大风概指涎潮卒倒之后也"。沈明宗说:"直侵肌肉脏腑,故为大风"。

方解:

汪双池:四肢烦重,挟热湿也。而言中风者,有中风证,如僻不遂,脊不屈伸之类,仲景书简,故亦以中风二字赅之。心中恶寒不足,见非外恶风寒,但心中怯怯觉畏寒耳,此则内虚而血气皆不足,风湿将入脏也。

三、寸口脉迟而缓,迟则为寒,缓则为虚;营缓则为亡血,卫缓则为中风。邪气中经,则身痒而瘾疹[1];心气不足[2],邪气入中,则胸满而短气。

提要:本条指出体质虚弱和抗病能力的不足。

词注：

①瘾疹：是隐于皮肤的疹点。

②心气不足：指胸中阳气不足。

笺注：脉的迟缓是虚寒现象，当分营卫。营行脉中，营缓为里虚亡血；卫行脉外，卫缓为表虚而中风。如果风邪入经，则会出现身痒或瘾疹，如胸中阳气不足，风邪入后，而胸中阳气无力布化，乃会出现胸中满或呼吸迫促。

选注：

尤在泾：迟者行之不及，缓者至而无力，不及为寒而无力为虚也。沉而缓者为营血不足，浮而缓者为卫中风，卫在表而营在里，经不足而风乘之，血为风动则身痒瘾疹，心不足而风中之，阳用不布，则胸满而短气，经行肌中而心处胸中也。

风引汤

除热瘫痫

大黄、干姜、龙骨各四两，桂枝三两，甘草二两，牡蛎二两，寒水石、滑石、赤石脂、白石脂、紫石英、石膏各六两。

上十二味，杵、粗筛，以韦囊盛之。取三指撮，井华水三升，煮三沸，温服一升。

方解：

尤在泾：此下热清热之剂，孙奇以为中风亦从热起，故特附于此，中有姜、桂、石脂、龙、牡者，盖以涩驭泄，以热监寒，然亦猛剂，用者审之。

防己地黄汤，治病如狂状，妄行独语不休，无寒热，其脉浮。

防己一钱，桂枝三钱，防风三钱，甘草二钱。

上四味，以酒一杯，浸之一宿，绞取汁，生地黄二斤，口父咀，蒸之如斗米饭久，以铜器盛其汁，更绞地黄汁合，分再服。

方解：

徐灵胎：此方他药轻而生地独重，乃治血中之风，生渍取清汁归之于阳,以散邪热,蒸取浓汁归之于阴以养血,此皆治风邪归于心,而为癫痫惊狂之病,与中风痹证,自当另看。

头风摩散方

大附子一枚(炮)盐等分

上二味为散,沐了,以方寸匕,已摩疾上,令药力行。

按:大附子一枚炮,千金第十三卷,头面风门一梅中形者,盐等分作如附子大。用法:作右二味,治下筛,沐头竟以方寸匕摩顶上,日三。沐了:洗头的意思。已摩疾上,已作上字讲,谓只摩痛的部位。

四、寸口脉沉而弱,沉即主骨,弱即主筋,沉即为肾,弱即为肝,汗出入水中,如水伤心,历节黄汗出①,故曰历节。

提要:形成历节病的内外因素。

词注:

①历节黄汗出:这里的黄汗,是历节病中的伴发症状,黄汗在痛处,故曰:"历节黄汗出。"它和黄汗的黄汗遍及全身不同。

笺注:肾主骨,脉沉为病在骨,肝主筋,故脉弱病在筋,由此可以看出,历节病的内因是肝肾不足。汗出入水中,汗为水气阻滞,郁而生湿热,湿热流注关节而疼痛,甚则出黄汗,所以叫历节,心主血脉,犹言伤心。

选注:

《医宗金鉴》寸口脉沉而弱,肝肾之气不足也。盖肝主筋、肾主骨,肝肾不足,筋骨痿缓,一为风寒湿邪所乘,即病筋骨关节交会之处,夫人汗出时,腠理开,风尚易入,况入水中浴,焉得不致寒耶!水伤心,心主汗,汗郁成湿,故风胜为历节,湿胜为黄汗出也。

五、趺阳①脉浮而滑,滑则谷气实,浮则汗自出。

提要:指出阳明谷气太过的人,感受风邪,容易汗出。

词注:

①趺阳:谓胃脉在足背上五寸间动脉处,是足阳明胃经的冲阳

穴。

笺注：从趺阳脉浮滑，知道胃脘中原有湿热之积，浮为风，滑为谷，气为病，由于胃中积酒谷湿热，内外合邪，风热外越，津气随之而汗自出于外也。

选注：

尤在泾：趺阳脉浮者风也，脉滑者谷气盛也，汗出于谷，而风性善泄，故汗自出。

六、少阴脉①浮而弱，弱则血不足，浮则为风，风血相搏，即疼痛如掣。

提要：少阴血虚，风邪袭之而发病历节疼痛。

词注：

①少阴脉：指肾脉，脉穴在内踝后根足上动脉中。即太溪穴。古法诊脉三部九候，本穴为九候之一，以审少阴之病。

笺注：少阴肾脉弱为肾之血气不足，而脉兼浮，必有风邪人之而耗其筋骨，筋骨失养而关节掣疼。

选注：

尤在泾：风血相搏者，少阴血虚而风复扰之，为疼痛如掣也。趺阳、少阴二条合看，知阳明谷气胜者，风入必与汗偕出，少阴血不足者，风人遂着而成病也。

七、盛人①脉涩小，短气，自汗出，历节痛，不可屈伸，此皆饮酒汗出当风所致。

提要：肥胖之人饮酒当风，可以形成历节病。

词注：

①盛人：指身体肥胖之人，这种人大多形盛于外而歉于内也。

笺注：肥盛之人，有余于外，不足以内，脉象涩小，外盛而内虚，再加饮酒当风，腠理疏松，风邪易入于伤骨，而病历节疼痛，或屈伸不利。

八、诸肢节疼痛，身体魁羸①，脚肿如脱②，头眩短气，温温欲

吐③,桂枝芍药知母汤主之。

提要:历节病形与治法。

词注:

①魁羸:患历节病的人身瘦而关节肿大。

②脚肿如脱:形容脚肿很厉害,如脱状。

③温温欲吐:泛泛欲吐之意。

笺注:风湿久久不去,关节疼痛,郁积化热,消铄肌肉而身瘦,脾失运化之职,湿热下注,脚肿如脱,胃中阳气亦不振,故而温温欲吐,头眩气短。痹证涉及上中下三焦,方用桂枝芍药知母汤以通阳行痹,祛风胜湿。

桂枝芍药知母汤方

桂枝四两,芍药三两,甘草二两,麻黄二两,生姜五两,白术五两,知母四两,防风四两,附子二两(炮)。

上九味,以水七升,煮汁二升,温服七合,日三服。

方解:

本方以附子为君,温阳逐湿,搜风散寒,通经止痛。臣以白术燥湿健脾,与附子相伍善止寒湿痹疼,麻黄、桂枝解表散寒,佐以防风疏风,芍药和营,以生姜助发散,和胃止呕,知母清热养阴,入温燥药中,祛湿而不伤阴,散寒而不助热,对风湿日久者,尚能缓急舒筋之效。

九、味酸则伤筋,筋伤则缓,名曰泄①。咸则伤骨,骨伤则痿,名曰枯②。枯泄相搏,名曰断泄③,营气不通,卫不独行,营卫俱微,三焦无所御,四属④断绝,身体羸瘦,独足肿大,黄汗出,胫冷,假令发热,便为历节也。

提要:指出过食酸咸亦为历节病之因之一。

词注:

①泄:肝主筋,味过酸则伤筋,筋伤则弛缓不收为泄。

②枯:肾主骨,味过咸则伤骨,骨伤则痿软为枯。

③断泄：犹言断绝之意。

④四属：指皮、肉、脂、髓，或四肢。

笺注：肝主筋，过多食酸则伤筋，肾主骨，过多食咸则伤骨。筋伤过者为"泄"，骨伤过之为"枯"，既泄且枯为之断泄，断泄者，水谷营卫之气馁，三焦失调，中阳不运，人体日益羸瘦，湿浊下注，足独肿大。水湿郁蒸则黄汗出，两胫不冷为历节，两胫冷者，则为黄汗。

十、病历节，不可屈伸，疼痛，乌头汤主之。

提要：寒湿历节的症状与治方。

笺注：风寒湿合成之痹为之历节病，证状偏重于寒湿，所以疼痛甚之，即内经所谓："寒气胜者为痛痹"。

选注：

尤在泾：此治寒湿历节之正法也，寒湿之邪，非麻黄乌头不能去，而病在历节，又非皮毛之邪可一汗而散者，故以黄芪之补，白芍之收，甘草之缓，牵制二物，俾得深入而去留邪。

十一、乌头汤方：治脚气疼痛，不可屈伸。

乌头汤

麻黄、芍药、黄芪各三两，甘草三两，川乌五枚（以蜜二升，煎取一升，即出乌头。）

上五味，咀四味，以水三升，煎取一升，去滓，内蜜煎中，更煎之，服七合，不知，尽服之。

方解：

张路玉：乌头善走入肝，逐风寒，故筋脉之急者，必乌头治之。然从蜜煎，取缓其性，使之留连筋骨以利其屈伸，且蜜之润，又可益血养筋兼制乌头燥热之毒。

十二、矾石汤：治脚气冲心。

矾石汤

矾石二两。

上一味，以浆水一斗五升，煎三五沸，浸脚，良。

方解：

尤在泾：脚气之病，湿伤于下而气冲于上，矾石味酸涩，性燥，能却水收湿解毒，毒解湿收，上冲自止。

综观上述三方，作如下归纳：

桂枝芍药知母汤证 ┤ 病因：风湿。
症状：肢节疼烦，脚肿如脱，头眩短气，温温欲吐。
作用：通阳行痹，祛风逐湿，和营止痛。

乌头汤证 ┤ 病因：寒湿。
症状：关节疼痛，不可屈伸。
作用：散寒止痛。

矾石汤 ┤ 病因：寒湿。
症状：脚气冲心。
作用：却水、收湿、解毒。

附方：

古今录验续命汤

治中风痱，身体不能自收持，口不能言，冒昧不知痛处，或拘急不得转侧。

麻黄、桂枝、当归、人参、石膏、干姜、甘草各三两，川芎一两，杏仁四十枚。

上九味，以水一斗，煮取四升，温服一升，当小汗，薄复脊，凭几坐，汗出则愈，不汗，更服，无所禁，勿当风。并治但伏不得卧，咳逆上气，面目浮肿。

附方：

千金三黄汤

治中风，手足拘急，百节疼痛，烦热，心乱，恶寒，经日不欲饮食。

麻黄五分，独活四分，细辛二分，黄芪二分，黄芩三分。

上五味，以水六升，煮取二升，分温三服，一服小汗，二服大汗，心热加大黄二分,腹满加枳实一枚,气逆加人参三分,悸加牡蛎三分,渴加栝蒌根三分,先有寒加附子一枚。

　　附方：

　　近效方术附汤

　　治风虚头重眩,苦极,不知食味,暖肌,补中,益精气。

　　白术二两,甘草一两,附子一枚半(炮去皮)。

　　上三味,剉,每五钱匕,姜五片,枣一枚,水盏半,煎七分,去滓,温服。

　　附方：

　　崔氏八味丸

　　治脚气上入,少腹不仁。

　　干地黄八两,山茱萸四两,山药四两,泽泻三两,茯苓三两,丹皮三两,桂枝一两,附子一两(炮)。

　　上八味,末之,炼蜜和丸,梧子大,酒下十五丸,日再服。

　　附方：

　　千金方越婢加术汤

　　治肉极(历节风气),热则身体津脱,腠理开,汗大泄,厉风气,下焦脚弱。

　　麻黄六两,石膏半斤,生姜三片,甘草二两,白术四两,大枣十五枚。

　　上六味,以水六升,先煮麻黄去沫,内诸药,煮取三升,分温三服,恶风加附子一枚炮。

结　语

　　中风病,有外风、内风之别。外风即风邪自外侵入,内风即痰火内动之风,前者属于真中风,后者属于类中风。内外之因,皆不可忽视,如重视外因而忽视内因,或强调内因而忽视外因,皆不够全面。灵枢百病始生篇说"风雨寒热不得虚,邪不能独伤人"是一个很好的例证。

历节病，虽有两方，即风湿、寒湿。桂枝芍药知母汤，属于风湿；乌头汤证 属于寒湿。桂枝芍药知母汤有发汗驱湿消肿止痛的作用，适应于急性历节；乌头汤有扶正、散寒、止痛的作用，适应于慢性历节。

血痹虚劳病脉证并治第六

一、问曰:血痹①病从何得之? 师曰:夫尊荣人②骨弱肌肤盛③,重因疲劳汗出④,卧不时动摇⑤,加被微风,遂得之。但以脉自微涩⑥,在寸口、关上小紧,宜针引阳气⑦,令脉和紧去则愈。

提要:指出血痹的成因,脉候与治法。

词注:

①血痹:因风邪侵入血分,而血滞于肌表,不得畅行,产生顽痹不仁证的一种病。

②尊荣人:不从劳力,专事享乐之人。

③骨弱肌肤盛:筋骨脆弱而肌肤丰满。

④重因疲劳汗出:重,有重复之意。疲劳,是因劳动而疲倦,这是尊贵荣人偶然疲劳,卫气不固而汗出。

⑤卧不时动摇:指睡眠时经常翻来覆去的动摇。

⑥脉自微涩:是脉微弱不流利的现象。微:是阳气不足。涩:为阴气阻涩,微涩是血痹本脉。

⑦针引阳气:阳气指卫气,是用针灸方法引动卫外作用,使正气得伸,而邪自去。

笺注:形乐则肌肉丰腴而筋骨脆弱,抗病能力薄弱,缺乏劳动,睡眠不佳,易以动摇,偶感风寒,血行不畅,滞于肌肤,而成血痹。脉微为阳气微,涩为血脉涩,紧为外受风寒,由于中病浅,紧脉见于寸口,对于这种血痹,宜用针刺方法或微灸方法,或推拿,或刮痧方法等等,使气引血行则病自愈。

血痹成因 { 内因——骨弱、肌肤盛。
外因 { 疲劳汗出,卧不时动摇 加被微风,遂得之 } 体虚受风,血不畅痹,于肌肉成之。

选注：

徐忠可：尊荣人素习安闲，膂力不举，故骨弱，膏粱故肌肤盛，又疲劳汗出，则气竭表虚，因而卧则神气不敛，或不时动摇而微风乘之，此时本气素弱，疲劳耗气，汗则阳气虚，卧则阳气伏，于是外之阳气不能闭固，荣气而转则摇动，风气虽微，如入空谷，乃风与血搏而得痹。

二、血痹①阴阳俱微，寸口关上微，尺中小紧，外证身体不仁②如风痹③状，黄芪桂枝五物汤主之。

提要：血痹重证之治法。

词注：

①阴阳俱微：指营卫二气不足。

②不仁：营气虚卫气不行，则为不仁，即指肌肉麻痹，不知痛痒。

③风痹：病名，肌肉麻痹并有疼痛盛的一种病状。

笺注：风痹证虽然也有血痹证的症状，但血痹证比较轻浅，所以"以针引阳"则愈，而风痹证比较严重，故须以黄芪桂枝五物汤以温阳行痹。此亦内经所谓：阴阳形气俱不足，勿刺以针，而调以甘药。

选注：

尤在泾：寸口关上微，尺中小紧，即阳不足而阴为痹之象，不仁者，肌体顽痹痛痒不觉，如风痹证而实非风也。黄芪桂枝五物汤，和营之滞，助卫之行，亦针引阳气之意，以脉阴阳俱微，故不针而可药，经所谓阴阳形气俱不足者，勿刺以针，而调以甘药。

黄芪桂枝五物汤方

黄芪三两，芍药三两，桂枝三两，生姜六两，大枣十二枚。

上五味，以水六升，煮取二升，温服七合，日三服。

方解：

黄芪桂枝五物汤，即桂枝汤去甘草倍生姜，加入黄芪为主药，是振奋阳气，促进血液运行的方剂。用黄芪固卫，芍药养营，桂枝通阳，生姜宣胃，大枣益脾，气行则血亦行，而痹证自愈。

三、夫男子平人^①,脉大^②为劳,极虚亦为劳^③。

提要:指虚劳病脉法提纲。

词注:

①男子平人:好像没有病的人一样。

②脉大:脉的形状非常宽大,但按之无力。

③劳:久病体力消耗比较严重的人。

笺注:脉象极虚是精气内损的现象。李文说:"盖大脉,劳脉之暴外者也,极虚者,劳脉之内衰者也。陈修园说:"此以大虚二脉,提示虚劳之大纲。"是有理由的,这主要由于大、虚二脉于虚劳证比较多见之故。但是虚劳病的脉象是复杂的,也绝不是局阻于这大、虚二种脉象所能概括。

选注:

尤在泾:阳气者,烦劳则张,故脉大,劳则气耗,故脉虚。

四、男子面色薄^①者,主渴及亡血^②,卒喘悸^③,脉浮者^④,里虚也。

提要:阴血虚的色脉及证候。

词注:

①面色薄:面色浮白而无神气。

②渴及亡血:阴虚津液不足而渴。亡血乃精血虚少。

③卒喘悸:突然气急心跳不安,阴血损耗为悸,气不摄纳为喘。

④脉浮者:精血夺于内,阳气浮于外者。

笺注:素问五脏生成篇指出:"心之合脉也,其荣色也"。血不荣面故晄白无神,阴虚而生内热;内热耗津而渴。面色无华之谓亡血,虚不纳气为喘,心营虚耗故悸,脉浮非外感,是大而无力,阴虚阳越,故说脉浮者为里虚也。

五、男子脉虚沉弦^①,无寒热^②,短气里急^③,小便不利,面色白,时目瞑,兼衄^④,少腹满,此为劳使之然。

提要:阴阳两虚之劳。

词注:

①脉虚沉弦:脉虚大,沉兼弦,气血两虚之象。

②无寒热:无外感之象。

③里急:下焦阳气不化,腹中拘急,小便不利。

④目瞑兼衄:时常眩晕鼻衄。

笺注:脉见虚沉弦之象,非外感,乃是阴阳两虚之形,气短、面白、眩晕、鼻衄,是上焦血虚;里急、少腹满,小便不利,乃下焦阳虚。皆因劳而得之。故曰:"此为劳使之然"。

选注:

《医宗金鉴》脉虚沉弦,阴阳俱不足也,无寒热,是阴阳虽不足而不相乘也,短气面白,时目瞑兼衄,乃上焦虚而血不荣也;里急小便不利,少腹满,乃下焦弱而气不行也。凡此脉证,皆因劳而病,故曰:"此为劳使然也"。

六、劳之为病,其脉浮大,手足烦①,春夏剧,秋冬差,阴寒②精自出,酸削不能行③。

提要:阴虚虚劳证与季节关系。

词注:

①手足烦:手足心烦热,即五心烦热之意。

②阴寒:前阴寒冷。

③酸削不能行:两腿 痛疲削,步履艰难。

笺注:阴虚阳浮,故见脉大,阴虚内热,故五心烦热,乃阴虚不能藏阳。春夏阳气外浮阴更虚,故病加重,秋冬阳气内藏,故病稍瘥。阴虚失守而失精,肾主骨,肾虚骨弱,故两腿酸痛,瘦削,不能行,此难经"骨痿不能起于床"之候。

七、男子脉浮弱而涩①,为无子,精气清冷。

提要:虚劳,阴阳两虚。

词注:

①脉浮弱而涩:脉举之而软,按之往来不流利。

笺注:真阳不足则脉浮而弱,精少血衰则脉涩,浮弱而涩,则为阴阳俱虚,故精气清冷而无子。

八、夫失精家①**少腹弦急**②**阴头寒**③**,目眩,发落,脉极虚芤迟,为清谷**④**亡血,失精。脉得诸芤动微紧,男子失精,女子梦交**⑤**,桂枝加龙骨牡蛎汤主之。**

提要:虚劳,阴阳两虚更虚之脉证。

词注:

①失精家:经常遗精之人。

②弦急:拘急之意。

③阴头寒:阴茎头冷。

④清谷:完谷不化。

⑤梦交:性交之梦。

笺注:经常遗精之人,阴虚及阳,故少腹弦急,阴头寒,精衰血少而目眩,发落。浮大无根,中空外实为之芤,迟为迟缓,皆阳虚血少也。这些脉象,多见于下利清谷、亡血、失精。失精家阴虚阳亦虚。内经言:"阴阳之要,阳密乃固",阳失阴守,形成肾心不交,方用桂枝龙牡汤,潜阳入阴,调和阴阳,阳能固,阴能守,精亦不泄。

桂枝加龙骨牡蛎汤方

桂枝、白芍、生姜各三两,甘草二两,大枣十二枚,龙骨三两,牡蛎三两。

上七味,以水七升,煮取三升,分温三服。

方解:

桂枝加龙牡汤,调和阴阳,潜阳入阴,桂枝汤调和阴阳,加龙骨牡蛎之收敛固涩,阳固阴守,则遗精自止。

天雄散:

天雄三两(炮),白术八两,桂枝六两,龙骨三两。

上四味,杵为散,酒调半钱匕,日三服,不知,稍增之。

尤在泾:此方为补阳摄阴之用。

九、男子平人,脉虚弱细微①者,喜盗汗②也。

提要:虚劳盗汗之证。

词注:

①脉虚弱细微:脉细软为细,脉动无力为微。

②盗汗:人睡后身上出汗。

笺注:外表正常无病,而脉细微,是阴阳俱不足之证,阳虚不固,阴虚不守,所以容易出盗汗。

十、人年五六十,其病脉大者,痹侠背行①,若肠鸣②,马刀侠瘿③者,皆为劳得之。

提要:指出脉大有风气和虚寒二种不同之病症。

词注:

①痹侠背行:指背部两旁麻木不仁感。

②肠鸣:肠中沥沥有声。

③马刀、侠瘿:马刀为蛤蛎之形,结核生于腋下。侠瘿:结核生颈旁,或称瘰疬。

笺注:人过五六十,其病脉大,按之无力,则为精气内衰,经脉失养,所以脊背有麻木的感觉。若腹中肠鸣的,这是脾气虚寒,运化失职所致。若患马刀、侠瘿,则为阴虚阳浮,而虚火上炎,与痰相搏而致病。以上三种病症,虽有虚寒虚热挟痰的不同,则皆为虚劳得之。

十一、脉沉小迟,名脱气①,其人疾行则喘喝②,手足逆寒,腹满,甚则溏泄③,食不消化也。

提要:虚劳,脾胃阳虚的脉证。

词注:

①脱气:胸中大气虚少,而喘。

②喘喝:气喘。

③溏泄:大便泄泻。

笺注:脾胃阳气不足,胸大气即宗气衰少,所以脉来沉,小而迟为脱气。

疾行而喘喝,气不足也。腹部胀满则阳衰,脾胃阳虚生寒,寒盛于外,故于足逆冷,寒盛于内,则腹满泄泻,饮食不能消化。

选注:

徐忠可:沉、小、迟三脉相并,是阳气全亏,气脱则躯乃空壳,急行则气竭而喘喝,四肢无阳而寒,腹中无阳而满,甚则胃虚极溏泄,脾虚极而食不化也。

十二、脉弦而大,弦则为减,大则为芤,减则为寒,芤则为虚,虚寒相搏,此名为革。妇人则半产漏下①,男子则亡血失精。

提要:精血亏损的虚劳脉象。

词注:

①半产漏下:半产即小产,漏下即下血淋漓不断,一为妇人非月经期下血;一为妇人怀孕期之下血。

笺注:原按云:"革脉是一种大如弦,按之中空形如鼓革的现象,实际上与芤脉相似,不过略有软硬之异,在临床上诊得此脉,往往在大失血之后才出现,故其主妇人半产漏下,男子亡血失精,由于失血后阴气大伤,阳气外浮,所以才出现芤脉。在治法上,应该补阳以摄阴,因为补阳才能摄阴,益气才能生血。作者恐后人倒果为因,反来补阴伤阳,所以特举出虚寒两字来解释芤减脉的意义,并以指示后人见到这种脉象,急宜采用温补法。"

十三、虚劳里急①,悸,衄,腹中痛,梦失精,四肢痠疼,手足烦热,咽干口燥,小建中汤主之。

提要:指出小建中汤证的应用。

词注:

①里急:腹中拘急。阳不与阴和,非阴盛所致。

笺注:阴阳本来是相互维系的,一旦失维,则易形成偏寒偏热之形。如阴虚而阳亢则易病悸衄,手足烦热,咽干口燥;阳虚则阴寒独盛而为里急,腹中痛,阴气虚损失守,则梦交失精。阳气不充则四肢酸痛。即用小建中汤来建立中气,平调阴阳。

选注:

程云来:里急腹中痛,四肢酸痛,手足烦热脾虚也。悸,心虚也。衄,肝虚也。失精,肾虚也。咽中干燥,肺虚也。此五脏皆虚,而土为万物之母,故先建其脾土,使营卫流引,则五脏不失权衡而中气斯建也。

小建中汤方

桂枝三两(去皮),甘草三两(炙),大枣十二枚,芍药六两,生姜三两,胶饴一升。

上六味,以水七升,煮取三升,去滓,内胶饴,更上微火消解,温服一升,日三服。

方解:

程云来:大枣甘草胶饴之甘,所以建中而缓诸急,通行卫气,必以辛,桂枝之辛,用以走表而通卫,收敛荣血者,必以酸、芍药之酸,用于走里而收营,营卫流通,五脏不失权衡,而中气斯建矣。

十四、虚劳里急,诸不足①,黄芪建中汤主之。

提要:黄芪建中汤的治法。

词注:

①诸不足:阴阳气血均不足。

笺注:阴阳亏虚为诸不足而腹痛里急为里气虚寒,甘缓以缓其急,温之以补其不足,黄芪建中者,调中气以缓急迫。

黄芪建中汤方

于小建中汤,加黄芪一两半,余依上法,气短胸满者加生姜,腹满者,去枣加茯苓一两半,及疗肺虚损不足,补气加半夏三两。

十五、虚劳腰痛,少腹拘急,小便不利者,八味肾气丸主之。

提要:虚劳肾阳不足的治法。

笺注:肾为水火之脏,肾阳不足,则腰痛,下焦寒水之气不化而少腹拘急,小便不利,八味肾气丸是阴阳两补之剂,补阴之虚,可以生气,补阳之弱,可以化水。

选注:

周禹载:腰者,肾之府,腰疼为肾气之虚寒可知,惟虚寒故少腹拘急,而膀胱之气亦不化也,苟非益火以助真阳以消阴翳,恐无以生土而水得泛溢,不至上凌君不止矣,主以八味,固补益先天之至要者也。

医案:水肿

张＊＊,女,55岁,1969年11月15日初诊。

初春患水肿,予实脾饮三剂,病却大半,继进三剂而病瘳。近来又患水肿,其子来索前方,药进三剂,寸效未显,再与前方,并嘱以法服之,三剂尽而效乃不显。当日令其来诊,症状亦同初春水肿,面浮,色苍暗,下肢肿甚,按之凹而不起,扪之冰冷,言语低怯,精神疲倦,不思纳谷,懒于动作,气息短促似喘,咳吐白沫痰涎,腰脊畏冷,酸痛,大便初头干燥,续自下利,小便短少,小腹拘急。化验结果尿蛋白(＋＋＋),肝功正常,脉来沉细,重若无,舌淡,苔白腻,后根色黑湿润。盖前六不效者,偏于治脾,今病偏在肾,拟金匮八味肾气(丸)加味,以温肾纳气,通阳利水,

处方:熟地30g,山萸肉30g,泽泻30g,云茯苓30g,炒山药20g,淡附子10g,肉桂6g,杏仁10g,麻黄6g,丹皮6g,车前子30g。

上十一味,以水三大碗,煮取一碗,药滓再煮,取汁一碗,日分二次温服。

二诊:11月18日。肾为水脏,得温,水气行而寒气散。三日来,小便增多,水肿消退近半,它病尚未起色。仍予前方加附子至15克,杜仲20克,菟丝子20克,砂仁6克,续进。

三诊:11月21日。真阳发动,大气沸腾,脏腑经俞,均得敷布,药后身得微微汗出,浮肿消退大半,下肢得温,喘息平,精气振,食有香味,腰脊畏冷亦减,大便已调,脉来冲和,黑苔已褪,病却大半,仍以原方减其制,一日一给,观其所以,以防釜中水涸,滋生它变。

处方:熟地30克,黄肉20克,泽泻15克,云苓20克,熟附子20克,杜仲20克,菟丝子20克。

上七味,水煮二遍,取汁二碗,日分二次温服。

四诊:11月22日。脉象较前有力,舌苔显褪,舌质红活,小便化验结果,尿蛋白(+),仍守上方续进。

五至六诊:11月29日,尿蛋白(一),诸症若失,予金匮肾气丸30丸,早晚各服一丸,以善其后。(取自《经方临证录》199页)

十六、虚劳诸不足,风气百疾①,薯蓣丸主之。

提要:阳虚气弱之劳,治疗应调补正气为主。

词注:

①风气百疾:风邪侵入人体,能引起多种疾病的症状出现。

笺注:虚劳者,百脉空虚,易召贼风侵害,内外俱病,人身元气在肺,元阳在肾,亏之难复。治法上,不得不赖后天水谷之气以资之,营卫气血来源于脾胃,气血不足,非饮食无以平复,薯蓣丸具有调理脾胃恢复虚劳之作用,虚之恢复,则风气自去。

薯蓣丸方

薯蓣三十分,当归、桂枝、干地黄、豆黄卷各十分,甘草二十八分,川芎、麦门冬、芍药、白术、杏仁各六分,人参七分,柴胡、桔梗、茯苓各五分,阿胶七分,干姜三分,白蔹二分,防风六分,大枣百枚(为膏)。

上二十一味,末之,炼蜜和丸,如弹子大,空腹酒服一丸,一百丸为剂。

方解:本方以薯蓣、甘草量大,专理脾胃,参、术、苓、干姜、豆黄卷、神曲、大枣益气除湿,当归、川芎、芍药、地黄、麦冬、阿胶养血滋阴,以柴胡桂枝、防风升邪散热,以杏仁、桔梗、白蔹下气开郁;脾胃调和,气血充盛,则风气自去。

十七、虚劳虚烦不得眠①,酸枣仁汤主之。

提要:阴虚内热,虚烦不眠的治疗。

词注：

①虚烦不得眠：心中郁而烦躁，卧而不得熟睡。

笺注：心主藏神，肝虚夹热，上扰神明，因而引发虚烦不得熟睡的症状。酸枣仁汤，有养阴清热，益血安神的效果。

选注：

李文：虚烦不得眠者，血虚内热而阴气不敛也，内经云：气行于阳，阳气满不得入于阴，阴气虚，故目不得瞑，酸枣仁汤，养血虚，而敛阴气也。

酸枣仁汤方

酸枣仁三升，甘草一两，知母二两，茯苓二两，川芎二两。

上五味，以水八升，煮酸枣仁得六升，内诸药，煮取三升，分温三服。

方解：

本方以枣仁、甘草、茯苓宁心安神，佐以知母清热润燥，川芎理血，总之养阴、清热、除烦，从而达到安眠的效果。

十八、五劳虚极羸瘦①，腹满不能饮食，食伤②、忧伤③、饮伤、房室伤④、饥伤⑤、劳伤⑥、经络营卫气伤，内有干血，肌肤甲错，两目黯黑。缓中补虚，大黄蟅虫丸主之。

提要：瘀血虚劳证状与治疗。

词注：

①虚极羸瘦：劳而正气虚极，人体消瘦。

②食伤：不正常的饮食。包括大饱。

③忧伤：思虑过度之伤。

④饮伤、房室伤：饮酒无度，房室夺精所伤。

⑤饥伤：过食辛辣、寒凉、苦涩之品。

⑥劳伤：思想大甚，也包括思虑劳神等。

笺注：羸瘦胀满不食，五劳之极之果，原因乃有过饱（食伤）、忧郁（忧伤）、暴饮（饮伤）、房事过度（房事夺精）或者过饥（饥伤），及

— 73 —

疲劳度(劳伤)等所形成。人体受到了这些原因的伤害,经络的营养和卫气受了影响,因而瘀血内停,则成干血。瘀血不去,新血不生,故而肌肤甲错,两目黯黑不华。此时,须用缓中补虚的方法。以大黄蛰虫丸去瘀生新,因瘀血去则新血生,营养自能恢复,这就是缓中补虚的意思。

选注:

喻嘉言:此世俗所称干血劳之良治也,血瘀于内,手足脉相失者宜之,兼入琼玉膏补润之药同用尤妙。

大黄蛰虫丸方:

大黄十分(蒸),黄芩二两,甘草三两,桃仁一升,杏仁一升,芍药四两,干地黄十两,干漆一两,䗪虫一升,水蛭百枚,蛴螬一斤,蛰虫半斤。

上十二味,末之,炼蜜和丸,小豆大,酒饮服五丸,日三服。

方解:

大黄 虫丸,丸以大黄、䗪虫、水蛭、蛴螬、蛰虫等虫类药物及干漆、桃仁以行血祛瘀。甘草、芍药、干地黄以补虚。黄芩清热,杏仁利气,酒以行药势……本方用于瘀血停积,元气未伤者,有很好的效果。

附方:

千金翼炙甘草汤

治虚劳不足,汗出而闷,脉结悸,行动如常,不出百日,危急者十一日死。

甘草四两(炙),桂枝、生姜各三两,麦门冬半升,麻仁半升,人参二两,阿胶二两,大枣三十枚,生地黄一斤。

上九味以酒七升,水八升,先煮八味,取三升,去滓,纳胶消尽,温服一升,日三服。

结　语

　　血痹与虚劳，二者皆是气血虚损之病。重点在论虚劳。血痹只有二条，可针刺与服药两种方法，药宜黄芪桂枝五物汤。

　　虚劳病可分阴虚、阳虚，或阴阳两虚，但病至后期，阴阳两虚者的症候比较多见，建中气为治疗原则。酸枣仁汤以养阴除烦；薯蓣丸以扶正祛邪；大黄䗪虫丸以去瘀生新，其余四方，如小建中汤、黄芪建中汤、桂枝加龙牡汤、八味肾气丸等，皆为甘温扶阳之剂。

肺痿肺痈咳嗽上气病脉证治第七

一、问曰：热在上焦者，因咳为肺痿①。肺痿之病，何从得之？师曰：或从汗出，或从呕吐，或从消渴②，小便利数，或从便难，又被快药下利，重亡津液，故得之。

曰：寸口脉数，其人咳，口中反有浊唾涎沫③者何？师曰：为肺痿之病。若口中辟辟④燥，咳即胸中隐隐痛，脉反滑数，此为肺痈，咳唾脓血。

脉数虚者为肺痿，数实者为肺痈⑤。

提要：指出肺痿与肺痈的鉴别。

词注：

①肺痿：肺脏津气枯弱，为如草木之萎而失荣。与肺劳则有别。

②消渴：渴饮无度之意。

③咳唾涎沫：浊唾是稠痰，涎沫是稀痰。

④辟辟：干燥无津之形象。

⑤肺痈：病名，咳吐脓血，脉滑数。

笺注：本文可以分四个段落来注解。自"问曰"至"故得之"为第一段落，是说肺痿病的原因，主要是重亡津液所致。再者从"寸口脉数"至"肺痿之病"为第二段落，是说明肺痿病的主要脉象以及症状。自"口中辟辟燥"至"咳吐脓血"为第三段落，是说明肺痈病的脉象以及症状。最后两句，是说明肺痿、肺痈不仅症状有所分别，而在脉诊上也有虚实之异。总之，肺痿之成因，不论燥热或湿热，甚至火热，原因都是"重亡津液"。肺痈成因，大多不外湿热或火热之邪所形成。

选注：

尤在泾：痿者萎也，如草木之萎而不荣，为津灼而肺焦也，痈者壅也,如土之壅而不通,为热聚而肺溃也,如其脉有虚实之不同,而数则一也。

二、问曰:病咳逆,脉之^①何以知此为肺痈? 当有脓血,吐之则死^②,其脉何类? 师曰:寸口脉微而数,微则为风,数则为热;微则汗出,数则恶寒。风中于卫,呼气不入^③;热过于营,吸而不出^④。风伤皮毛,热伤血脉。风舍于肺,其人则咳,口干喘满,咽燥不渴,多唾浊沫,时时振寒。热之所过,血为之凝滞,蓄结痈脓,吐如米粥。始萌可救,脓成则死。

提要:指出肺痈之始终。

词注:

①脉之:指诊脉而言。

②吐之则死:此句当活看。而今适当治疗,可活。

③风中于卫,呼气不入:风中于卫,病邪浅,尚能随呼气排出。

④热过于营,吸而不出:热过于营,病邪深,随着吸气而深入内部。

笺注:肺痈初,寸口是微且数,微乃风中于卫为风,风为阳邪,所以有自汗、发热、恶寒。如风与热邪发展到营血部分,血被热的重灼而凝滞,蒸结而成为肺痈,脓血吐出如米粥而腥臭。

肺痈形成 { 风中于卫——风伤皮毛→呼气不入

热过于荣 { 势伤血脉→吸而不出→热之所过,血为凝滞→蓄结痈脓

肺痈——脉 { 浮数——初起之脉

滑数——(数实)——已成之脉

肺痈证状 { 脓未成——恶寒,发热,汗出,口干喘满,咳吐浊沫,脉数,振寒。

已化脓——口中辟辟燥,胸中隐痛,吐脓血,如粥,腥臭。

三、上气^①面浮肿,肩息,其脉浮大^②,不治。又加利尤甚。

提要:咳嗽上气病的预后。

词注：

①上气：气息喘逆现象。

②肩息：气喘抬肩呼吸之现象。

脉浮大：浮大无力属于无根之脉。与越婢加半夏汤证的浮大有力不同。

笺注：咳嗽气喘而见面部浮肿，乃阳虚气浮，肩息是肾气衰竭，不能纳气，而阳气外越，故脉浮大无根，这病到了难治的现象，此时若再下利，阴气下脱，形成阴阳离决的局面，故更加危险。示意如下：

气上面浮肿——阳气衰微，气散于上 ⎫
肩息——肾不纳气，脉浮大虚阳外浮　⎬ 肺肾呼吸将绝
下利——阴气下脱，阳气上散——死。⎭

四、上气喘而躁①**者，属肺胀**②**，欲作风水**③**，发汗则愈。**

提要：肺胀一证，可发展成风水。

词注：

①躁：躁动不安。

②肺胀：病名，以肺气胀满为主证。

③风水：病名，水气病之一。

笺注：形成肺胀之因，由于风伤卫，内挟水饮，阻遏肺气上逆奔迫，故喘而烦躁。由于肺胀，不能通调水道，下输膀胱，水气泛滥于肌肤，有形成风水浮肿证状，此时治疗，应该使用汗法，故曰："发汗则愈。"

选注：

魏念庭：上气喘而躁者，此外感风邪，内积水气也。外风郁于表面而气不舒故喘，内水冲于心而气不下故躁，肺亦因之胀满，则胸膈可知，此风邪变热，携水湿上溯之证也。当发其汗以解表，风邪解散而表不郁则气舒不喘矣。汗出湿邪必随风邪俱解而里不冲矣，且气顺躁止而肺亦不胀也，师言欲作风水，风水邪除而病愈也，师所以明之发汗则愈，此上气之风郁水逆，病之轻者。

　　五、肺痿吐涎沫而不咳者，其人不渴，必遗尿，小便数，所以然者，以上虚①不能制下故也。此为肺中冷，必眩②，多涎唾，甘草干姜汤以温之。若服汤已渴者，属消渴。

　　提要：鉴别肺痿，肺中冷的症状与治法。

　　词注：

　　①上虚：指肺虚。

　　②眩：水饮症状之一，但也有不属水饮的眩。

　　笺注：肺痿应咳嗽吐涎沫，现在只吐涎沫而不咳，没有渴，可知本证属于虚寒性的肺中冷。上虚为肺虚，肺为水之上源，主行水，如肺阳不足，不能制约小便，定要发生遗尿，小便频数。眩由上虚，多涎唾，是上焦有寒，甘草干姜汤是甘辛合用温肺复气的方剂。如服药口渴，应作消渴论治。

　　选注：

　　尤在泾：此举肺痿之属虚冷者，以见病变之不同，以甘草干姜甘辛合用为温肺复气之剂，服后病不去而反加口渴者，即属消渴，盖小便数而渴为消渴，不渴者非下虚即肺冷也。

肺痿虚热证与肺中冷之鉴别

证名	虚热证	肺中冷
病因	虚火肺金被灼	肺中虚冷
证状	咳嗽吐浊、口燥	吐沫、不咳、遗尿、头眩
治法	生津润肺	温肺复气

甘草干姜汤方

甘草四两，干姜二两（炮）。

上口㕮咀，以水三升，煮取一升五合，去滓，分温再服。

方解：

本方为甘草、干姜两味组成，用甘草以补虚，干姜以散寒，甘辛合用,恢复阳气,是温肺复气之法。脾为肺之因,故用甘草重在补土,干姜重在温中,亦虚则补其母方法。丹波元简说:"此证虽言肺中冷,其源未尝不由胃阳虚乏"。

六、咳而上气,喉中水鸡①**声,射干麻黄汤主之。**

提要:寒饮郁肺的证治。

词注:

①水鸡:水鸡有多种说法。水鸡声,是形容喉间痰鸣声连连不断,好像水鸡的叫声。

笺注:寒饮郁于肺,肺气不宣,则咳而上气,喉中痰涎阻碍,气机不利,所以呼吸时有水鸡声。以射干麻黄汤散寒降气,祛痰开结。

选注:

张路玉:上气而作水鸡声,乃是痰碍其气,气触其痰,风寒入肺之一验,故于小青龙汤方中,除桂心之热,芍药之收,甘草之缓,而加射干、紫菀、款冬、大枣,专以麻黄细辛发表,射干五味下气,款冬、紫菀润燥,半夏、生姜开痰,四法萃于一方,分解其邪,大枣运行脾津以和药性也。

射干麻黄汤方

射干十三枚,麻黄四两,生姜四两,细辛三两,紫菀三两,款冬花三两,五味子半升,大枣七枚,半夏八枚(大者洗)。

上九味,以水一斗二升,先煮麻黄两沸,去上沫,内诸药,煮取三升,分温三服。

方解:

本方射干、麻黄,开肺郁痰结,生姜、细辛散寒行水,款冬花、半夏止咳化痰,大枣安中,五味配生姜、细辛,一收一敛,以收镇咳之效,本方治肺胀咳逆上气而痰多者。

七、咳逆上气,时时吐浊①**,但坐不得眠,皂荚丸主之。**

提要:指出浊痰壅肺的证治。

词注：

①时时吐浊：浊痰壅肺的意思。

笺注：频频吐出胶稠之浊痰，因咳嗽痰多，卧下则浊痰上壅而气逆更甚，所以只能坐不得卧，不得眠，必须用涤痰峻剂的皂荚丸予以治疗。

选注：

尤在泾：浊，浊痰也，时时吐浊者，肺中之痰随上气而出也。然痰虽出满不减，则其本有固而不发之势，不迅而扫之不去也，皂荚味辛，除痰之力最猛，饮以枣膏安其正也。

皂荚丸方

皂荚八两（刮去皮，用酥炙）

上一味，末之，蜜丸如梧子大，以枣膏和汤服三丸，日三夜一服。

方解：

皂荚辛入肺，除痰力大，枣膏调服以护胃气。总的作用是涤痰，应用于稠痰壅塞，咳逆上气，吐浊，不得卧。

八、咳而脉浮者，厚朴麻黄汤主之。

提要：饮邪在表肺胀证的治疗。

笺注：咳嗽而脉浮，乃表邪激动内饮，而内饮又上逆而咳，治宜解肌表以散寒邪，降上气之痰饮，以厚朴麻黄汤为主。

九、脉沉者，泽漆汤主之。

提要：饮邪偏里肺胀之治疗。

笺注：咳而脉沉，为水饮内积，饮邪上逆则咳，故以泽漆汤通阳逐饮，和胃降逆为主。

方解：厚朴麻黄汤、泽漆汤。

厚朴麻黄汤方

厚朴五两，麻黄四两，石膏如鸡子大，杏仁半升，半夏半升，干姜二两，细辛二两，小麦一升，五味子半升。

上九味，以水一斗二升，先煮小麦熟，去滓，内诸药煮取三升，温服一升,日三服。

方解:

本方即小青龙汤去桂、芍、草加厚朴、杏仁、小麦,小青龙汤加石膏,本为外有表证,内有水饮,且有烦躁而设,本方不用桂,可知表证不重,厚朴开胸中气郁,除湿平喘,石膏清热,小麦养心阴,杏仁止咳,其余麻黄、细辛开肺降逆,逐饮治喘,五味平喘,总之以逐饮化痰平喘。

泽漆汤方

半夏半升,紫参五两,泽漆三斤(以东流水五斗,煮取一斗五升),生姜五两,白前五两,甘草、黄芩、人参、桂枝各三两。

上九味,㕮咀,内泽漆汁中,煮取五升,温服五合,至夜尽。

方解:

本方以泽漆消痰逐饮,紫参利便,桂姜通阳散饮,白前降气平喘,半夏化饮,参、草健脾胃以利水,黄芩苦以泄邪,适应于水饮内结,上气咳嗽脉沉,或小便不利等。

厚朴麻黄汤与泽漆汤证的区别

证名	病机	证状	方剂用
厚朴麻黄汤证	饮邪上迫	咳上气满、烦、脉浮	逐饮降逆
泽漆汤证	水饮内结	上气、浮肿、便不利、脉沉	通阳逐水

十、大逆上气[①],咽喉不利,止逆下气者,麦门冬汤主之。

提要:胃中津液枯燥,虚火上炎的证治。

词注:

①大气上逆:“大”字,千金衍义及赵徐之本,俱作“火”字,与证相对。

笺注:肺胃之火气逆而上行,聚于咽喉而干燥,这种不利之因乃是由于胃中津液不及津枯液燥,虚火上炎,所以应用麦门冬汤滋养肺胃以降火逆之气。

麦门冬汤方

麦门冬七升,半夏一升,人参三两,甘草二两,粳米三合,大枣十二枚。

上六味,以水一斗二升,煮取六升,温服一升,日三夜一服。

方解:

魏念庭:火逆上气,挟热气冲也,咽喉不利,肺燥津干也,主治以麦门冬生津润燥,佐以半夏开其结聚,人参、甘草、粳米、大枣,概施补益于胃土,以资肺金之助,是为肺虚有热,津短者立法也,以所以予救乎肺虚而有热之痿也。

医案:

游＊＊,男,15岁,患支气管炎,久咳不止,口干咽燥,其家长曾疑为肺结核,经 X 线透视,心肺正常,膈肌平滑运动自如,饮食尚可,大便干燥,舌红无苔,脉虚而数。此肺胃阴液不足,虚火上炎所致,治以生津润燥,滋养肺胃,用《金匮》麦门冬汤,麦冬 12 克,沙参 15 克,甘草 6 克,大枣三枚,粳米 10 克,去半夏加桑叶,石斛、杷叶、冰糖、梨汁,服 5 剂,其咳遂止。取自《金匮要略浅述》123－124)

十一、肺痈,喘不得卧,葶苈大枣泻肺汤主之。

提要:论肺痈喘甚脓未成之治法。

笺注:本条仅用肺痈冠之,必赅上述脉证,今又喘而不能卧,说明风热实邪壅塞于肺,呼吸不利,气机受阻,喘咳交加,此属肺实气闭,此病初,则正胜邪实,脓尚未成,宜用峻剂开肺逐邪,治以葶苈大枣泻肺汤。

选注:

《金匮要略心典》肺痈喘不得卧,肺气被迫,亦已甚也,故须峻药顿服,以逐其邪。葶苈苦寒,入肺泄气闭,加大枣甘温以和药力,亦犹皂荚丸之饮以枣膏也。

葶苈大枣泻肺汤方

葶苈(熬令黄色,捣丸如弹子大),大枣十二枚。

上先以水三升,煮枣取二升,去枣,内葶苈,煮取一升,顿服。

方解:

本方乃葶苈大枣二药组成,葶苈苦寒,泄水平喘,治实证,佐以大枣,甘温健脾以缓和药力,与皂荚丸应用枣膏同,本方适应肺痈脓未成之证。

十二、咳而胸满,振寒①脉数,咽干②不渴,时出浊唾腥臭,久久吐脓如米粥者③,为肺痈,桔梗汤主之。

提要: 肺痈脓成之证治。

词注:

①振寒:阳郁于里之象。

②如米粥:吐出之脓,稠如米粥样。

③咽干:咽喉中辟辟燥象。

笔注: 风热郁肺,肺气不利故胸满,肺主皮毛,风热入肺,皮毛不固,故振寒,热在上焦,故脉数,由于肺热痈脓,故吐出浊唾腥臭,继则吐脓如米粥,此时肺痈已成,故不用泻肺攻利,而用桔梗汤以开提。

选注:

尤在泾:此条见证,具如前二条所云,乃肺痈之证也。此痈为风热所壅,故以桔梗开之,热聚则毒,甘草解之,而甘倍于苦,其力似乎太缓,意在痈脓以成,正伤毒溃之时,有非峻剂所可迫出也,故药不嫌轻耳。

桔梗汤方

桔梗一两,甘草二两。

上二味,以水三升,煮取一升,分温再服,则吐脓血也。

方解:

本方以桔梗,甘草二药组成,有祛痰排脓,解毒清热的作用,外台加地黄、当归、白术、败酱、桑白皮、薏米仁亦名桔梗汤,治肺痈经久不差,气血衰弱者,临床上值得采用。

十三、咳而上气,此为肺胀,其人喘,目如脱状①,脉浮大者,越婢加半夏汤主之。

提要:痰热郁肺的肺胀治法。

词注:

①目如脱状:指眼睛胀突有如脱出之状。

笺注:风热水饮之气,内结于肺,肺气逆上而咳,风热上壅太甚,故气喘而目脱,胸中为太阳表之里,肺胀邪实,故脉浮大,宜越婢汤以疏风散热,加半夏以散水气。

选注:

尤在泾:外邪内饮,填塞肺中,为胀、为喘、为咳而上气,越婢汤散邪之力多,而蠲饮之力少,故以半夏辅其未逮不用小青龙者,以脉浮且大,病属于阳热,故利辛寒,不利辛热也,目如脱状,壅气使然也。

越婢加半夏汤方

麻黄六两,石膏半斤,生姜三两,大枣十五枚,甘草二两,半夏半斤。

上六味,以水六升,先煮麻黄,去上沫,内诸药,煮取三升,分温三服。

方解:

本方以越婢汤清宣肺热,加半夏以蠲饮降逆,由于越婢汤疏邪热之力多而蠲饮之力少,故以半夏辅其不及。

十四、肺胀,咳而上气,烦躁而喘,脉浮者,心下有水①,小青龙加石膏汤主之。

提要:内有水饮,外有邪热的肺胀证治。

词注:

①心下有水:心下指胃,即胃中有饮。

笺注:外邪内饮,相互搏结,所以发生咳嗽上气而喘,烦躁是挟有热象,小青龙汤本为逐饮解表,本节有小青龙汤证,而又兼有烦躁,故加石膏以清内热。

小青龙加石膏汤方

麻黄、芍药、桂枝、细辛、甘草、干姜各三两,五味子、半夏各半升,石膏二两。

上九味,以水一斗,先煮麻黄,去上沫,内诸药,煮取三升。强人服一升,羸者减之,日三服,小儿服四合。

方解:

李文:心下有水气,麻黄发汗以泄于外,半夏姜辛温中以散水于内,芍药、五味收逆气而平肝,甘草益脾土以利水,加石膏除烦躁,兼能解肌出汗也。

十五、肺痈胸满胀,一身面目浮肿,鼻塞清涕出,不闻香臭酸辛,咳逆上气,喘鸣迫塞,葶苈大枣泻肺汤主之。

按:葶苈大枣泻肺汤,除本篇用于治肺痈外,而痰饮咳嗽篇又用于治支饮不得息,可知只要是外邪兼有水饮,在证候上表现面目浮肿、胸胀满、咳逆上气、喘鸣迫塞实证的,不论肺痈、支饮,皆能适用。

附方:

外台炙甘草汤

治肺痿涎唾多,心中温温液液者

按:温温液液——是泛泛欲吐之意。

方解:

徐忠可:肺痿证盖属津枯热燥,此方乃桂枝汤去芍药加参地阿胶麻仁麦冬也,不急于去热,而以生津润燥为主,盖虚回而津生,津生而热自化也,至桂枝乃热剂,而不嫌峻者,桂枝得甘草正所以行其热也。

千金甘草汤

甘草二两

上一味,以水三升,煮减半,分温三服。

按:原缺主疗及药量,方出千金肺痿门,主疗与外台炙甘草汤同,惟唾多下有出血二字,甘草用二两,外台同千金翼,名温液汤,用三两。

方解:

徐忠可:肺痿之热由于虚,则不可直攻,故以生甘草之甘寒频频呷之,热自渐化也,余妾曾病此,初时涎沫成碗,服过半月,痰少而愈,但最难吃,三四日内猝无捷效耳。

千金生姜甘草汤

治肺痿咳唾涎沫不止,咽燥而渴。

按:本方亦出千金肺痿门,大枣作十二枚。外台引集验主疗下注云:"一云不渴,"甘草二两炙,大枣十二枚,余并同,方后注云:仲景伤寒论、备急、范汪、千金、经心录同。

生姜五两,人参三两,甘草四两,大枣十五枚。

上四味,以水七升,煮取三升,分温三服。

方解:

喻嘉言:此方即从前甘草一味方中而广其法,以治肺痿,胃中津液上竭,肺燥已极,胸咽之间干枯无耐之证,以生姜之辛润,上行为君,合之人参、甘草、大枣,入胃而大生其津液,于以回枯泽槁、润咽快膈。

千金桂枝去芍药加皂荚汤

治肺痿吐涎沫。

桂枝三两,生姜三两,甘草二两,大枣十枚,皂荚一枚(去皮子,炙焦)。

上五味,以水七升,微微火煮取三升,分温三服。

方解:

沈明宗:用桂枝,嫌芍药酸收故去之,加皂荚利涎通窍,不令涎沫壅遏肺气而致喘痿,桂枝和调营卫,俾营卫宣行,则肺气振而涎沫止也。

外台桔梗白散

治咳而胸满,振寒,脉数,咽干不渴,时出浊唾腥臭,久久吐脓如米粥者,为肺痈。

桔梗、贝母各三分,巴豆一分(去皮熬,研如脂)

上三味为散,强人饮服半钱匕,羸者减之。病在膈上者吐脓血;膈下者泻出;若下多不止,饮冷水一杯则定。

方解:

沈明宗:以桔梗开提肺气,贝母清热而化痰涎,巴豆峻猛热剂,急破其脓,驱脓下出。

千金苇茎汤

治咳有微热,烦满,胸中甲错,是为肺痈。

苇茎二升,薏苡仁半升,桃仁五十枚,瓜瓣半升。

上四味,以水一斗,先煮苇茎得五升,去滓,内诸药,煮取二升,服一升,再服,当吐如脓。

方解:

尤在泾:此下热散结通瘀之力,而重不伤峻,缓不解懈,可以补桔梗汤,桔梗白散二方之偏,亦良法也。

王孟英:邹氏续疏云:苇茎形如肺管,甘凉清肺,且有节之物,生于水中能不为津液隔阂者,于津液隔阂而生患害者,尤能使之通行;苡仁色白味淡,气凉性降,秉秋金之全体,养肺气以肃清,凡湿热之邪客于肺者,非此不为功也。瓜瓣即冬瓜子,依于瓤内,瓤而溃烂,子能通泄,则其能于腐败之中自全生气,即等于气血凝败之中全人生气,故善治腹内结聚诸痈,而涤脓血浊痰也。桃仁入血分而通气,合而成剂,不仅为肺痈之妙药,竟可瘳肺痹之危疴。

本篇:肺胀与肺痈治疗简表

肺胀
　　射干麻黄汤证
　　　原因：寒饮郁肺。
　　　证状：咳而上气，有水鸡声，无表证。
　　　方剂作用：散寒开肺，化痰降逆。
　　厚朴麻黄汤证
　　　原因：饮邪上迫。
　　　证状：咳嗽上气脉浮、胸满。
　　　方剂作用：逐饮降逆。
　　越婢加半夏汤
　　　原因：饮热郁肺。
　　　证状：脉浮大，咳而上气，目脱。
　　　方剂作用：清热蠲饮。
　　小青龙加石膏汤
　　　原因：外寒内饮，饮重于热。
　　　证状：咳嗽上气，烦躁脉浮。
　　　方剂作用：解表逐饮。

肺痈
　　成因　风中于卫，热过于营。
　　证状　咳逆，口干喘满，咽燥不渴，多唾浊沫，振寒，脓如米粥，腥臭。
　　脉象　初起浮数，继则滑数。
　　治疗
　　　脓于成：喘不得卧——葶苈大枣泻肺汤。
　　　脓已成：浊唾腥臭，脓如粥——桔梗汤。
　　预后　始萌可救，脓成则死。

结　语

　　肺痿有虚热与虚寒两种病情，前者因咳为痿；后者不咳不渴，遗尿溲数，头眩多涎唾。前者以润肺养胃，并清虚火，可用麦门冬汤；后者宜温肺复气，可用甘草干姜汤。

　　肺痈可分初期与成脓期。前者多实证，治宜开泄肺气，用葶苈大枣泻肺汤；后者邪深毒重，宜排脓解毒，用桔梗汤。附方有千金苇茎汤，化痰清肺，未成脓与已成脓，均可应用，且疗效卓著。

　　咳嗽上气有邪正虚实之分。上气属虚者，有肺肾二种情况。前者如篇中第十条所述，为津伤虚火上炎，以致肺气上逆，治以麦门冬汤；后者如三条所述，为肾不摄纳，真气上脱之证。上气属实者，又有痰与饮之别。属于痰浊上壅者，治以涤痰去垢，用皂荚丸。属于饮者，由于外邪内敛、闭塞肺气，成为肺胀，又可分为外内皆寒与饮邪挟热两类。前者祛寒化饮治以辛温，如射干麻黄汤；后者祛邪蠲饮，辛凉与辛温并用，如越婢汤、厚朴麻黄汤、小青龙加石膏汤，而其间尚有饮与热偏轻偏重之分。至于水饮内停，又兼正虚而为咳嗽上气者，治当一面逐水，一面安正，泽漆汤一方，即为此而设。

奔豚气病脉证治第八

一、师曰:病有奔豚^①,有吐脓,有惊怖,有火邪,此四部病,皆从惊发得之^②。

提要:指出得奔豚气病的原因。

词注:

①奔豚:病名,奔或作贲,豚或作狪,其音义也都是相同,为一个发作性的疾病,是形容症状如豚之奔突故名。

②从惊发得之:所谓惊,在此不但是惊吓,或恐惧,而是包括怒、忧、思、悲、恐等情志病变在内。

笺注:本节所认四症,皆从惊发得之,但是篇中也只是论述了奔豚病的一症。至于吐脓、惊怖、火邪也并未能述及。《医宗金鉴》所谓"必有缺文"甚为符合。四症成因,统言惊发,未必尽然。临床发现出现奔豚者,也不一定都是惊恐而发。《奇经八脉考》所谓:气逆而里急及"少腹痛上抢心",都因冲脉循少腹上行的缘故,也可以称之为奔豚。而吐脓、火邪而引起的奔豚者,其现似属欠当。此亦后来再探。

选注:

尤在泾:奔豚具如下文,吐脓有咳与呕之别,其人惊得之旨未详。惊怖即惊恐,盖病从惊得,而惊气即为病气也。火邪见后惊悸篇及伤寒太阳病篇云"太阳病以火熏之,不得汗,其人必躁,到经不解,必圊血,名曰火邪",然未必然云从惊发也。惊悸篇云:"火邪者,桂枝去芍药加蜀漆龙骨牡蛎救逆汤主之"。此亦是由火邪而发惊,非因惊而发火邪也,即后奔豚证治三条,亦不必定从惊恐而得。盖是证有杂病,伤寒之异,从惊恐得之者杂病也,从发汗及烧针被寒者伤寒也,其吐脓火邪二病,仲景必别有谓,故阙之以俟知者。

二、师曰:奔豚病,从少腹起,上冲咽喉,发作欲死,复还止,皆从惊恐得之。

提要:奔豚气发作时主要症状。

笺注:奔豚是一种发作性的疾病,先以少腹结成瘕块而作痛,发作时自觉有气从少腹上冲心胸,此时病人苦闷欲死,形成这种证状的原因,是与冲脉"气逆里急"有关。这种证状与肝气挟冲脉向上冲逆,均可导致奔豚病的发生。

选注:

尤在泾:前云惊发,此兼言恐也,肾伤于恐,而奔豚为肾病也,豚,水畜也,肾,水脏也,肾气内动,上冲胸喉,如豚之奔,故名奔豚。亦有从肝病得者,以肾肝同处下焦,而其气并善上逆也。

三、奔豚气上冲胸,腹痛,往来寒热①,奔豚汤主之。

提要:肝气上逆所致奔豚气的证状与治疗。

词注:

①往来寒热:肝受邪,其气亦通于胆,少阳之气郁,亦可出现往来寒热之兼证。

笺注:气上冲于胸咽,谓奔豚之气从少腹冲脉之上冲,少腹指整个腹部为痛,但以少腹疼痛为甚,这里之疼痛,无不与肝有关。总之这里的症状是由肝火上逆所引起的奔豚,故用奔豚汤疏肝清热,降逆止疼。

选注:

魏念庭:上下升降无论邪正之气,未有不由少阳。少阳为阴阳之道路也,阴阳相搏则腹痛,气升则热,气降则寒,随奔豚之气作患也。

奔豚汤方

甘草、川芎、当归各二两,半夏四两,黄芩二两,生葛五两,芍药二两,生姜四两,甘李根白皮一升。

上九味,以水二斗,煮取五升,温服一升,日三夜一服。

方解：

徐忠可：此方合桂枝小柴胡二汤去桂去柴，以太少合病治法，解内外相合之客邪，肝气不调，而加辛温之芎归，热气上冲而加苦泄之生李葛根，不治奔豚，正所以深于治也。

奔豚成因 {
热性——由情志刺激，致肝郁化热，上冲而成奔豚——肝气奔豚。
寒性——汗后阳伤，肾脏水寒之气上冲，而发为——肾气奔豚。
}

奔豚汤表解：

甘李根白皮——清热降逆
黄芩、生葛——清热
生姜、半夏——降逆 } 疏肝清热
当归、川芎、芍药——和血止痛 } 降逆止痛
甘草——调和药性

医案：

奔豚证，仲景云惊恐得之，最为确实，余少时治七里岗石银记病，颇为有趣。其人为嗜赌之徒，一日在赌场，为官厅捉赌，石逾墙逃逸，数日后即发寒热，觉少腹有气上冲，疼痛发时即不认人，前医投行气止痛之剂不效，自分必死，急促求诊于余，余沉思良久，此"奔豚也"，投大剂奔豚汤，三剂而愈……（取自《湖北中医医案选集》第一集1114页）。

四、发汗后①，烧针令其汗，针处被寒②，核起而赤者，必发奔豚，气从少腹上至心，灸其核上各一壮③，与桂枝加桂汤主之。

提要：汗后感寒，阳虚阴乘而发奔豚气之证治。

词注：

①烧针：是针灸疗法上的一种方法，应用时先将毫针刺入患者应刺的穴位上，再用艾绒裹在针柄上以火点燃，依靠针体传热的作用，达到治愈疾病的目的，这种治疗方法也叫温针。

②针处被寒：使用烧针的部位，因不慎受了寒邪的侵害而发病。

③一壮：用艾绒做成艾卷（大小根据症状的不同而定）置于应灸的穴位上燃烧，每烧艾卷一只为一壮。

笔注：病在太阳，用解表之剂发汗，由于汗后病仍不解，复用温针之法逼其再汗，烧针后，针孔应当避寒，此因护理不周不慎，寒邪从针孔外侵，身起红肿硬块，形成果核，这一汗再汗，阳气重伤，卫气不固，又因汗为心液，汗多则心气必虚，心阳虚则下焦肾中阴寒之水邪得以上凌心阳，因而发为奔豚。治法：灸其核上各一壮，取其以助阳而驱寒，内服桂枝加桂汤，降冲散邪，固卫补中，此乃心阳虚，肾气上凌的奔豚气的治疗方法。

选注：

魏念庭：灸后以桂枝加桂汤主之，意在升阳散邪，固卫补中，所以为汗后感寒阳衰阴乘之奔豚立法也，与前条心动气弛，气结热聚之奔豚，源流大别也。

金鉴：烧针即温针也，烧针取汗亦汗法也，针处当避寒，若不知谨，外被寒袭，火郁脉中，血不流行，所以有结核肿赤之患也，夫温针取汗，其法亦为迅烈也，即针而营不奉行作解，必其人素寒阴盛也，故虽有温针之火，但发核赤，又被寒侵，故不但不解，反召阴邪，而加针之时，心即惊虚，所以肾水阴邪，得上凌心阳而发奔豚也。奔豚者，肾水阴邪之气，从少腹上冲于心，若豚之奔也，先灸核上各一壮者，外祛其寒邪，继与桂枝加桂汤者，内伐其肾邪也。

桂枝加桂汤方

桂枝五两，芍药三两，甘草二两（灸），生姜三两，大枣十二枚。

上五味，以水七升，微火煮取三升，去滓，温服一升。

方解：

桂枝加桂汤，即桂枝汤原方加桂枝二两，桂枝散外寒以降冲逆，芍药止腹痛，甘草、大枣和胃以缓急迫，生姜健胃降逆。凡奔豚之属于寒者，可用本方。

医案：

廉某某,女,37 岁,干部

脾肾素虚,经常面浮跗肿,五日前,夜半梦惊觉醒,心神恍惚,而作奔豚,少腹有气上冲胸咽,发作欲死,虽服西药中药,但均无效。仍每夜发作一次,并心悸、胸闷、头晕,畏冷,脉沉细,舌淡红、苔白薄,根部灰色而湿润。

辨证治疗:脉沉主里,沉细为脾肾阳虚,水气内停之征,梦惊神惚,损其心阳,以致水寒气逆,故发奔豚,治以温阳行水,佐以安神,方遵真武汤加味。

黑附子 9 克,茯苓 18 克,炒白术 12 克,肉桂 3 克,白芍 6 克,炒酸枣仁 12 克,生姜 3 片。

上药以水三杯,煮取 1 杯,药渣再煮,取汁一杯,1 日 2 次温服。

上方服一剂,当夜奔豚未发,继服 2 至 3 剂,奔豚亦未发作,患者颇以为喜,又按原方服 9 剂,心悸、头晕、畏冷等症均愈。面浮跗肿亦随之而愈。（取自《孙鲁川医案》64 页）

五、发汗后,脐下悸①者,欲作奔豚②,茯苓桂枝甘草大枣汤主之。

提要:论水饮欲作奔豚的证治。

词注:

①脐下悸:指肚脐以下有跳动之象。

②欲作奔豚:有将要发作奔豚气的预知。

笺注:汗后心阳不足,下焦水气偏盛,有上凌于心的趋势,故脐下悸动而欲作奔豚之状。本节仅脐下悸,未至上冲心胸,只是欲作之象,故用茯苓、桂枝、甘草、大枣汤以通阳行水,降逆冲,补土以缓急迫。

选注:

魏念庭:师又为发汗后脐下悸得立一法,此又予防奔豚之义也。

周杨俊:汗本心之液,发汗而脐下病悸者,心气虚而肾气动也。

茯苓桂枝甘草大枣汤方

茯苓半斤,甘草二两(炙),大枣十五枚,桂枝四两。

上四味,以甘澜水一斗,先煮茯苓,减二升,内诸药,煮取三升,去滓,温服一升,日三服。

方解：

茯苓——健脾利水

桂枝——通阳气,平冲

大枣

甘草——和脾缓急

通阳利水,补土降逆。

结　语

奔豚气归纳表

成因 {
由情志而发,致肝气化热上冲。
汗后阳虚(复感外寒或素有水气,致肾脏水寒之气上冲)
}

证治 {
肝气奔豚——气上冲胸,腹痛,往来寒热——奔豚汤
肾气奔豚 {
已发证——气从少腹上冲心,腹痛——桂枝加桂汤
欲作证——脐下悸——茯苓桂枝甘草大枣汤
}
}

胸痹心痛短气病脉证治第九

一、师曰:夫脉当取太过不及①,阳微阴弦②,即胸痹而痛③,所以然者,责其极虚④也。今阳虚知在上焦,所以胸痹、心痛者,以其阴弦故也。

提要:胸痹,心痛,由于阳虚阴盛所致。

词注:

①太过不及:脉盛过于正常;脉弱不及正常现象。

②阳微阴弦:阳浮取而微,主阳气不足。阴沉取而弦,主阴邪有余。

③胸痹而痛:而痛应作心痛。

④极虚:极乃疲意。

笺注:脉的太过与不及,乃衡量脉的强与弱,太过为病邪有余,不及为人身正气不足,寸部为阳,以候上焦胸中,尺为阴,诊候下焦腹部。阳微,指寸脉微,为上焦阳气不足,阴弦,指尺脉弦,为下焦阴气有余,上焦阳气虚,下焦阴气盛,下焦阴盛之邪上乘胸阳之位虚,所以就形成了胸痹心痛的证状。

选注:

赵以德:阳微在胸中气分上看,故曰阳微知在上焦,阴弦在阴脉上看,如阴寒之脉上干胸中气分则为胸痹,如阴气上乘于心,则为心痛也。

成因 { 阳微——胸中(上焦)阳气不足。
阴弦——下焦阴寒气盛。

二、平人①无寒热②,短气不足以息③者,实也。

提要:指出痰食中阻的里实证。

词注：

①平人：指健康之人。

②无寒热：无表证之寒与热。

③短气不足以息：伤寒明理论云：短气者，呼吸虽数而不能相续，似喘不抬肩，似呻吟而无痛者是也，不足一息，即指一呼一吸的时间较正常为短。

笺注：正常之人，突然发现胸痞气短或短促，呼吸不畅，而且又没有外感寒热之象，这是痰食中阻纯实无虚的症候。

本节的短气实证，可以使用枳实，厚朴，半夏等苦辛通降的方法进行治疗。

选注：

张路玉：上条是言不及，此条言太过也，平人盖言无内伤外感，而患短气不足以息者，当是胸中阳气窒塞，肾中阳气不得上通于胸中，故为实也。

李珥臣：上节言责其极虚为，此又云实何也。经云："邪气所凑，其气必虚，留而不去，其病为实"也。

三、胸痹之病，喘息①**咳唾，胸背痛，短气，寸口脉沉而迟，关上小紧数，栝蒌薤白白酒**②**汤主之。**

提要：论胸痹的典型证治。

词注：

①喘息：呼吸迫促，气不接续的意思。

②白酒：米酒初熟时，没有煮过，亦称醪糟。

笺注：本条是痰涎壅塞之象而气机阻碍，亦喘息咳唾为现，阳气痹阻而胸背短气。脉的迟数是脉的动态不是快慢。上焦阳微，寸口表现疲弱不前，因痰涎壅塞，阳气不舒，所以关上脉表现躁动不静。故用栝蒌薤白白酒汤通阳散结，豁痰下气。

选注：

周禹载：寒浊之邪，滞于上焦，则阻上下往来之气，塞其前后阴阳之位,遂令为喘息,为咳唾,为痛,为短气也。阴气凝结,阳气不复自舒,故脉沉迟见于寸口,理自然也。乃小紧数复显于关上者何也,邪之所聚自见小紧,而阴寒所积,正足以遏抑阳气,故反形数,然阳遏则从而通之,瓜蒌实是足以开结豁痰,得薤白白酒佐之,既辛散而复下达,则所痹之阳自通也。

栝蒌薤白白酒汤方

栝蒌一枚(捣),薤白半斤,白酒七升。

上三味,同煮,取二升,分温再服。

方解:

本方由栝蒌、薤白、白酒三味组成,以栝蒌开胸中痰结,薤白辛温以通阳气,白酒之气轻扬,能引药上行,合两药以开胸痹,其主要作用为通阳散结,豁痰下气,白酒是米酒初熟的酒。

医案:

周＊＊,男,25岁。社员。一九七四年八月二十一日。

发冷,发烧,右胸剧痛,咳嗽来门诊……诊断为渗出性胸膜炎,治用栝蒌薤白白酒汤。

栝蒌实50克,薤白20克。水煎后加白酒60克一小杯,早晚各服一杯,连服10剂痊愈。一个月后复查未见异常。(取自《吉林中医药》2-47-1981)

四、胸痹不得卧,心痛彻背①者,栝蒌薤白半夏汤主之。

提要:胸痹痰多,较上方为剧。

词注:

①心痛彻背:就是心痛牵引到后背,使背部亦感到疼痛的感觉。

笺注:胸痹的主证是喘息咳唾,胸背痛,现在由喘息咳唾而至于不得卧,心痛彻背,这是由于过多的痰涎壅塞胸中所致,故用栝蒌薤白白酒汤加半夏以涤痰逐饮。

选注:

赵以德:胸痹不得卧,心痛彻背者,以胸中痰垢积满,循脉而溢于背,背者,胸之府,故于前药量减薤白之秽浊,加半夏以祛痰积之痹逆。

栝蒌薤白半夏汤方

栝蒌一枚,薤白三两,半夏半斤,白酒一斗。

上四味,同煮,取四升,温服一升,日三服。

方解:

本方栝蒌薤白酒加半夏汤,乃因饮邪壅盛,加半夏逐饮降逆。

关于不得卧,前肺痿肺痈也有不得卧,现比较如下:

葶苈大枣泻肺汤证 $\begin{cases} \text{因风热郁结于肺} \\ \text{病变在肺,咳喘} \end{cases}$ 肺痈

皂荚丸证 $\begin{cases} \text{湿痰郁阻} \\ \text{频吐胶痰} \end{cases}$ 肺胀

栝蒌薤白半夏汤方 $\begin{cases} \text{胸阳不振,痰涎壅塞} \\ \text{胸中喘息咳唾,心痛彻背} \end{cases}$ 胸痹

五、胸痹心中痞[①],留气结在胸,胸满,胁下逆抢[②]心,枳实薤白桂枝汤主之;人参汤亦主之。

提要:胸痹病虚实不同治法。

词注:

①心中痞:说明病位较上。

②抢:相逆的方向为抢。

笺注:此节有一个虚实对比的证象,胸痹乃胸中阳气不布,寒饮羁留,痰结在胸所致,故用瓜蒌薤白桂枝枳实之类以通阳散结,如是中气虚寒除具有胸痹证外,必然要兼有倦怠少气,发音低微,脉沉细,四肢冷等,就须温补其阳以驱散寒饮,前者以祛邪安正,后者以扶正祛邪。

选注:

尤在泾:心中痞气,气痹而成痞也,胁下以抢心,气逆不降,以为心中之害也,因此二方者,一以祛邪之实,即以安正,一以养阳之

虚,即以逐阴,是在审其病之新久与气之虚实而决之。

枳实薤白桂枝汤方

枳实四枚,厚朴四两,薤白半两,桂枝一两,栝蒌实一枚(捣)。

上五味,以水五升,先煮枳实、厚朴,取二升,去滓,内诸药,煮数沸,分温三服。

方解:

陈灵石:枳实厚朴泻其痞满,行其留结,降其抢逆,得桂枝化其太阳之气,而胸中之滞塞自开,以此三药与薤白栝蒌之专疗胸痹者而同用之,亦去疾莫如尽之旨也。

人参汤方

人参、甘草、干姜、白术各三两。

上四味,以水八升,煮取三升,温服一升,日三服。

方解:

人参汤(即理中汤)用人参扶正气以治心下痞,干姜白术振奋阳气以化阴结,甘草以和诸药。从人参汤的作用来看,是治中气虚寒的症候,也就是除了有胸痹证状外,临床上还可以出现脉象沉细,四肢厥冷,倦怠少气,言语低怯等虚寒证候,只有在这样条件,才可以使用人参汤。如果单纯胸痹而没有虚寒证候的,就用枳实薤白桂枝汤。

六、胸痹,胸中气塞,短气,茯苓杏仁甘草汤主之;橘枳姜汤亦主之。

提要:胸痹轻证,气塞,短气的两种治法。

笺注:胸痹气塞或短气,乃水饮与积气阻于胸膈,可用茯苓杏仁甘草汤利水以降气,但也可以用橘枳姜汤予以治疗。前者是肺气为水饮所阻,故用利水降气;后者乃是先有积气而后有水停不化,故以利气以行水。

$$\left.\begin{matrix}气塞\\短气\end{matrix}\right\}病因\left\{\begin{matrix}水饮在胃\\水饮在肺\end{matrix}\right.\left.\begin{matrix}疏理胃气\\宣肺利水\end{matrix}\right\}方剂$$

> 橘枳姜汤
> 茯苓杏仁甘草汤

选注：

张路玉：夫短气不足一息者实也，故二方皆利气之剂，一以疏理肺气，一以疏理胃气也。

尤在泾：此亦气逆气闭之证，视前条为稍缓也，二方皆下气散结之剂，而有甘淡苦辛之异，亦在酌其强弱而用之。

茯苓杏仁甘草汤方

茯苓三两，杏仁五十个，甘草一两。

上三味，以水一斗，煮取五升，温服一升，日三服（不差，更服）。

茯苓杏仁甘草汤，以茯苓化水逐饮，杏仁利肺气，甘草和胃气，使中宫有权，肺气畅利，则水饮消，病自已。本汤除胸闷短气外，或可有小便不利者。

橘枳姜汤方

橘皮一斤，枳实三两，生姜半斤。

上三味，以水五升，煮取二升，分温再服。

方解：

橘枳姜汤，以橘皮理气，枳实泄满，生姜温胃利水，本汤证除胸痹、气塞、短气外，可能还有呕吐等症。

医案：

何＊＊，男，34岁。

主诉：咳嗽已五年，经中医西医久治不愈……中医认为"久咳"常用半夏露，麦金杏仁糖浆等，皆不效。细询咳虽久而并不剧，痰亦不多，其主要症状为入夜胸中气上冲至咽喉，呼吸作声，短气，胃脘胸胁及背部均有隐隐作痛，畏冷、纳差、脉迟而细，苔薄白，颇似《金匮》胸痹，胸中气塞，气短证，乃以橘枳姜加味治之。

处方：

橘皮四钱，麸枳实三钱，生姜五钱，姜半夏四钱，茯苓四钱。

二诊：

服药三剂后,诸症消退,胁背部痛亦止,惟胃脘尚有隐痛,再拟原方出入。

处方：

橘皮四钱,枳实三钱,生姜四钱,桂枝二钱,薤白三钱,全瓜蒌四钱。

三诊：五年宿疾,基本痊愈,痛亦缓解,再拟上方去薤、蒌、桂枝,加半夏,茯苓、甘草以善其后。(摘自《中医杂志》6－22－1964)

七、胸痹缓急①者,薏苡附子散主之。

提要：寒湿性胸痹的治疗方法。

词注：

①缓急：缓是缓解,急是急剧。

笺注：本节属于寒湿性胸痹,这种疼痛是阵发性的,主要是上焦阳痹,寒湿之邪为患,本证除遇寒冷发作外,还可能身痛、恶寒、肢冷或微肿,舌苔淡白等证。

选注：

周扬俊：胸痹缓急者,痹之急证也,寒饮上聚心膈,使阳气不达,危急为何如乎。

薏苡附子散方

薏苡仁十五两　大附子十枚(炮)

上二味,杵为散,服方寸匕,日三服。

方解：

本方以薏苡仁除湿下气,附子散寒开痹,总的作用是助阳化湿,行痹止痛。因为急而迫,故用散剂,取其药力厚而收效快。

八、心中痞①,诸逆②心悬痛③,桂枝生姜枳实汤主之。

提要：心痛轻证的辨证治疗。

词注：

①心中痞：指胃脘部分而言。

②诸逆：指胁下之气上逆而言。

③心悬痛：指心窝部分牵引疼痛。

笺注：关于心中痞的解释，本节之心中痞，根据程云来的看法：心中痞，即胸痹也。如与前节枳实薤白桂枝汤的心中痞结合起来，似指胃中气痞。

证候、病机与治法：由于本证之原因，为阴寒之邪上逆而胸阳不舒，所以有心中痞，诸逆心悬痛等证出现。用桂枝生姜枳实汤治疗，以取降逆、消痞、散饮。

选注：

金鉴：心中痞，即上条心中痞气也，诸逆、诸气上逆也，上条之逆，不过撞心而不痛，此条之逆，心悬而空痛，如空中悬物动摇而痛也，用桂枝生姜枳实汤，通阳气，破逆气，痛止痞开也。

桂枝生姜枳实汤方

桂枝三两，生姜三两，枳实五枚。

上三味，以水六升，煮取三升，分温三服。

方解：本方有桂枝生姜枳实三味组成，由于本节重心在胃，故用枳实消痞健胃，桂枝通阳降逆，生姜散寒行水。

九、心痛彻背，背痛彻心，乌头赤石脂丸主之。

提要：指出阴寒固结心痛的治疗。

笺注：心痛彻背，背痛彻心，为心与背互为牵连，阴寒极盛，痛不止，本方全为大辛大温以及固涩阳气的药物组成，目的在振奋阳气，峻逐阴邪。

选注：

尤在泾：心痛彻背，阴寒之气，遍满阳位，故前后牵引作痛。

金鉴：心痛彻背，背痛彻心，是连连痛而不止，则为阴寒邪甚，浸浸乎阳光欲熄，故以乌头赤石脂丸主之。方中乌头椒姜，一派大辛大热，别无他顾，峻逐阴邪而已。

乌头赤石脂丸方

蜀椒一两（一法二分），乌头一分（炮），附子半两（炮）（一法一分），干姜一两（一法一分），赤石脂一两（一法二分）。

上五味末之，蜜丸如梧子大，先食服一丸，日三服。不知，稍加服。

方解：

本证乃是阴寒极盛所致，故用乌、附、姜、椒大温之品峻逐阴邪，并用赤石脂固涩阳气。

素问·举痛论指出："寒气客于背俞之脉，则脉涩，脉涩即血虚，血虚则痛，其俞注于心，故相引而痛，按之则热气至，热气至，则痛止矣。"

选注：

李文：心痛在内而彻背，则内而达于外也，背痛在外而彻心，则外而入内矣，故有附子之温，而复用乌头之速讯，佐干姜行阳，大散其寒，佐蜀椒下气，大开其郁，恐过于大散大开，故复作赤石脂入心，以固涩而固阳气也。

九痛丸

治九种心痛。

附子三两（炮），生狼牙一两（炙香），巴豆一两（去皮心，熬，研如脂），人参、干姜、吴茱萸各一两。

上六味，末之，炼蜜丸如梧子大，酒下，强人初服三丸，日三服，弱者二丸。兼治卒中恶，腹胀痛，口不能言。又治连年积冷，流注心胸痛，并冷冲上气，落马坠车，血疾等，皆主之，忌口如常法。

方解：

程云来：九痛者，虽分九种，不外积聚，痰饮血结，虫注寒冷而成，附子巴豆，散寒冷而破坚积，狼牙吴茱萸杀虫注而除痰饮，干姜人参理中气而和胃，相将治九种之心痛，巴豆除邪杀鬼故治中恶腹中满，口不能言，连年积冷流注，心胸痛，冷气上冲，皆宜于辛热，辛热能行血破血，坠马落车，血凝血积者故并宜之。

结　语

胸痹心痛归纳表

- 成因——上焦阳虚,阴寒之邪上乘而胸阳痹塞。
- 证治
  - 胸痹
    - 主证——喘息咳唾,胸背痛短气——栝蒌薤白白酒汤。
    - 加减法
      - 加心痛彻　背不得卧——栝蒌薤白半夏汤。
      - 加心中痞气,胸满。
      - 胁下逆抢心
        - 实——枳实薤白桂枝汤。
        - 虚——人参汤。
    - 轻症
      - 水饮在肺,短气——茯苓杏仁甘草汤。
      - 水饮在胃,偏于气塞——橘枳姜汤。
    - 重症——疼痛剧烈,呈发作性——薏苡附子散。
  - 心痛
    - 心中痞,诸逆,心悬痛——桂枝生姜枳实汤。
    - 心痛彻背,背痛彻心——乌头赤石脂丸。

腹满寒疝宿食病脉证治第十

一、趺阳脉微弦①,法当腹满,不满者必便难,两胠②疼痛,此虚寒从下上也,当以温药服之。

提要:此虚寒性腹满脉因证治。

词注:

①趺阳脉微弦:肝木侮土之寒性。趺阳穴即足背阳明冲阳穴。

②胠:音区,指腋下。王冰注:胁上也。

笺注:趺阳脉,指足背部阳明经之冲阳穴,此脉微说明脾胃的阳气微弱。弦脉指肝气偏寒而侮脾胃。弦脉在此属寒,厥阴寒气挟胃上逆,因而出现腹满、胠痛。伤寒论太阴篇:"太阴为病腹满而吐,食不下",与此同意,肝气上逆,两胠为痛,而下疏失职,故见大便困难,肝、脾胃一派寒象,故当以辛温之药治之。

选注:

喻嘉言:趺阳脾胃之脉,而见微弦,为厥阴肝木所侵侮,其阴气横聚腹,法当胀满有加,设其不满,阴邪必转攻而上,决无清散之理。盖阴邪既聚,不温必不散。阴邪不散,则阴窍必不能通,故知其便难,势必逆攻二胁而致疼痛,较腹满更进一步也。虚寒之气从下而上,由腹而胠,才见一斑,温药服之,俾阴气仍从阴窍走散,而不致上攻则善矣。

趺阳脉 $\begin{cases} 微——脾胃阳虚 \\ 弦——属肝主寒 \end{cases}$ 厥寒气上逆 $\begin{cases} 腹满 \\ 两胠痛,便难 \end{cases}$ 温药治疗

二、病者腹满,按之不痛为虚①,痛者为实,可下之。舌黄②未下者,下之黄自去。

提要:以腹诊来鉴别虚实之证。

词注：

①不痛为虚：内无实邪瘀滞。

②舌黄：舌色黄，说明内郁实邪。

笺注：从腹诊上来辨别证候的一些虚实。凡是腹内有宿食或燥屎壅滞为患的，以手按之疼痛，乃属于实证腹满；内无实邪阻滞，以手按之不疼痛，乃属于虚证腹满。一般来说，实证腹满当下，虚证腹满当温。舌黄指舌苔，黄苔乃胃有虚热或实热的现象，如使用下法后，舌苔黄便自然消去。本节经文是以腹满和舌苔的情况来决定治疗方法。

选注：

魏念廷：无形之虚气作痞塞，则按无物，何痛之有，倘挟有形实物为患，如宿食在胃，疝气在少腹等是也，按之有物阻凝于脏之侧，焉有不痛者乎，此于按之痛痞以决其虚实之法也。再辨之于舌，舌白为寒，舌黄为热，腹满而舌黄，知其人邪实而盛也，更不必问其曾经下否，如已经攻下，尚当斟酌，必舌黄而未下者，乃可下之也，下所以下其热也，而黄因热结，热涤而黄去，气自消而满自愈矣。

$$腹满\begin{cases}虚证\begin{cases}腹诊——按之不痛\\舌诊——舌苔白滑\end{cases}宜温\\实证\begin{cases}腹诊——按之痛甚\\舌诊——干黄焦刺\end{cases}宜攻\end{cases}$$

三、腹满时减，复如故①**，此为寒，当与温药。**

提要：论虚寒腹满的证治。

词注：

①腹满时减，复如故：阳有时减，阴时而复，复如故也。

笺注：本条之满是为脾胃虚寒，《素问·异法方宜论》所云"脏寒生满病"即指此而言，因其时聚时散，故云"腹满时减"。又云：此为寒，即点明腹满时减，复如故，乃虚寒所致，故当以温药温中，理中汤或附子理中汤可随其证而治疗。

选注:

《金匮要略心典》:腹满不减者,实也。时减复如故者,腹中寒气得阳而暂开,得阴而复合也。此亦寒自内生,故曰"当与温药"。

$$
腹满\begin{cases} 寒证无形——寒气为病\begin{cases} 气聚则满 \\ 气散则减 \end{cases}时满时减 \\[2ex] 热证有形——宿食停滞\begin{cases} 实热内结 \\ 阻于胃肠 \end{cases}满而不减 \end{cases}
$$

四、病者萎黄①,燥而不渴②,胸中寒实,而利不止者,死。

提要:寒实内结,脏气下脱的危候。

词注:

①萎黄:肤色枯黄,黯淡无神的样子。

②燥而不渴:胸中寒实内结,但燥不渴,阴气胜,寒邪盛极之样子。

笺注:脾气败伤出现的色泽是萎黄,口不渴为里无热,无热而躁,是为阴躁,胸中寒实内结,脏气下脱,正虚邪实,故属死候。

选注:

曹颖甫:……仲景以为必死,然用大剂术,附以回阳,用去湿之赤石脂,禹余粮以止涩下焦,或以当救一二也。

$$
\left.\begin{array}{l} 痿(与萎同)黄——脾气衰败 \\ 躁——胸中寒实内结,阴气盛 \\ 不渴——里无热证 \\ 下利不止——中阳竭,脏气下脱 \end{array}\right\}不治证
$$

五、寸口脉弦,即胁下拘急而痛,其人啬啬①恶寒也。

提要:指出表里皆寒的腹痛。

词注:

①其人啬啬:形容其人怕冷之甚。

笺注:寸口主表,弦脉主寒主痛,寒邪在表,所以啬啬恶寒,寒邪入里,故胁下拘急而痛。

选注：

尤在泾：寸口脉弦，亦阴邪加阳之象，故胁下拘急而痛，而寒从外得与趺阳脉弦之两胠痛有别，故彼兼便难而此有恶寒也。

六、夫中寒家①，喜欠②，其人清涕出，发热色和者，善嚏。

提要：素体虚寒之人易打呵欠与新感而嚏不同。

词注：

①中寒家：读去声，素体虚弱之人。

②喜欠：即呵欠，阴阳相引故善欠。

笺注：中气虚寒之人，由于阳气不伸，故善打呵欠，假使其人鼻流清涕，发热而面色如常人，这是新感外邪，由于病尚浅，正气有驱邪外出之势，故善嚏。

七、中寒①，其人下利，以里虚也，欲嚏不能，此人肚中寒。

提要：里虚中寒证候。

词注：

①中寒："中"读去声。

笺注：中气虚弱之人，中寒之后，寒邪内犯太阴，里虚泄泻，更伤阳气，《灵枢·口问》篇云："阳气得利，满于心，出于鼻，故为嚏"，今下利伤阳，阴阳不和，不能驱邪外出，所以令人欲嚏不能。

八、夫瘦人①绕脐痛②，必有风冷③，谷气不行④，而反下之，其气必冲，不冲者，心下则痞也。

提要：里虚误下后的变证。

词注：

①瘦人：体质虚弱之人。

②绕脐痛：环脐周围作痛的人。

③必有风冷：是说必定受了风冷。

④谷气不行：即大便不通，乃腹中虚寒，消化传导失职。

笺注：瘦人即体质虚弱之人。绕脐痛，即感受了风冷，风寒入里而环脐作痛，同时也影响了肠胃的健运功能，因而消化传导失职,引起大便不通。此时当用温药治疗,若用苦寒攻下,则不仅风冷不去,反而更伤阳气,导致变证。

本节重点在"绕脐痛"和"谷气不行",因大便不通,容易被认为阳证、实证,"必有风冷"为着眼点。伤寒论阳明篇有病人不大便六七日绕脐痛,烦躁……一条,在症状上有其相似,但一虚一实,性质完全不同,本节治疗当用温药,如理中、四逆之类。

九、病腹满,发热十日,脉浮而数,饮食如故,厚朴七物汤主之。

提要:腹满兼表证的治疗。

笺注:病腹满,发热十日,不是先病腹满,而后发热;而是已发热十日,而后见腹满。

从本节所述的症状来看,表证很轻浅,而以里证为主。

厚朴七物汤,属表里双解,但也是七分在里,三分在表的方法。

腹满——里实积滞不化
发热脉浮而数——表未解,里化热 ⎫ 太阳阳明证
饮食如故——表示病变在里,在肠 ⎭

厚朴七物汤方

厚朴半斤,甘草三两,大黄三两,大枣十枚,枳实五枚,桂枝二两,生姜五两。

上七味,以水一斗,煮取四升,温服八合,日三服。呕者加半夏五合,下利去大黄,寒多者加生姜至半斤。

厚朴七物汤 ⎰ 厚朴三物——行气通便 ⎱ 表里双解
　　　　　 ⎱ 桂、甘、姜、枣——和营解肌 ⎰

方解:

张路玉:较之桂枝加大黄汤,多枳实而少芍药,以枳朴专泻壅滞之气,故用之。芍药专收耗散之阴,此腹但满而不病与阴血无予,故去之。

十、腹中寒气,雷鸣①切痛②,胸胁逆满,呕吐,附子粳米汤主之。

提要:指出寒性腹满痛的证治。

词注：

①雷鸣：形容肠鸣声大。

②切痛：腹中疼痛尤甚。

笺注：腹中雷鸣切痛，乃腹中寒邪盛而阳气不足所致。灵枢五邪篇："邪在脾胃阳气不足，阴气有余，则中寒肠鸣腹疼"。寒邪上逆，故胸胁胀满，并有呕吐，综合病情是中虚寒气纵横所致，故进以散寒降逆、温经定痛的附子粳米汤。

选注：

尤在泾：下焦浊阴之气，不特肆于阴部而且逆于阳位，中虚而堤防彻矣。故以附子扶阳驱阴，半夏降逆止呕，而尤赖粳米甘枣培令土厚而使敛阴气也。

附子粳米汤方

附子一枚(炮)，半夏半升，甘草一两，大枣十枚，粳米半升。

上五味，以水八升，煮米熟汤成，去滓，温服一升，三日服。

附子粳米汤 { 附子——温阳定痛　粳米、甘草、大枣——健脾和中　半夏——降逆止呕 } 散寒止呕，温经定痛。

十一、痛而闭①者，厚朴三物汤主之。

提要：腹满痛里实可下证。

词注：

①痛而闭：腹痛而大便不通。

笺注：腹满胀痛大便闭而不通，用厚朴三物汤治疗，此汤即小承气汤重用厚朴，其作用乃荡积而兼行气，可知此证是腑实内积，气滞不行，故腹部胀痛而大便不通。

选注：

尤在泾：痛而闭，六府之气不行也，厚朴三物汤与小承气同，但承气意在荡实，故君大黄，三物意在行气，故君厚朴。

厚朴三物汤方

厚朴八两,大黄四两,枳实五枚。

上三味,以水一斗二升,先煮二味,取五升,内大黄煮取三升,温服一升,以利为度。

方解:

本方先煮厚朴,枳实,取其大力行气,后内大黄,则在乎通便,主要作用气行通便。

十二、按之心下满痛者,此为实也,当下之,宜大柴胡汤。

提要:指出心下满痛的证候与治法。

笺注:腹满实邪有形,应当攻下,因为心下满痛,病位较高,邪之重点在少阳阳明,故不宜用大承气而宜大柴胡汤。

选注:

魏念廷:此为邪实而且夹热者言也,按之心下满痛,邪犹盛在上焦之阳分,即有便闭,故当大柴胡以两解。仲景亦述之伤寒论太阳篇矣,云:"伤寒十余日,热结在里者,与大柴胡汤主之"。宜下之而不用大承气乃出大柴胡者,正与伤寒论篇中所言相符也。

大柴胡汤方

柴胡半斤,黄芩三两,芍药三两,半夏半升(洗),枳实四枚(炙),大黄二两,大枣十二枚,生姜五两。

上八味,以水一斗二升,煮取六升,去滓,再煎,温服一升,日三服。

方解:

本方以柴胡、黄芩、芍药和解清热,半夏、生姜降逆,大黄、枳实行滞,大枣扶正,合用以解少阳、阳明二经之实邪。

十三、腹满不减,减不足言,当须下之,宜大承气汤。

提要:辨别里实当下。

笺注:腹满疼痛,是承气汤证根据之一,其满时减时增,本节之腹满,因有燥屎,本节属于实证,应当用下法为宜。

选注：

尤在泾：减不足言，谓虽减而不足云减，所以形其满之至也，故宜大下，以上三方，虽缓急不同，而攻泄则一，所谓中满者，泻之于内也。

十四、心胸中大寒痛，呕不能饮食，腹中寒，上冲皮起，出见有头足①，上下痛而不可触近，大建中汤主之。

提要：指出虚寒性腹中满痛的证治。

词注：

①上冲皮起出见有头足：腹中寒气攻冲，皮肤突起如头足样的块状物。

笺注：本证由于脾阳衰微，中焦寒盛，所以疼痛呕吐，不能饮食，由于寒气攻冲，故腹部时见实起有头足样的块状物，上下攻冲作痛，由于病势向外，故疼痛不可近。

本证以大建中汤，建立中气，温中散寒，中阳得运，则阴邪自散，诸证番退。

大建中汤方

蜀椒二合（去汗），干姜四两，人参二两。

上三味，以水四升，煮取二升，去滓，内胶饴一升，微火煎取一升半，分温再服；如一炊顷，可饮粥二升，后更服，当一日食糜，温覆之。

大建中汤 $\left\{\begin{array}{l}\text{蜀椒、干姜}\\\text{人参、饴糖}\end{array}\right\}$ 建中散寒

选注：

魏念廷：经云："阳气出于中焦，建立中气，气血调和，百脉能畅，诸证自愈。"

十五、胁下偏痛①，发热，其脉紧弦②，此寒也，以温药下之，宜大黄附子汤。

提要：指出胁下偏疼属于寒实的证治。

词注：

①胁下偏痛：胁下乃厥阴之位，寒邪在而痛甚。

②脉紧弦：弦为肝脉，紧为寒象。

笺注：病在胁下偏痛而偏于实，乃积于肝之区而寒实，一点阳邪郁于寒中，虽有发热，不是外感，脉紧弦仍属寒实，所以当用温下之法治之。

选注：

尤在泾：胁下偏痛而脉紧弦，阴寒成聚，偏着一处，虽有发热，亦是阳气被郁所致，是亦非温不能去其寒，非下不能去其结，故曰以温药下之。

大黄附子汤方

大黄三两，附子三枚（炮），细辛二两。

上三味，以水五升，煮取二升，分温三服 若强人煮取二升半，分温三服，服后如人行四五里，进一服。

大黄附子汤 { 附子——温经祛寒 大黄——泻下通便 细辛——散寒止痛 } 祛寒通便

十六、寒气厥逆①，赤丸主之。

提要：阴寒内聚而兼水邪上逆的证治与治疗。

词注：

①厥逆：四肢逆冷。

笺注：本节叙述太简，仅有四肢厥冷而逆的症状，以药测证，方中重用茯苓、半夏，兼用乌头、细辛，可知是胸中寒饮停积，阳气不布于四肢所致，因此用通阳散寒逐饮的方法进行治疗。

选注：

黄坤载：寒气厥逆，寒气在内手足厥冷也，四肢秉气于脾胃，寒水侮土，四肢失秉，是以厥逆，寒水上凌，心火渐败，是宜泄寒水而护心君，茯乌泄水而驱寒湿，辛夏降浊而下冲气，真朱保护心君而止疼痛也。

赤丸方

茯苓四两,乌头二两(炮),半夏四两(洗),细辛一两。

上四味,末之,内真朱为色,炼蜜丸如麻子大,先食酒饮下三丸,日再,夜一服,不知,稍增之,以知为度。

方解:

茯苓、半夏除饮降逆,乌头、细辛散寒止痛,真朱即朱砂,取其重镇下降之意。

十七、腹痛,脉弦而紧,弦则卫气不行①,即恶寒,紧则不欲食,邪正相搏,即为寒疝。

寒疝绕脐痛,若发则白汗②出,手足厥冷,其脉沉弦者,大乌头煎主之。

提要: 指出寒症之病因及脉证之治疗。

词注:

①弦则卫气不行:卫阳虚,失却卫外之职,故恶寒。

②白汗:疼痛太甚所迫而出冷汗。

笺注: 本节论述寒疝的病因,病理,指出腹痛脉见弦紧,内外寒邪与正气相搏为病,阴寒盛阳气弱,阳不行于外,故身上怕冷,阳气衰于内则不欲食,阴寒结而阳气不行,故腹部绕脐痛,由于疼痛过剧,因而白汗出,手足厥冷,此时脉弦紧而转沉弦,这说明疝痛已相当剧烈程度。治疗方法,专以破积散寒止痛的大乌头煎主之。

脉 { 弦——卫阳虚、不能卫外——恶寒
紧——寒盛内,脾胃阳衰——不欲食 } 邪正相搏——寒疝

大乌头煎方

乌头大者五枚(熬,去皮,不㕮咀)

上以水三升,煮取一升,去滓,内蜜二升,煎令水气尽,取二升,强人服七合,弱人服五合。不差,明日更服,不可一日再服。

方解：

寒疝宜温，故独取大热大毒的乌头以祛寒助阳，制白蜜以制乌头毒性，缓和疼痛，且能延长药效。方后云：强人服七合，弱人服五合，不可一日再服。可知本方药力峻烈，故以慎用。

按：乌头，千金作十五枚，外台同。蜜二升、千金、外台作二斤。以五枚，又作十五枚，用者当斟酌。

十八、寒疝腹中痛，及胁痛里急①者，当归生姜羊肉汤主之。

提要：指出寒疝血虚之治。

词注：

①胁痛里急：寒疝而兼血虚之证，故里急而痛。

笺注：此乃寒疝轻证，属于血虚，寒邪乘虚传入血分，所以腹胁痛而里急，用当归生姜羊肉汤温血散寒，羊肉补虚益血。亦《素问·阴阳应象大论》"形不足者，温之以气，精不足者，补之以味"也。又妇人产后腹痛，由于血虚者，亦可适用本方。

选注：

徐可忠：寒疝至腹痛胁亦痛，是腹胁皆寒气做主，无复界限，更加里急，是内之营血不足，致阳气不相荣，而敛急不舒，故以当归羊肉兼补兼温，而以生姜之散寒，然不用参而用羊肉，所谓"形不足者，补之味也"。

当归生姜羊肉汤方

当归三两，生姜五两，羊肉一斤。

上三味，以水八升，煮取三升，温服七合，日三服。若寒多者加生姜成一斤；痛多而呕者，加橘皮二两、白术一两。加生姜者，亦加水五升，煮取三升二合，服之。

方解：

当归、生姜温血散寒，羊肉补虚益血。本方亦应用于胁下及腹部有牵引性疼痛。此外亦适应于妇人产后血虚而寒的腹痛证。

此方应用也较为广泛，如《千金方》："治妇人寒疝，产后腹中绞痛"。《外台》引《小品方》"小品寒疝痛,腹中虚痛及诸胁痛里急,当归生姜等四味主之"。

医案:

1.产后腹痛

王某某,女,30 岁,平原 1978 年 3 月 16 日初诊。

1977 年春季,患少腹寒积,有时环脐作痛,方与当归、川芎、良姜、香附、草果、小茴香、乌药等温阳化滞之品,选服六剂,病去十之六七,因农忙而辍诊。去冬腊月又生一子,加之调护不周,少腹作疼迄未得愈,旬月以来,左少腹作痛,甚则环脐作痛,时轻时重,每每以热水袋温暖脐腹,尚觉舒适,否则夜不得眠。目下症见形瘦面苍,精神萎靡,乳水短少,心悸汗出,气短乏力,脉沉细,舌体淡瘦,苔薄白后根罩灰。据《金匮要略·腹满寒疝宿食病脉证治》等有大建中汤方,以疗"心胸中大寒痛",有乌头煎方以疗"环脐作痛"有当归生姜羊肉汤以疗"腹中痛及胁痛里急"诸方,再三揣,结合病者素有寒积,迁延越年不已,加之产后调护不周,已属气血两虚,几不可支,治尚气血双补,以治其本,再入行气止痛之品佐之,可望机转。

处方:当归 30 克,附子 10 克(先煎),甘草 15 克,鲜羊肉 180 克(切成薄片),生姜 60 克(切)。

上药以水六碗,先煎附子 20 分钟,后再加水两碗,纳诸药取汁两碗,日分两次温服。

翌日其夫来报,昨服药后,覆杯即吐,家妇从未吃过羊肉,是否与膻味有关。余思之良久,加橘皮 15 克,鲜山楂一枚,先清炖羊肉,去浮油及沫,再纳诸药同煮,服药时,先令其服两小口,10 分钟后若不吐再服。

3 月 20 日,其夫来云:尊嘱服药顺利,腹痛大减,汗止心安,原方再进三剂,煮服方法同上,观其所以再诊。

二诊:上方选服六剂,每日大便二三次,脐腹痛止,温暖舒适,精神面色好转,舌苔白薄罩灰显褪,脉来较前有力,宗"气主煦之,血主濡之"之意处方：

鲜羊肉 100 克，当归 30 克，生姜 30 克。

煮药及服药方法同上。

2. 产后腹中痛：

时某某，女，26 岁，故城，农民，1978 年 8 月 19 日初诊。

产后二月，气血未复，少腹经常隐隐作痛，身体羸瘦，乳水几无。询其以往治疗，患者出示所服药单，一以胶艾四物汤加减，一以逍遥散加减，断断服药 20 余剂，腹痛减而未痊。目前症见少腹绵绵作痛，面色苍白，形体憔悴，精神萎靡不振，不欲饮食，周身畏冷，下午时有轻微潮热，面热等感。脉弦按之无力，舌质瘦小，有白薄苔。《金匮要略·妇人产后病脉证治》指出："产后腹中疗痛，当归生姜羊肉汤主之"审其症，已显轻度潮红面热之征，是以该病将入劳门矣！急以《金匮》法治之。

处方：当归 30 克，生姜 30 克，何首乌 30 克，鲜羊肉 150 克（切碎）

上药以水五大碗，煮取二碗，药滓再以水三碗，煮取一碗，日分三次温服，药滓中之羊肉捡出，另以清酱加水炖食之。

二诊：9 月 2 日，上方断续服 12 剂，腹中疗痛痊愈，潮热已除，上方既见效果，为巩固疗效，仍以上方迭进，冀望气血早复乃幸。

处方：当归 20 克，生姜 20 克，党参 10 克，鲜羊肉 250 克，隔日服药一剂。

三诊：9 月 26 日。身体逐渐壮实，饮食增加，乳汁已大大增多。后宗《医彻》："寒者热之，大半即安，继以调和，此机之从权者也"。嘱停药以食养尽之，避寒就温，如有他变再商。

按：案一王姓，素有少腹冷痛之疾，又逢产后调护失节，以致气血两虚，几不可支，形体消瘦，乳汁减少，此一派虚羸之形，治者以当归生姜羊肉汤加味，气血双补，以治其本，方中加附子一味，用之温经回阳，一则温下焦久蓄之冷疾，一则借附子有"温通十二经俞"

之功,以振奋周身之阳气,初服即吐,加橘皮而止,因橘皮有去膻之功,大病将瘥,治者仍以当归生姜羊肉汤缓缓调之,由此可见守方之重要。

案二时姓,产后腹中疠痛,以致身体羸瘦,食无馨味,尤其是下午已显轻之潮热,大有虚而入劳之虞,治者以血肉有情之品,当归生姜羊肉汤更佐首乌一药,养血补血,腹中 痛止,潮热除,治者再加党参以大补气血,病人坦途,治者以防试补太过,嘱以"食养尽之"以善其后。(取自《经方临证录》第140页至147页)

十九、寒疝,腹中痛,逆冷,手足不仁,若身疼痛,灸刺诸药不能治,抵当乌头桂枝汤主之。

提要:寒疝兼有表证的证治。

笺注:腹痛是寒疝的主要症状,由于寒气内结所致,阳气大衰,不能达于四肢,故手足逆冷,寒冷之极,则手足麻痹不仁,身体疼痛是寒邪痹阻肌表,营卫不和之故。病为内外皆寒,表里兼病,就不是单纯解表或温里以及针刺之法所奏效,故以乌头桂枝汤两解表里寒邪。方中乌头祛寒止痛,桂枝汤调和营卫以解表寒,药后如醉状或呕吐,是药已中病的"瞑眩"反应。但不是人人如此。如发现中毒现象,应加速处理,以免延误病机。

选注:

徐忠可:起于寒疝腹痛而主逆冷,手足不仁,是阳气大痹,加以身痛,荣卫不和,更灸刺诸药不能治,是或攻其内,或攻其外,邪气牵制不服,故以乌头攻寒为主,而合桂枝汤以和营卫,所谓七分治里,三分治表也。如醉状,则营卫得温而气胜,故曰知,得吐则阴邪不为阳所容,故上冲而为中病。

乌头桂枝汤方

乌头

上一味,以蜜二斤,煎减半,去滓,以桂枝汤五合解之,得一升后,初服二合,不知即服三合,又不知,复加至五合。其知者,如醉状,得吐者,为中病。

桂枝汤方

桂枝三两(去皮),芍药三两(炙),甘草二两,生姜三两,大枣十二枚。

上五味剉,以水七升,微火煮取三升,去滓。

二十、其脉数而紧乃弦①**,状如弓弦,按之不移。脉数弦**②**者,当下其寒;脉紧大而迟者**③**,必心下坚;脉大而紧者,阳中有阴,可下之。**

提要:指出寒实当下的脉候。

词注:

①脉数而紧乃弦:脉数而紧乃弦之状,弦脉是端直而指下挺硬之象,二者相类似。

②脉数弦者,当下其寒:数为邪盛当下,弦为阴寒当温,当下其寒是指温下法。

③脉紧大而迟:紧迟为寒属阴,大为邪盛,属阳,是阳中有阴的脉象。

笺注:这里主要说明一种脉象可以出现于多种不同性质的疾病,必结合证候和兼见脉象去分析问题。

"状如弓弦,按之不移"是形容数与紧相合的弦脉状态。一般来说数与大为阳脉,弦、紧、迟为阴脉,如数中带弦,为大而兼紧或兼迟,而且证兼"心下坚"的,如此,则数与大主邪盛,紧、弦、迟主内寒,这是"阳中有阴"寒实证的脉象,当用温下法去治疗。

附方:

1.外台乌头汤,治寒疝腹中绞痛,贼风入攻五脏,拘急不得转侧,发作有时,使人阴缩,手足厥逆。

2.外台柴胡桂枝汤方,治心腹卒中痛者。

柴胡四两,茯苓、人参、芍药、桂枝、生姜各一两半。甘草一两,半夏二合半,大枣6枚。

上九味,以水六升,煮取三升,温服一升日三服。

3.外台走马汤,治中恶、心痛、腹胀,大便不通。

杏仁二枚,巴豆二枚(去皮心,熬)

上二味,以绵缠捶令碎,热汤二合,捻取白汗,饮之,当下,老小量之,通治飞尸鬼击病。

二十一、问曰:人病有宿食,何以别之?师曰:寸口脉浮而大,按之反涩,尺中亦微而涩,故知有宿食,大承气汤主之。

提要:从脉象的变化测知宿食,并指出证治。

笺注:宿食由于饮食不节,食积不化,滞于中焦,故脉浮大而涩,尺中亦涩。浮大为阳明脉,涩是肠胃食滞,此处之涩,是涩而有力,所以用大承气汤荡积为主。

选注:

金鉴:宿食病即今之伤食病也,谓食隔宿不化也。人病腹满而痛,何以别之为宿食也,寸口脉浮而大,按之反涩,谓按之且大且涩且有力也,关上尺亦然,大涩有力为实而不利,故知有宿食也,当下之宜大承气汤。

二十二、脉数而滑者,实也,此有宿食,下之愈,宜大承气汤。

提要:指出宿 食的脉象与治法。

笺注:实热在胃腑而有宿食瘀滞,所以脉来滑数。

二十三、下利不欲食者,有宿食也,当下之,宜大承气汤。

提要:有宿食而下利的治法。

笺注:伤食恶食,故不欲食,与不能食的虚证有别,仍可以用大承气汤,顺其病机而攻逐之。

二十四、宿食在上脘,当吐之,宜瓜蒂散。

提要:宿食在上者,宜吐法治之。

笺注:经云:"其高者,因而越之",所谓"在上者宜吐,在中者宜消,在下者宜下"。饮食过量积而不化,在上者,温温欲吐者,可以引为吐法,宜用消积化食之药如山楂、槟榔等药亦可,不宜用大承气以攻之。

瓜蒂散方

瓜蒂一分(熬黄),赤小豆一分(煮)。

上二味,杵为散,以香豉七合煮其汁,和散一钱匕,温服之,不吐者少加之,以快吐为度。

二十五、脉紧如转索无常者,有宿食也。

提要:进一步言宿食之脉象。

笺注:其脉无常,紧脉兼有滑象,或乍紧乍不紧,而如绳索之转动之象,属于宿食不化,停滞于中所引起脉象,此节又当与瓜蒂散条互参为宜。

选注:

尤在泾:脉紧如转索无常者,紧中兼有滑象,不似风寒外感紧而带弦也,故寒气所束者紧而不移,食气所发者乍紧乍滑,此以指转索之状,故曰无常。

二十六、脉紧,头痛风寒者,腹中有宿食不化也。

提要:内有宿食,外有外感,合而为病。

笺注:风寒之脉紧在左手,宿食之紧脉在右手,在左在右之象,当细而观之。在临床上讲,一般情况下当先有食滞而后有外感,食积在里,营卫之气不畅通,易于再引发卫气受邪而引发之。

小　结

腹满、寒疝、宿食列表归纳如下:

腹满症 {
　成因——燥屎内结,或宿食不化
　证治 {
　　里实证 {
　　　腹痛便秘——厚朴三物汤
　　　腹满不减——大承气汤
　　}
　　表里兼证 {
　　　腹满、发热、脉浮数、饮食如故——厚朴七物汤
　　　心下满痛、往来寒热、脉弦便秘——大柴胡汤
　　}
　}
　治疗注意——阳虚受风、绕脐痛、便秘——大柴胡汤
　预后——肤色枯黄,胸中寒实,燥,下利不止,死
}

总的成因——阳微阴盛,邪正相搏

寒实内结:胁下偏痛,脉弦紧——大黄附子汤——温下寒积

脾胃阳虚:雷鸣切痛,胸胁逆满,呕吐甚——附子粳米汤
——散寒止呕止吐。

脾阳衰微:心胸中大寒痛,呕不能饮食,上冲皮起,出见有
头足,上下痛,不可触近——大建中汤——
温中散寒。

血虚而寒:腹中痛,胁痛里急——当归生姜羊肉汤
——温补散寒。

阴寒内结:绕脐痛,白汗出,手足厥冷,脉沉紧——
大乌头煎——驱寒止痛。

表里皆寒:腹中痛,逆冷,手足不仁,身疼痛——乌头桂枝汤
——表里兼治。

宿食在上——宿食在上脘,当吐之,宜瓜蒂散。

宿食在下
①寸口脉浮而大,按之反涩,尺中亦微而涩
——大承气汤主之。
②脉微而滑者……下之愈——宜大承气汤。
③下利不欲食者,当下之宜大承气汤。
④脉紧如转索无常者。
⑤脉紧、头痛、风寒,腹中宿食不化。

（寒疝 · 证治）

结　语

腹满、寒疝、宿食,三者都有腹满与疼能证状出现。所以都在
一篇讨论。

腹满者,呈阳性、实证者,病属阳明;呈阴证、虚证者,属于太
阴,这就是"实则阳明,虚则太阴"之意。

腹满是以腹部胀满为主,寒疝以腹中疼痛为主。如厚朴七物
汤证,厚朴三物汤证,大柴胡证,大承气汤证等,都属于实证腹满,

大黄附子汤证，附子粳米汤证，大建中汤证，则属于寒疝。惟大黄附子汤证，则属寒实可下证；当归生姜羊肉汤，则为寒疝范畴内的轻证。大乌头煎证，乌头桂枝汤证，则为发作性寒疝重证。

宿食亦属胃肠疾患，本篇指出宿食在上当用吐法，在下当用下法。后世医家对宿食在胃者，补出消导一法，有其发展的一面。

五脏风寒积聚病脉证并治第十一

一、肺中风者,口燥而喘,身运而重①,冒②而肿胀。

提要:肺中风的症候。

词注:

①身运而重:即眩晕而身重浊。

②冒:昏而眩晕,神志不清。

笺注:风者,阳邪也,风中于肺,津液被灼而口燥,风热伤肺,肺气不利而喘,肺郁不能外达,故身运而重。肺失通调水道之功,清阳不升,浊阴下降,所以身体肿胀而又眩晕,神志不清。

证候与病机 { 口燥而喘——热灼肺津,气机不利。
身运而重——大气受伤,肺失治节。
冒而肿胀——清阳不升,浊阴上冒。

选注:

尤在泾:肺中风者,津结而气壅,津结则不上潮而口燥,气壅则气不下而喘也,身运而重者,肺在上,治节一身,肺受风邪,大气则伤,故身欲动而弥觉其重也。冒者,清肃失降,浊气反上而蒙冒也。肺胀者,输化无权,水聚而气停也。

二、肺中寒,吐浊涕①。

提要:此肺中寒之证状。

词注:

①吐浊涕:吐出像鼻涕一样的混浊痰涎。

笺注:肺中寒则胸中阳不布,津液凝滞,故吐出浊涕。《素问·宣明五气篇》曰:"肺为涕"。阴阳应象大论曰:"寒气生浊,故肺中寒,吐浊涕"。

选注：

李文：五液入肺为涕，肺合皮毛，开窍于鼻，寒邪从皮毛而入于肺，则肺窍不利鼻塞，涕唾浊涎，壅遏不通，吐出于口也。

三、肺死脏，浮之①虚，按之②弱如葱叶，下无根者，死。

提要：指出肺死脏之脉候。

词注：

①浮之：为轻按之意。

②按之：为重按之意。

死：当活看，即危重之象，当急治之。

笺注：由于肺脏真气涣散，阳浮于上，阴弱于下，故脉轻按则虚，重按弱如葱叶，中空无根，此则肺气将绝之象，故主危重，内经曰："真脏脉见者死"。

选注：

尤在泾：肺死脏者，肺将死而真脏之脉见也，浮之虚，按之弱如葱叶者，沈氏所谓有浮上之气，而无下翕之阴也。内经云：真肺脉至，大而虚如以毛羽中人之肤，亦浮虚中空而下复无根之象尔。

四、肝中风者，头目瞤①，两胁痛，行常伛②，令人嗜甘③。

提要：指出肝中风的症候。

词注：

①头目瞤：指头目部瞤动，肌内牵动不安。

②行常伛：伛音予。即驼背而行走。

③嗜甘：病人喜欢吃甜的食物。

笺注：厥阴肝经，上至巅，开窍于目，风中于厥阴肝，风动甚，故目瞤，肝脉布于两胁，风甚则筋脉拘急而横逆，故两胁痛。肝主春，风中于肝，则生气委和，故行常伛。肝苦急，急食以缓之，此时肝急，故欲喜食甘味。

证候与病机 {
　　头目瞷——风热上壅。
　　两胁痛,行常伛——肝脉布胁,肝中风邪,筋
　　　　　　　　　　　脉拘挛,伸展不能自主。
　　令人食甘——肝苦急,急食甘以缓之。
}

选注:

程云来:肝主风,风胜则动,故头目瞷动也,肝脉布胁肋,故两胁痛也。风中于肝,则筋脉急引,故行常伛。伛者不得伸也。淮南子曰:木气多伛,伛之义,正背曲肩垂之状,以筋脉急引于前故也,此肝正苦于急,急食甘以缓之,是以令人嗜甘也。

五、肝中寒者,两臂不举①,舌本燥②,喜太息③,胸中痛④,不得转侧,食则吐而汗出⑤也。

提要:指出肝脏寒的症候。

词注:

①两臂不举:大的筋脉收引而两臂不能举动。

②舌本燥:寒郁化热,故本燥。

③喜太息:肝胆气郁,故喜长叹息。

④胸中痛:胸中阳气受阻而身体不得转侧。

⑤食则吐而汗出:肝犯之,故吐,津液外越,故汗出也。

笺注:寒中于肝,则大筋收引,故两臂不能举,肝脉循咽喉连舌本,寒郁化热,故而舌本燥。木喜条达,胸胁气机不利而长叹息,胸中阳气受阻,痛而引发不得转侧,胃者,主受纳,肝气犯胃,故食之则易吐,甚则津液外越,故而汗出。

选注:

尤在泾:肝中寒两臂不举者,肝受寒而筋脉拘急也,肝脉循喉咙之后,中寒逼热于上,故舌本燥。肝喜疏泄,中寒则气被郁,故喜叹息,太息,长息也。肝脉上行者,挟胃贯膈,故胸痛不得转侧,食则吐而汗出也。

六、肝死脏①,浮之弱,按之如索②不来,或曲如蛇行③者,死。

提要:指出肝死脏的脉候。

词注:

①肝死脏:指肝脏失职的危象。

②如索:指脉搏重按如绳索之状。

③曲如蛇行:如弦而不弦,类似蛇行起伏不定。

笺注:肝脉本当脉弦,今轻按则弱,是肝失本能,重按不弦而如绳索不能起伏,是欲弦而不能弦,曲如蛇行,则肝的真气已绝,故曰死。

选注:

周扬俊:按之如索,则弦紧俱见,脉有来去,乃阴阳来复之理,今日但来不去,是直上下而无胃气,否则真气将散,出入勉强,有委而不前,屈且难伸之状,故至如蛇也。

七、肝着①,其人常欲蹈其胸上②,先未苦时③,但欲饮热,旋覆花汤主之。

提要:指肝着的症状与治疗。

词注:

①肝着:病名,肝脏气血郁滞不行的意思。

②常欲蹈其胸上:即胸闷不舒,时常要重按其胸上。

③先未苦时:指疾病痛苦未发作之前的时候。

笺注:肝着是肝脏气血郁滞,以致胸中痞闷不舒,故常欲蹈其胸上,得以舒展气机,气血遇寒则滞,得热则行,先未苦时,欲饮热汤。旋覆花汤在于行气散结,通阳活血。

选注:

李文:肝主疏泄,着则气郁不伸,常欲人蹈其胸上以舒气,又以寒气固结于中,欲饮热以胜其寒也。

旋覆花汤方

旋覆花三两,葱十四茎,新绛少许。

上三味,以水三升,煮取一升,顿服之。

方解:

旋覆花汤,下气散结,活血通络。叶天士医案常以此方随证加减,加当归、桃仁、泽兰、郁金之类,治胸胁板着胀满疼痛,收效良好,可见此方治络郁(痰)肝着的病证,确有良好的疗效。

八、心中风者,翕翕①发热,不能起②,心中饥③,食即呕吐④。

提要:指出心中风症状。

词注:

①翕翕:鸟羽发热之状。

②不能起:心属火,壮火食气,气不振而不能起。

③心中饥:火动于心中而饥不欲食。

④食即呕吐:心胃之热互通,故食入即呕吐。

笺注:心属火,风为阳邪,风火相搏,故翕翕发热,这种热如乌合羽里热之状,但热不甚的样子。风伤卫气,卫气不畅,故烦闷而不欲起动。风热壅于上而伤胃,心火温温不欲食,强食之则欲呕。

证候与病机 {
翕翕发热——风热相搏。

不能起——风热耗灼伤津液,
　　　精神极度疲劳之状。

心中饥,食则呕吐——火气乱于心胃之中而
　　　热壅之,心中虽饥而又
　　　不能食,或引发呕吐。
}

选注:

程云来:心中热,中于风则风热相搏,翕翕发热不能起,心中虽饥,以风热壅于上,即食亦吐也。

九、心中寒者,其人苦病心如啖①蒜状,剧者心痛彻背,背痛彻心,譬如蛊注②。其脉浮者,自吐乃愈。

提要:指出心脏中寒症状及自愈。

词注：

①噉：音啖，吃的意思。

②蛊注：是一种病候名，巢氏病源云：气力羸惫，骨节沉重，发则心腹烦懊而痛，令人所食之物亦变化为蛊，渐侵食府藏尽而死，则病流注染着旁人，故为之蛊注。

笺注：心中寒的症候与病机，致心中懊恼不适，似痛非痛，而感辛辣如噉蒜状，若寒邪痼结较甚，则心阳伤，故出现心痛彻背，背痛彻心，有如蛊注之象，若其脉浮者，邪在上焦，得吐则寒邪越于上，其病乃愈。

十、心伤①者，其人劳倦，即头面赤而下重，心中痛而自烦②，发热，当脐跳③，其脉弦，此为心脏伤所致也。

提要：心受损伤之状。

词注：

①心伤：心脏受到损伤。

②自烦：心阴虚，邪热盛而烦。

③当脐跳：心脏虚弱，肾气动于下，故当脐跳。

笺注：心血阴虚，阳浮于上，所以劳倦头面赤，心阴耗邪热自盛，故心中懊恼而烦。心虚于上，肾动于下，故下重而当脐跳动，心脉不应弦而弦，因心伤，变润圆利而为长直劲弦，这是心脏损伤的症候。

选注：

魏念庭：脐上属心，脐下属肾，脐左属肝，脐右属肺，当中属脾，经界昭然也。跳在当脐，小肠之位在脐上，心与小肠相表里，土为心之子，母病及子而有是证也。若云奔豚，其跳当在脐下也，拟以肾气凌心不能制水，不得反跳于当脐也。

十一、心死脏，浮之实如丸豆①，按之益躁疾②者，死。

提要：指出心死脏之脉候。

词注：

①丸豆：乱意，豆、谷类，脉乱如之滚动之意。

②益躁疾：脉来躁动不安。

笺注：心血枯耗，心阳被损，脉之浮取，如豆之动摇不安，心气涣散，其脉重按，更加疾躁不宁，故为死候。

选注：

程云来：内经曰：真心脉至坚而搏，如循薏苡子累累然即浮之实如丸豆，按益躁疾之脉。

十二、邪哭使魂魄不安者，血气少也；血气少者属于心，心气虚者，其人则畏，合目欲眠，梦远行而精神离散，魂魄妄行。阴气衰者为癫，阳气衰者为狂。

提要：心脏血气虚少所发之病和变化。

笺注：邪哭魂魄不安，人悲伤哭泣，似是邪鬼作怪，其实不然，原因心脏气血虚少，时时发生恐怖情绪，想睡而不能睡，精神涣散，梦则行远，阴气虚可转变为癫证，阳气虚可转变为狂证。

选注：

尤在泾：邪哭者，悲伤哭泣如邪所凭，此其标有稠痰浊火之殊，而其本则皆心虚而血气少也，于是瘮寐恐怖，精神不守，魂魄不居，为癫为狂，势有必至者矣。

十三、脾中风者，翕翕发热，形如醉人，腹中烦重，皮目①瞤瞤而短气。

提要：指脾中风之症状。

词注：

①皮目：千金作皮肉。

笺注：脾主四肢肌肉，风中于脾而翕翕发热，这种发热的情况人如醉，皮肉瞤动不安。

脾为阴中之至阴，风邪伤脾，则腹中烦重，风热困脾而中气瘀滞，故胸中满，呼吸不利而短气。

$$
证候与病机
\begin{cases}
翕翕发热,形如醉人——脾主肌肉 \\
腹中烦重——大腹属脾 \\
皮肉瞤动——上下眼皮为脾里所主 \\
短气——脾病致肺,肺气不利
\end{cases}
风中于脾
$$

选注:

程云来:风为阳邪,故中风必翕翕发热,风行于肌肉四肢之间,则身懈惰,四肢不收,故形如醉人。腹为阴,阴中之至阴,脾也,故腹中烦重。内经曰:肌肉蠕动命曰微风,以风入于中,摇动于外,故皮目为之瞤动。腹中烦重,隔其息道,不能达于肾肝,故短气也。

十四、脾死脏,浮之大坚①,按之如覆杯洁洁,状②如摇者,死。

提要:指脾死脏的脉候。

词注:

①浮之大坚:脾脉应缓而冲和,浮而坚者,脾将绝之象。

②洁洁状:内空洁洁,外坚内空之形象。

笺注:

脾脉应当缓和,冲和。今浮坚而中空洁洁然,其脉无根,状如摇而躁疾,亦脾气将散之状,故曰死。

选注:

金鉴:脉弱以滑是有胃气,浮之大坚,则胃绝真脏脉见矣。复杯则内空洁洁者,空而无有之象也。状如摇者,脉躁疾不宁,此脾气将散,故死。

十五、趺阳脉浮而涩①,浮则胃气强,涩则小便数②,浮涩相搏,大便则坚,其脾为约③,麻子仁丸主之。

提要:脾约病的证治。

词注:

①涩:脾之阴气不足。

②小便数:脾阴不足,津不四布,偏渗膀胱则小便数。

③脾约:病名,约,约束也,乃脾弱胃强,脾为胃而约束。

笺注：

趺阳以候脾胃之气,其脉浮而涩,浮乃有余,主胃热气盛,涩是不流利,脾阴不足,则不能为胃行其津液而肠道失润,胃热气盛,膀胱为其所迫而小便数,此即胃强脾弱之脾约病。治以泄热润燥,阳明燥热得泄,太阴津液得滋,脾约可愈。

$$趺阳脉\begin{cases}浮——胃热气盛——小便数\\涩——脾阴不足——大便坚\end{cases}脾约$$

选注：

尤在泾：浮者阳气多,涩者阴气少,而趺阳见之,是为胃强而脾弱。约,约束也,犹弱者受强者之约束而气馁也。

麻子仁丸方

麻子仁二升,芍药半斤,枳实一斤,大黄一斤(去皮),厚朴一尺(去皮),杏仁一升(去皮尖,熬,别作脂)。

上六味,末之,炼蜜和丸梧子大,饮服十丸,日三服,渐加,以知为度。

方义：

$$\begin{matrix}麻仁\\杏仁\end{matrix}\bigg]润燥通便\\芍药——敛阴和脾\\\begin{matrix}枳实\\厚朴\\大黄\end{matrix}\bigg]泄热导滞\end{matrix}\Bigg\}润燥泄热$$

方解：

功效为润肠泄热,行气通便。方中麻仁润肠而通便,大黄通便泄热,杏仁降气润肠,白芍养阴和里,枳实、厚朴下气破结,蜂蜜润肠润燥,诸药和,具有润肠泄热,行气通便之效。

十六、肾着①之病,其人身体重,腰中冷,如坐水中②,形如水状,反不渴,小便自利,饮食如故,病属下焦,身劳汗出,衣里冷湿③,久

久得之,腰以下冷痛,腹重如带五千钱,甘姜苓术汤主之。

提要:肾着病成因症候与治法。

词注:

①肾着:病名。原因是寒湿附着于肾之外府腰部而冷痛的一肾着之状。

②如坐水中:腰冷如坐在水中一样。

③衣里冷湿:劳动后,衣里之汗又湿又冷,久之感到疼痛。

笺注:肾着是寒湿之邪附着于肾之外府腰部,非肾本病。体重乃湿盛,腰中冷乃下焦湿重,口不渴,饮食如故,是胃中没有停水。衣里冷湿乃久久得之,腰部寒冷而沉重,故用健脾燥湿之甘姜苓术汤进行治疗。

选注:

徐忠可:腰为肾之府,真气不贯,故冷如坐水中,形如水状者,盖肾有邪则腰间带脉常病,故溶溶如坐水中,其不之状,微胀如水也。

甘草干姜茯苓白术汤方

甘草二两,白术二两,干姜四两,茯苓四两。

上四味,以水五升,煮取三升,分温三服,腰中即温。

方解:

方中以干姜为君药,温中祛寒,茯苓淡渗利湿,二者一温一利,使寒去湿消,更以白术健脾燥湿,使以甘草,调和脾胃,诸药合,共奏温中除湿之效。

选注:

徐忠可:脾约病用丸不用汤,取其缓以开结,不敢骤伤元气也,要知人至脾约,皆因元气不充,津液不到所致耳。

十七、肾死脏,浮之坚①,按之乱如转丸②,益下入尺中者,死。

提要:指出肾之死脏的脉象。

词注:

①浮之坚:真气涣散之象。

②按之乱如转丸：尺脉宜伏，是变石之体而为躁动，真气不固而将外越，反其封蛰之常，故主死。

笺注：其脉轻按则坚，重按乱如转丸，是变沉实之脉而为躁动之脉，是真气不藏之象，尺以下当伏，按到尺下之脉犹大动是真气不固，势将外脱，故主危死。

选注：

程云来：以上真脏与内经互有异同，然得非常之脉，必为非常之病，若未病必病进，已病者必死。总之脉无胃气现于三部中脉象形容不一也。

五脏死脉：

- 肺
  - 轻按——无力（虚）。
  - 重按——弱如葱叶之中空而无根。
- 肝
  - 轻按——无力（弱）。
  - 重按——曲如蛇行，忽然中止。
  - 如索不来。
- 心
  - 轻按——实如丸豆。
  - 重按——数而乱（益躁疾）。
- 脾
  - 轻按——大而坚。
  - 重按——如杯中酒空，复之无涓滴，或忽然上出鱼际，忽然下入尺部，初如摇荡不宁，继而卒然中绝。
- 肾
  - 轻按——大而坚。
  - 重按——如弹丸乱滚，再按到尺部，转动仍很乱（乱如转丸，益下入尺中）。

十八、问曰：三焦竭部①，上焦竭善噫，何谓也？师曰：上焦受中焦②气未和，不能消谷，故能噫耳。下焦竭，即遗溺失便，其气不和，不能自禁制，不须治，久则愈。

提要：三焦虚竭，着重在中焦。

词注：

①竭部：谓三焦竭不能发挥各部的功能。

②上焦受中焦：谓上焦受中焦的气。

笺注：上焦在胸中，人受气于谷，谷入胃，以傅于肺，胃气不和，不能消化食物，而是陈浊之气，所以时常噫气，下焦在脐下，如下焦虚竭，就会发生遗尿，或大便失禁。但是上焦之气不和，失去了制约下焦的作用，也同样又可以发生遗尿或大便失禁，由此可以理解，上焦受气于中焦，而下焦又复受于上焦；如肾中真阳不振则脾胃消化运输迟缓，又知中焦又复受气下焦，总之三焦虽各有分部，实则互动，相互维系，所以不须治，不须治其下焦，但治中焦之脾，久当自愈。

十九、师曰：热在上焦者，因咳为肺痿；热在中焦者，则为坚①；热在下焦者，则尿血，亦令淋秘不通，大肠有寒者，多鹜溏②；有热者，便肠垢。小肠有寒者，其人下重便血，有热者，必痔。

提要：指出热在上、中、下三焦所引起之证状。

词注：

①坚：谓大便坚。

②鹜溏：谓鸭的大便，水粪杂下。

笺注：上焦指胸肺部，有热则津液被伤，因咳而成肺痿，是肺部变病。中焦热邪结聚成实，则为大便坚，是脾胃受病。下焦有热，热迫膀胱，则为尿血，或小便癃闭。大肠有寒，则泌别失职，以致大便水分多，有如鹜溏，大肠有热，则下肠垢。小肠有寒，则阳不化而阴下溜，故下重便血。小肠有热，热向下注，必然会发生痔疮。

按：本节是指出三焦热症，和大小肠的寒热证，作为认识疾病的概念，由于疾病的发生，本来是很复杂的，例如肺痿和大便坚，不一定都属热病，下重便血也未必都属寒证，读本节可以领会精神，不必因词害意。

二十、问曰:病有积,有聚^①、在谷气,何谓也? 师曰:积者,脏病也,终不移;聚者,府病也,发作有时,展转痛移,为可治,谷气者,胁下痛,按之则愈,复发,为谷气。诸积大法,脉来细而附骨者,乃积也。寸口,积在喉中,微出寸口,积在喉中;关上,积在脐旁;上关上,积在心下;微下关,积在少腹;尺中,积在气冲^②。脉出左,积在左;脉出右,积在右;脉两出,积在中央。各以其部处之。

提要:指出积聚,谷气的不同以及诊断方法。

词注:

①积、聚:病名,积,五脏所生;聚,六腑所成。

②气冲:即气街,穴名,在鼠蹊穴上三寸,阳明经穴。

笺注:积聚之病名见于难经五十五难,云:"积者阴气也,聚者阳气也,故阴沉而伏,阳伏而动,气之所积名曰积,气之所聚名曰聚,故积者,五脏所生。聚者六府所成也。积者阴气也,其始发有常处,其痛不离其部,上下有所终始,左右有所穷处;聚者阳气也,其始发无根本,上下无所留止,其痛无常处,谓之聚,故以是别知积聚也"。由是可知,积聚是一种发作性疾病疼痛,即后世所谓癥块疝瘕之类的疾患。如积在胸中,即胸痹之类,积在喉中,与痰气相搏,即喉中如有炙窝的症状,积在脐旁,即绕脐腹痛之类;积在心下,即胃寒脘痛之类;积在少腹即少腹寒痛之类;积在气冲即阴寒疝症之类。又按谷气,指饮食积留而言,气者无形,故按之则愈,不按再发。它和有形的宿食停滞按之更痛不同,亦即前者属于虚证虚邪,后者属于实邪。

①积、聚、谷气的辨证:

$$
积聚谷气\begin{cases} 积——属五脏,积之处不移。\\ 聚——属六腑,病聚处移动,阵发疼痛。\\ 谷——胁下痛,按之愈,易复发。 \end{cases}
$$

②诊诸积脉法:

独见寸口——积在胸中。

微出寸口——积在喉中。

关　　上——积在脐旁。

上　关　上——积在心下。

微　下　关——积在少腹。

尺　　中——积在气冲。

脉　出　左——积在左。

脉　出　右——积在右。

脉　两　出——积在中央。

附一：五脏死脉：

肺——轻按无力；重按中空如葱。

肝——轻按无力；重按如索，曲如蛇行。

心——轻按如豆；重按如躁疾如绳。

五脏死脉

脾
{
轻按——大而坚。

重按——如杯酒中空，变之无涓滴，突然上
鱼际，忽入尺中，动不安，卒然中
绝（洁洁状）。
}

肾
{
轻按——坚。

重按——如弹丸动，入尺部，抟动还
是很乱（乱如转丸，益下入尺中）。
}

附二：三焦病归细表

$$
三焦
\begin{cases}
上焦
\begin{cases}
气竭
\begin{cases}
症状——善噫。\\
病机——中焦气未和。
\end{cases}\\
有热——因咳为肺痿。
\end{cases}\\
中焦
\begin{cases}
病机——气不和，不消化。\\
有热——则便坚。
\end{cases}\\
下焦
\begin{cases}
气竭
\begin{cases}
症状——遗溺，失禁。\\
病机——气不和，不能自禁制。\\
治疗——不须治，久则愈。
\end{cases}\\
有热
\begin{cases}
血尿。\\
淋秘不通。
\end{cases}\\
大肠
\begin{cases}
寒证——鹜溏。\\
热证——便肠垢。
\end{cases}\\
小肠
\begin{cases}
寒证——下重便血。\\
热证——痔。
\end{cases}
\end{cases}
\end{cases}
$$

结　语

本篇首先论述五脏风寒的病证及其真脏脉象。次用三焦分部说明各个脏腑所居之部位不同，其病证也有三部之别，且指出上、中、下三焦相互为用，彼此制约，以说明脏腑之间的平衡协调关系。最后讨论脏腑积聚之脉征，指出积、聚、谷气三者的区别。

对具体治疗，本篇提出肝着病用旋覆花汤疏肝通络，脾约病用麻子仁丸润燥缓导；肾着病用甘姜苓术汤健脾利水，温中散湿，都是常用的方剂。

痰饮咳嗽病脉证并治第十二

一、问曰：夫饮有四，何谓也？师曰：有痰饮，有悬饮，有溢饮，有支饮。

二、问曰：四饮何以为异？师曰：其人素盛今瘦①，水走肠间，沥沥有声②，谓之痰饮③；饮后水流在胁下，咳唾引痛④，谓之悬饮⑤；饮水流行，归于四肢，当汗出而不汗出，身体疼重，谓之溢饮⑥；咳逆倚息⑦，短气不得卧，其形如肿，谓之支饮⑧。

提要：指出四饮主证，作为辨证要点。

词注：

①素盛今瘦：常人肥胖，病痰饮后，身体消瘦。

②沥沥有声：水在肠间流动有声。

③痰饮：资生篇云："痰出自火，饮本自水"可知稠浊者为痰，清稀者为饮。

④咳唾引痛：咳嗽时，牵引胸胁作痛。

⑤悬饮：水流于胁下，咳而作痛。

⑥溢饮：水气流于四肢，当汗不汗，身痛。

⑦咳逆倚息：咳嗽气逆不得卧，倚床呼吸。

⑧支饮：水饮停滞于胸肺间，其形如肿。

笺注：水饮之称，下简述之。

痰饮：水饮流动于肠间，而沥沥有声，其饮浊稠者为痰饮。

悬饮：水饮潴留于胁下，咳嗽时牵引胸胁作痛，乃悬饮。

溢饮：水饮流于四肢肌肉，应当随汗出排泄，如果不汗出，水停之以致身体疼痛、沉重、活动不便。

支饮：水饮滞留于胸膈之间，肺气受阻，咳嗽倚息，气喘不得卧，而肺合皮毛，气机不宣，其形如肿。

总而言之：本文根据饮邪所至的不同位置和所表现的不同证候而分别为痰饮、悬饮、溢饮、支饮，而以病的情况来讲，痰饮病在肠胃者，病情较浅。悬饮在胁下，病情较深。溢饮是饮邪泛乱了四肢，病情较重。支饮是表里都受到饮邪的侵害，病情最重。

三、水在心，心下坚筑①，短气，恶水不欲饮。

四、水在肺，吐涎沫，欲饮水。

五、水在脾，少气身重②。

六、水在肝，胁下支满，嚏而痛③。

七、水在肾，心下悸④。

提要：论述水饮伤害五脏所产生的证状。

词注：

①心下坚筑：坚，坚实也，筑，动貌，心下坚筑，言心下部分坚实又有跳动的感觉。

②少气身重：饮邪影响至脾，脾运失调，倦怠少气，身重。

③嚏而痛：胁下满，嚏而振动于胁而作痛。

④心下悸：医碥曰：心当作脐。金鉴作脐下悸。

笔注：上五节，承上四饮而推及五脏，饮邪不仅是走肠间，流胁下，归四肢等，甚者可影响到五脏，使五脏受害，例如：

饮邪影响到心，便会发生心下坚实，筑筑然悸动不安，由于阳气虚，而不能化水，故恶水而欲饮。

饮邪影响到肺，使肺失却宣发及肃降之能，就会出现"吐涎沫"的症状，因为肺主气，能运行营卫，分布津液，肺弱则气化不布，津液变为涎沫，影响呼吸，如此津液不能上润，故渴欲饮水。

饮邪影响到脾，脾为饮邪所困，使脾脏的功能不能正常运化，脾精不运，而使中气不足，所以人就会出现倦怠无力，或少气气短。脾又主肌肉，脾弱而恶湿，周身湿气加重，所以人身便会身重。

饮邪影响到肝，肝之经络，源于两胁下，饮邪着之，使肝主疏泄的功能受阻，可病胁下支满，咳嚏而疼痛。

饮邪影响到肾,肾本来属水,饮邪侵入,可以出现肾水凌于心,而病脐下悸动不安。

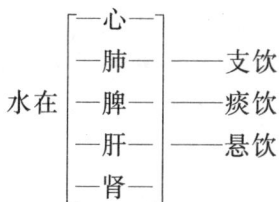

```
      ┌─心──┐
      │─肺──┤───支饮
水在  │─脾──┤───痰饮
      │─肝──┤───悬饮
      └─肾──┘
```

八、夫心下有留饮①,其人背寒冷如掌大②。

九、留饮者,胁下痛引缺盆③,咳嗽则辄已。

十、胸中有留饮,其人短气而渴;四肢历节痛④。脉沉者,有留饮。

提要:论留饮的症候。

词注:

①留饮:饮邪停留之处。

②背寒冷:饮邪留于心下,心致背之心输出处阳气不展而感到寒冷如掌大。

③胁下痛引缺盆:留饮在于胁下的,则会影响到肺部缺盆穴处,发为咳嗽转甚。

④四肢历节痛:水饮流注关节,而引发关节疼痛。

笺注:饮邪留于心下,阳气不达,引而为背部寒冷如掌大,为什么?因为心脏的输穴"心俞"在背部,可以转输心脏的功能,心有留饮,寒饮也,在心俞穴处便首先体现出这一寒饮的征象来,所以说"寒冷如掌大"。

留饮留于胁下者,胁下作痛而牵及咽喉部位的缺盆穴,缺盆穴由饮邪而容易引发咳嗽转甚,此处咳甚容易引发胁部疼痛转甚。

留饮留于胸膈之间抑遏肺气,因而呼吸短气,饮邪内停,津液不能上升,故口渴。饮乃水湿之邪,流于关节,故四肢关节作痛。病由水饮内留,非外来之邪,故脉不浮而沉。

选注:

尤在泾:四肢历节痛,为风寒湿在关节,若脉不浮而沉,又短气而渴,则知是留饮为病,而非外来邪也。脉沉者,有留饮。

十一、膈上病痰,满喘咳吐,发则寒热,背痛腰疼,目泣自出①,其人振振身瞤剧②,必有伏饮③。

提要:饮邪内伏及表现之证状。

词注:

①目泣自出:即目泪迸出,因其突然呕吐,寒热交作,背痛,腰痛,呕吐剧时,则目泪俱出。

②振振身瞤剧:谓全身震颤动摇很厉害。

③伏饮:即痰饮潜伏于内的意思。

笺注:伏饮乃痰饮潜伏于膈上,其一般证状痰满喘咳,若一经触冒外寒,更有呕吐涎沫,寒热交作,再加背疼痛等症状的产生,甚至在呕吐咳喘之时,目泪迸出,全身振振瞤动,这便是新感触动了伏饮所致,亦即支饮的类证。

选注:

尤在泾:伏饮,亦即痰饮之伏而不觉者,发则始见也,身热背痛,腰痛,有似外感,而兼喘满咳嗽唾,则是“活人”所谓痰为病,能令人憎寒发热,状类伤寒者也。目泪自出,振振身瞤动者,饮发而上迫液道,外攻经隧也。

十二、夫病人饮水多,必暴喘满。凡食少饮多,水停心下。甚者则悸,微者短气。脉双弦者①寒也,皆大下后善虚。脉偏弦②者饮也。

提要:饮病的原因与脉证。

词注:

①脉双弦:两手皆出现弦脉,这是虚寒的脉。在这里可以说是痰饮脉象。

②脉偏弦:只是一手脉弦,与痰饮有关联。

笺注:伤寒论:太阳篇中云:“发汗后,饮水多必喘”,又说“太阳病,小便利者,以饮水多必心悸"可知水饮多了,会发生喘满心悸,不仅杂病如此。本节言脉以偏弦为主,双弦为次为寒。

选注:

赵以德:饮水多留于膈,膈气不行则喘满,食少胃气虚,复多饮胃土不能运水,水停心下,心火畏水,甚则神不安如怔忡惊悸,微者饮独郁而为短气,夫脉弦者为虚为水,若两寸皆弦,则是大下后,阳气虚所致;若偏见弦,是则积水之处也。

十三、肺饮不弦,但苦喘短气①。

提要:饮病也有脉不弦者。

词注:

①苦喘短气:此乃饮邪在肺中,肺主气,气不利而苦喘,并短气可知。

笺注:肺脏之中宿有饮积者,其脉必弦,肺无饮积者,其脉何弦之有也。

选注:

赵以德:脉弦为水为饮,今肺饮而曰不弦,何也?水积则弦,未积则不弦,非为肺饮尽不弦也,此言饮未积。犹得害其阳,虽不为它病,亦适成其苦喘短气也。

十四、支饮亦喘而不能卧,加短气,其脉平①也。

提要:指出支饮,其脉不弦,而且如平。

词注:

①脉平:谓和平之脉。

笺注:脉平,乃支饮之轻证,由于饮邪尚未留状,故有喘,气短,不得卧也。

选注:

尤在泾:支饮上附于肺,即同肺饮,故亦喘而短气,其脉亦平而不必弦也。

十五、病痰饮者,当以温药和之。

提要:指出痰饮病的治疗原则。

笺注:痰饮病成,多因阳虚,饮停不化,潴而留之,此乃阴邪,非阳气不能化也。故宜温和之药以振奋阳气而已,亦为治本之总法,是广义的,包四饮在内。

选注:

赵以德:痰饮由水停也,得寒则聚,得温则行,况水从乎气,温药能发越阳气,开腠理,通水道也。

十六、心下有痰饮,胸胁支满①**,目眩,苓桂术甘汤主之。**

提要:指出痰饮证候和治法。

词注:

①胸胁支满:谓胸胁部有支撑胀满的感觉。

笺注:所谓心下即是指胃,胃中有停饮,故胁肋支满,饮阻胸膈,阳气不升,故目眩。所以用苓桂术甘汤,温阳以利水。

选注:

尤在泾:痰饮阴邪也,为有形,以形碍虚则满,以阴冒阳则眩,苓桂术甘汤温中去湿,治疗之良剂,是即所谓温药也。盖痰饮为结邪,温则易散,内属脾胃,温则能运也。

苓桂术甘汤方

茯苓四两,桂枝三两,白术三两,甘草二两。

上四味,以水六升,煮取三升,分温三服,小便则利。

方解:

苓桂术甘汤为温脾祛湿之剂,有鼓舞脾阳,逐饮利水作用,茯苓淡渗,导水下行。桂枝辛温通阳,化气降逆,本经称其有"补中益气"功效。盖脾阳得运,则肺气自降,白术健脾利湿,得桂枝则温运之力更大,甘草和中,得术则崇土之力倍增,合桂枝则有辛甘化阳之妙,是以本方为痰饮正治之方剂。

十七、夫短气有微饮①,当从小便去之,苓桂术甘汤主之;肾气丸亦主之。

提要:指痰饮有在脾,在肾之治法。

词注:

①微饮:饮之轻微者。

笺注:微饮阻碍呼吸而短气,微者短气之症,因为治水以利小便为主。苓桂术甘汤是治脾胃阳虚不能行水,以致水饮停于心下,形成短气。肾气丸是治肾阳衰微不能化水,以致水泛心下,因而形成短气。一证二方,各有所主,临床当细而审之,选其方剂以治之。

苓桂术甘汤 ⟍ 温药 ⟋ 温脾阳以行水
金匮肾气丸 ⟋   ⟍ 温肾阳以化水

十八、病者脉伏,其人欲自利①,利反快②,虽利,心下续坚满,此为留饮欲去故也,甘遂半夏汤主之。

提要:留饮欲去的治法。

词注:

①欲自利:未经攻下而自欲下利。

②利反快:因自利之后,留饮随之下利,故感到爽快舒适。

笺注:饮留于内,阳气不通,故脉伏,不攻而自下,为"利反快"有欲去之势,虽利而复坚满,饮邪盘居心下,根深蒂固,这是阳气仍不通,病仍未复也,故用甘遂半夏汤以泻心下之坚满。

自利后的二种转归 ⎰ 利反快——饮邪欲去,正气有来复之象。
              ⎱ 虽利——心下续坚满,邪仍未被除去
                    ——甘遂半夏汤。

甘遂半夏汤方

甘遂(大者)三枚,半夏十二枚(以水一升,煮取半升,去滓),芍药五枚,甘草如指大一枚(炙)。

上四味,以水二升,煮取半升,去滓,以蜜半升和药汁,煎取八合,顿服之。

方解：

本方以甘遂逐饮下行，半夏消痰散结，二药合，其峻下而甚，甘草、白蜜甘以缓之，芍药酸以收之。甘草甘遂相反，而同用，盖欲其一战而留饮尽去，实相反相成之意。

十九、脉浮而细滑，伤饮①。

提要：痰饮初病，邪未深之象。

词注：

①伤饮：是被外饮所伤。

笺注：痰饮见到脉浮细滑，是突然被外来之寒饮所伤，痰饮初起，不是久留。

选注：

徐忠可：不曰有饮，而曰伤饮，见为外饮所骤伤，而非停积之水也。

二十、脉弦数，有寒饮①，冬夏难治。

提要：指出饮后的预后，与时令气候有关。

词注：

①寒饮：饮病属于寒者。

笺注：寒饮脉弦数，脉证不符，从时令来说，冬寒利于热，不利于饮，夏热利于饮，不利于热。用药亦然。

二十一、脉沉而弦者，悬饮内痛。

提要：悬饮脉与证状。

笺注：脉沉病在里，弦主饮主痛，饮邪潴留于胸胁，故脉沉而弦。内痛，乃胸胁牵引而痛。

二十二、病悬饮者，十枣汤主之。

提要：指出悬饮治法。

笺注：悬饮，中阳不伸，水停胸胁，病属实，所以用十枣汤峻剂逐水。

十枣汤方

芫花（熬），甘遂、大戟各等分。

上三味,捣筛,以水一升五合,先煮肥大枣十枚,取九合,去滓,内药末,强人服一钱匕,羸人服半钱,平旦温服之;不下者,明日更加半钱。得快下后,糜粥自养。

方解:本方由芫花、甘遂、大戟、大枣组成,上三味,逐水峻药,大枣顾胃气。

二十三、病溢饮者,当发其汗,大青龙汤主之;小青龙汤亦主之。

提要:溢饮当发其汗。

笺注:溢饮是水溢于表,身体疼痛,以大青龙汤发汗,若心下有水饮,泛溢于四肢,以小青龙汤主之。

大青龙汤方

麻黄六两(去节),桂枝二两(去皮),甘草二两(炙),杏仁四十个(去皮煎),生姜三两(切),大枣十二枚,石膏如鸡子大(碎)。

上七味,以水九升,先煮麻黄,减二升,去上沫,内诸药,煮取三升,去滓,温服一升,取微似汗,汗多者,温粉粉之。

方解:

大青龙汤以麻黄、桂枝、杏仁、甘草、生姜、大枣发汗散饮,加石膏以清除内郁之邪热,本方以取微汗为宜,若汗多者,以温粉粉之。

小青龙汤方

麻黄三两(去节),芍药三两,五味子半升,干姜三两,甘草三两(炙),细辛三两,桂枝三两(去皮),半夏半升。

上八味,以水一斗,先煮麻黄,减二升,去上沫,内诸药,煮取三升,去滓,温服一升。

方解:

小青龙汤,以麻黄、桂枝、芍药、甘草和营解表,半夏、五味子、细辛、干姜化饮止咳,所以用治溢饮而有表寒者。

选注:

尤在泾:水气流行,归于四肢……夫四肢阳也,水在阴者宜利,在阳者宜汗。

二十四、膈间支饮,其人喘满,心下痞坚,面色黧黑①,其脉沉紧,得之数十日,医吐下之不愈,木防己汤主之。虚者即愈,实者三日复发,复与不愈者,宜木防己汤去石膏加茯苓芒硝汤主之。

提要:支饮证及治法。

词注:

①黧黑:黑而近黄之色。

笺注:饮邪积于胸胁,喘满与心下坚同时并见,而且面色黧黑,脉沉紧,这是支饮中的重证,用木防己汤补虚散结,清热利水。如属实结的,则服药后心下续坚,因此不能再用前方,所以去不能治邪结实的石膏,加芒硝咸寒以治心下痞坚,加茯苓以渗利水饮。至于所谓虚,是指心下之虚结,不是指正气的虚寒。

木防己汤方

补虚散结,清热利水。

木防己四两,石膏如鸡子大,桂枝二两,人参四两。

上四味,以水六升,煮取二升,分温再服。

木防己去石膏加茯苓芒硝汤方

木防己二两,桂枝二两,人参四两,芒硝三合,茯苓四两。

上五味,以水六升,煮取二升,去滓,内芒硝,再微煎,分温再服,微利则愈。

方解:

程林……方防己利大小便,石膏主心下逆气,桂枝宣通水道,人参行气温中,正气旺则水饮不待散而自散矣,加芒硝之咸寒,可以软痞坚,茯苓之甘淡,可以渗痰饮,石膏辛寒,近于解肌,不必杂于方内,故去之。

二十五、心下有支饮,其人苦冒眩①,泽泻汤主之。

提要:指出支饮轻证的证治。

词注:

①冒眩:头目昏眩。

笺注:胃内有支饮,上乘清阳之位,因而感到头目昏眩,为痰饮之轻证,故用泽泻与白术健脾行水,水去则冒眩自去。

选注:

尤在泾:水饮之邪上乘清阳之位,则为冒眩。冒者,昏冒而神不清,如有物冒蔽之也,眩者转而乍见玄黑也,泽泻泻水气,白术补土气以胜水也。

泽泻汤方

泽泻五两,白术二两。

上二味,以水二升,煮取一升,分温再服。

方解:

程林:白术之甘苦以补脾,则痰不生,泽泻之甘咸以入肾则水不蓄,小剂以治支饮之轻者。

二十六、支饮胸满①者,厚朴大黄汤主之。

提要:指出支饮腹满的治法。

词注:

①胸满:“金鉴”作“腹满”,各家注本皆同。

笺注:支饮而腹满,乃支饮而兼有胃家的症候,故用厚朴大黄汤以荡涤实邪。

选注:

金鉴:胸字当是腹字,若是胸字,无用承气汤之理,是传写之讹,支饮胸满,邪在胃也,故用厚朴大黄汤,即小承气汤也。

厚朴大黄汤方

厚朴一尺,大黄六两,枳实四枚。

上三味,以水五升,煮取二升,分温再服。

方解:厚朴大黄汤,本方与小承气汤、厚朴三物汤相同,而分量不同,本方用治痰饮结实,有开痞满,通大便的功效,本节主证除腹满外,可能有心下时痛,大便秘结或有吐水之证。

二十七、支饮不得息,葶苈大枣泻肺汤主之。

提要:支饮在肺的症状与治法。

笺注:支饮在肺,痰涎壅塞,而喘咳不得息,故用葶苈大枣泻肺治气闭以逐水。

选注:

金鉴:喘咳不得卧,短气不得息。皆水在肺之急证也,故以葶苈大枣泻肺水也。

葶苈大枣泻肺汤方

葶苈(熬令黄色,捣丸如弹丸大),大枣十二枚。

上以水三升,煮枣取二升,去枣,纳葶苈煮取一升,顿服。

方解:

尤在泾:葶苈苦寒,入肺泻气闭,大枣甘温,以和药力,与皂荚丸之饮与枣膏同法。

二十八、呕家本渴,渴者为欲解,今反不渴,心下有支饮故也,小半夏汤主之(《千金》云:小半夏加茯苓汤)。

提要:以口渴与否,测知饮邪解与未解。

笺注:呕伤津液故渴,渴者病随呕去,今呕而不渴,知胃中有过多停饮,故用半夏、生姜降逆止呕,并宣散饮邪。

选注:

尤在泾:此为饮多而呕者言,渴者饮从呕去,故欲解,若不渴,知其饮乃在,而呕亦未止。半夏味辛性燥,辛可散结,燥能蠲饮,生姜制半夏悍,且可散结止呕也。

小半夏汤方

半夏一升,生姜半斤。

上二味,以水七升,煮取一升半,分温再服。

方解:

本方为蠲饮止呕之剂,用于胃中停饮止逆作呕者,有很好的效果。

呕后 {
口渴——欲去阳复,病欲解。
不渴——心下有停饮——小半夏汤。
}

二十九、腹满,口舌干燥①,此肠间有水气,己椒苈黄丸主之。

提要:指出肠间有水气。

词注:

①口舌干燥:水停不化,津液不得上潮。

笺注:水饮停于肠间,故腹不适而腹胀满,水停不化,津液不生,故口舌津干,所以用己叔苈黄丸以分消水饮,饮去则腹满口舌干燥则愈。

选注:

李文:腹满则水聚于胃也,肠间有水气,则湿积于中焦津液不为灌溉,故口舌干燥。前云水走肠间,沥沥有声为饮邪,此肠间有水气,即痰饮也。

己椒苈黄丸方

防巳,椒目,葶苈(熬),大黄各一两。

上四味,末之,蜜丸如梧子大,先食饮服一丸,日三服,稍增,口中有津液。渴者加芒硝半两。

方解:本方为温下逐水,前后分消之剂。程云来"防巳,椒目导饮于前,清者从小便而出,葶苈、大黄推饮于后,浊者从大便下也……若渴则甚于口舌干燥,加芒硝佐诸药以下腹满而救脾土"。

三十、卒呕吐①,心下痞,膈间有水,眩悸②者,小半夏加茯苓汤主之。

提要:此条乃停饮呕吐之证治。

词注:

①卒呕吐:突然呕吐。

②眩悸:眩者,目视物旋转不安。悸:心下振振跳动不安,这二个证状,均是水饮上逆所引起的现状。

笺注:水气停于胃中,水气上逆蒙蔽清阳,阳气不伸不振,故而两目旋转,甚则突然呕吐。这水气凌于心膈影响于心而心中悸动不安的现象,所以用半夏、生姜以降逆止呕,加茯苓以行水,水去则诸证自愈。

选注:

尤在泾:饮气逆于胃则呕吐,滞于气则心下痞,凌于心则悸,蔽于阳则眩,半夏、生姜止呕降逆,加茯苓以去其水。

小半夏加茯苓汤方

半夏一升,生姜半斤,茯苓三两。

上三味,以水七升,煮取一升五合,分温再服。

方解:小半夏加茯苓汤,功能降逆止呕,消痞消水,半夏、生姜辛通降逆,茯苓利水宁心,水气一去,则诸证自除。

三十一、假令瘦人脐下有悸^①,吐涎沫而癫眩^②,此水也,五苓散主之。

提要:水饮上逆而素盛今瘦之人。

①脐下有悸:脐下筑筑跳动不安之人。

②癫眩:当作颠眩,即颠倒眩晕之意。

笺注:瘦人乃饮食不化精微,变为痰饮,脐下悸是水动于下,吐涎沫而颠眩,是水逆于上,所以说"此水也"。故用五苓散助气化以利水,使水下走小便而去,如此,则吐涎沫与颠眩证候,自然而去。

选注:

尤在泾:瘦人不应有水,而脐下悸,即水动于下矣,吐涎沫则逆于中矣,甚则颠眩,则水且犯于上矣,形体虽瘦,而症实为水,乃病机之变也。

五苓散方

泽泻一两一分,猪苓三分(去皮),茯苓三分,白术三分 桂枝二分(去皮)。

上五味,为末,白饮服方寸匕,日三服,多饮暖水,汗出愈。

方解:本方以桂枝通阳降逆,茯苓、猪苓、泽泻利水,白术健脾行水。方后云"多饮暖水,汗出愈"。说明本方不仅用于行水,而又有汗解之意,达到表里双解分消之目的。

附方

外台茯苓饮

治心胸中有停痰宿水,自吐出水后,心胸间虚,气满不能食。消痰气,令能食。

茯苓,人参,白术各三两,枳实二两,橘皮二两半,生姜四两。

上六味,水六升,煮取一升八合,分温三服,如人行八九里进之。

按:"如人行八九里进之"每饮服药时间如人行八九里时间,大约半小时左右。沈明宗:脾虚不能为胃行其津液,水蓄为饮,贮于胸膈之间,满而上逆,故自吐出之后,水饮虽去,正气更虚,饮复上逆,所以满而不能食。

方中参术补气健脾,使新饮不聚,姜、橘、枳实以驱胃家未尽之饮,且消痰气,令能食耳。

本方出外台第八卷:食不消及呕逆不下食门。

三十二、咳家①**其脉弦,为有水,十枣汤主之。**

提要:水饮而咳的脉象与治法。

词注:

①咳家:经常患痰饮的人。

笺注:水饮在内,逆气上冲而咳,因脉弦,不去其水,咳终难愈,故宜十枣汤,又当观其兼证,施治。

选注:

尤在泾:脉弦为水,咳而脉弦,知为水饮渍于肺也,十枣汤逐水气自大小便去,水去咳宁而咳愈。

三十三、夫有支饮家①**,咳烦胸中痛者,不猝死**②**,至一百日或一岁,宜十枣汤。**

提要:指出支饮不卒也死,虽延续日久,当根据情况,适当予以治疗。

词注：

①支饮家：久有饮邪之人。

②不卒死：痰饮持久，不会引为死亡。

笺注：支饮原无心烦、胸痛之证，若见到心烦，胸痛者，其势向内，直接影响心肺则危，若人之正气仍盛，能延续到一百日或一岁或数岁，而原来之喘咳，胸痛仍在，还当采用十枣汤予以治疗。

选注：

喻嘉言：至一百日，一年而不死，阳气未散，神魄未离可知，惟急去其邪则可安心，所以不嫌其峻攻也。

三十四、久咳数岁，其脉弱者可治；实大数者死；其脉虚者必苦冒①。其人本有支饮在胸中故也，治属饮家。

提要：以上两节，从脉象上推断其病的预后。

词注：

①苦冒：苦于眩冒。

笺注：久病咳嗽，正气必虚，所以"其脉弱"，可治。脉反实大而数，这是反常之象，所以说"死"，具体情况如下：

久咳数岁 ｛脉弱者——正气虽虚，邪气亦衰——可治。

脉实大数者——邪盛，正气衰竭——死。

三十五、咳逆倚息不得卧①，小青龙汤主之。

提要：内饮外寒证治。

词注：

①不得卧：内有痰饮，外有外感，故不得卧床休息。

笺注：久有内饮，又受外感寒邪，内饮外寒，以致咳逆不得卧，所以用小青龙汤温肺散寒，逐饮止咳。

选注：

赵以德：此首篇支饮之病也，以饮水，水性寒下应于肾，肾气上于肺，肺为之不利，肺主行营卫，肺不利则营卫受病，犹外感风寒心下有水证也，故亦用小青龙汤治之。

医案:

1.痰饮咳喘

胡某某,女72岁,市民。1972年2月14日初诊。

去年隆冬患感冒,方药杂投,外证解而咳喘,吐白沫痰,迄今未得全痊,避寒就温,格外小心,三日前,室内炉火至夜半熄灭,室内温度大减,下半夜即咳嗽,至天明未得安寐,咳吐白痰甚多,头痛,鼻寒,流清涕,周身啬啬恶寒,脉弦滑,舌淡苔薄白。证属寒邪外袭,引动宿饮,内外合邪,治以发散表寒,温化寒饮,方以小青龙汤加味。

处方:麻黄9克(先煎去沫),桂枝9克,干姜6克,甘草6克,杏仁9克,白芍6克,细辛3克,半夏12克,五味子6克,辛夷10克(包)。

上十味,以水三碗,先煮麻黄去沫,再加凉水一碗,下诸药,煮取一碗。药滓再以水二碗,微火煮取一碗,日分三次温服。

二诊:2月17日。患者依法煮服三剂,头痛已减大半,鼻气通,清涕已少,周身转温,恶寒已除,审其脉证均减,知其药已中的,原方再进二剂,观其所以,再与治法。

三诊:2月19日。服药二剂,外感之症尽解,咳吐白痰之宿疾,虽得温化,减而未除。虑其年岁已高,不可猛浪从事,况肺为贮痰之器,脾肾实为生痰之源,治之应宗"病痰饮者,当以温药和之"。所谓温药和之,若非温肾燠脾,又非其治也,宗金匮法。

处方:桂枝6克,云茯苓15克,干姜6克,细辛3克,五味子6克,半夏12克,大熟地30克,泽泻20克,苏子3克,甘草6克。

上十味,以水三碗,煮取一碗,药滓再以水三碗,煮取一碗,日分二次温服。

2.咳喘身肿

齐某某,女,60岁,市民,1976年4月16日初诊。

五年前患咳喘未得及时治疗,迄今不愈,每逢冬季,咳喘加重,甚则数月不敢出门,体质亦逐渐虚弱,近三个月以来,并周身浮肿,经常感冒、鼻塞、畏冷,常服扑热息痛片、百喘朋片、氨茶碱片,肿甚加服双氢克尿塞片,暂时缓解。近来胸闷、咳喘、痰鸣不得平卧,口淡乏味,心下痞满,不思饮食,六脉弦滑,舌胖大,苔白薄,根部厚腻。

肺脾肾三脏俱虚。肺气虚,宣肃无权;脾气虚,水湿泛运;肾气虚,州都不利,水湿泛溢于肌肤,充斥内外,上中下三焦一派虚寒弥漫痞塞之象,若非宣肺、运脾、温肾,其症何克有成,治宗《金匮要略》小青龙汤加味。

处方:麻黄10克(先煮去沫),桂枝10克,干姜9克,白芍10克,细辛6克,半夏12克,五味6克(打),杏仁10克,云茯苓20克,泽泻15克,炮附子10克,甘草6克,川朴6克。

上十三味,以水四碗,先煮麻黄五六沸,去渣,纳诸药煮取一碗,药滓再煮,取汁一碗,日分2次温服。

治疗经过:上药服三剂,身得微微汗出,鼻塞已通,畏冷已差,身肿减不足言。原方去麻黄续服,至4月28日,已断续服药七剂,肿势显消,胸脘显宽,食有香味,昼夜能平卧四五个小时,惟咳喘痰鸣减而不痰,原方去麻黄、桂枝加苏子、陈皮、炒莱菔子调治月余,诸症将瘥,后以金水六君煎法,十数日而能平卧休息。

按:

案1:胡姓,停饮宿疾,突然兼感寒邪而咳喘,治以小青龙汤,外以发散寒邪,内以温化寒饮,实属对的之方,治者加杏仁以宣降肺气,复加辛夷以开提肺窍,服药三剂而病将瘥,继进,外症尽解,而宿恙痰饮,又须缓缓调之,治者又宗《金匮》"病痰饮者,当以温药和之"之旨,温肾燠脾,缓治其本。

案2:齐姓,痰饮宿疾,经久未愈,肺、脾、肾三脏俱虚,以致水湿泛溢,形成咳喘身肿,方以小青龙汤化饮解表,方中加杏仁、川朴既能"化痰止咳"又可治其"逆气喘促",然而川朴更具"温中益气"以消"痰饮咳嗽"。加云苓、泽泻,健脾行水。炮附子一药,旨在燠然肾气,三焦气化成立而决渎自行,决渎行而咳喘身肿,必将全愈而无虞也,终以金水六君煎,缓缓调治而病愈。(取自《经方临证录》第 25 页至 29 页)

三十六、青龙汤下已①**,多唾**②**口燥,寸脉沉,尺脉微,手足厥逆,气从小腹上冲胸咽,手足痹,其面翕热如醉状**③**,因复下流阴股**④**,小便难,时复冒者,与茯苓桂枝五味甘草汤,治其气冲。**

提要:指出下焦阳虚服青龙后的变证并治法。

词注:

①下已:服青龙汤以后。

②唾:稠痰。

③面翕如醉状:面色红且热,如醉酒之状。

④下流阴股:冲气向下流到两腿的内侧。

笺注:服小青龙汤后,多唾口燥,乃寒饮将去之象。而此时又见少腹上冲,其面翕热如醉,此又为下焦阳虚,冲气上冲,这种冲气上冲,也因小青龙温散,下焦阳气虚弱,动其肾气,肾气动冲脉从之而动,气从少腹上冲胸咽,而热如醉。寸脉沉,尺脉微,手足厥冷,甚则手足麻痹。冲脉冲于上而昏冒,时而下流阴股而小便难,此时虽水饮与冲气并发但以冲气为重,故用苓桂五味甘草汤以治其气冲为重。

桂苓五味甘草汤方

茯苓四两,桂枝四两(去皮),甘草三两(炙),五味子半升。

上四味,以水八升,煮取三升,去滓,分温三服。

方解:

徐灵胎:此方五味子不与干姜同服,因服小青龙后,发泄已甚而气冲,故专以敛肺也。

三十七、冲气即低,而反更咳,胸满者,用桂苓五味甘草汤去桂,加干姜、细辛,以治其咳满。

提要:冲气已平,饮邪变动的治法。

笺注：前证因小青龙汤引发冲气，用上方冲气未平，而肺中隐伏之邪复动，反增咳嗽胸满，故去桂，加干姜，细辛散寒祛饮，以除咳满。

选注：

尤在泾：服前方冲气即低，而反更咳胸满者，下焦冲逆之气伏，而肺中伏匿之寒续出也。故去桂枝之辛而导气，加干姜、细辛之辛而入肺者，合茯苓五味甘草，消饮驱寒以泄满止咳也。

苓甘五味姜辛汤方

茯苓四两，甘草三两，干姜三两，细辛三两，五味子半升。

上五味，以水八升，煮取三升，去滓，温服半升，日三。

三十八、咳满即止，而更复渴，冲气复发者，以细辛、干姜为热药也。服之当遂渴，而渴反止者，为支饮也。支饮者法当冒，冒者必呕，呕者复内半夏以去其水。

提要：指出冲气与饮逆之别，并指出饮逆之治法。

笺注：咳而即止，是姜辛之功，复口渴而冲气复发，如因姜辛为热药而转为燥化，则口渴当不止，此为下焦冲气。而宜用苓桂五味甘草汤以治其冲。如服姜辛热药后反不渴，此为饮气上逆，而非下焦冲气，同时，支饮与冲气皆有时复冒证；惟冲气之冒不呕，饮气上逆之冒必兼呕吐，如此，当作支饮论治，故用苓甘五味姜辛汤再加半夏，以逐水饮而止呕逆。

桂苓五味甘草去桂加姜辛半夏汤方

茯苓四两，甘草三两，细辛二两，干姜二两，五味子、半夏各半升。

上六味，以水八升，煮取三升，去滓，温服半升，日三。

方解：陈修园：若渴即止，而冒与呕者，惟治其水饮。半夏一味，去水止呕，降逆，俱在其中，审其不渴，则用无不当也。

三十九、水去呕止，其人形肿者，加杏仁主之。其证应内麻黄，以其人逐痹，故不内之。若逆而内之者，必厥，所以然者，以其人血虚，麻黄发其阳故也。

提要：指出水去形肿的治法。

笺注：心下之水已去，故呕吐止，由于饮气补溢，故人形肿，应用麻黄发汗消肿，而寸脉沉，尺脉微，手足痹存在，若发汗用麻黄则违，因此用前方中加杏仁以利肺气而消肿。

苓甘五味加姜辛半夏杏仁汤方

茯苓四两，甘草三两，五味半升，干姜三两，细辛三两，半夏半升，杏仁半升（去皮尖）。

上七味，以水一斗，煮取三升，去滓，温服半升，日三。

四十、若面热如醉，此为胃热上冲熏其面，加大黄以利之。

提要：水饮挟热的治法。

笺注：前证悉具而又兼有面热如醉之状，本节面热如醉与三十六节的翕热如醉不同，前因冲气病发于下，故用桂枝五味以摄纳下焦之虚阳。此属胃中之热上冲，故加大黄双利其胃热。虚实之分，必当注意。

苓甘五味加姜辛半杏大黄汤方

茯苓四两，甘草三两，五味半升，干姜三两，细辛三两，半夏半升，杏仁半升，大黄三两。

上八味，以水一斗，煮取三升，去滓，温服半升，日三。

选注：

《金匮要略论注》：面属阳明，胃气盛则面热如醉，是胃气之热上熏之也，既不饮酒而如醉，其热势不可当，故加大黄以利之，虽有姜辛之热，各自为功，而无防矣。

医案：《橘窗书影》云：和泉屋清兵工之母，年五十余，曾下血过多，以后面色青惨，唇色淡白，四肢浮肿，胸中动悸，短气不能步行，时下血，余与六君子汤加香附子，加川朴，兼用铁砂丸（铁砂、干漆、莎草、苍术、厚朴、陈皮、甘草）下血止，水气亦减，然血泽不能复常。秋冬之交，咳嗽胸满减，浮肿忽消散，余持此案治水肿数人，故证以亦示后学（摘自《金匮要略今释·四卷》245页）。

四十一、先渴后呕,为水停心下,此属饮家,小半夏加茯苓汤主之。

提要:续论痰饮之治。

笺注:饮有新久不同,此方先渴后呕,可知从无呕吐证,而忽于口渴饮水后见到呕吐,此呕属于停饮无疑,但此为暂时性的伤饮,故用小半夏加茯苓汤行水止呕。

选注:

尤在泾:先渴后呕者,本无呕病,因渴饮水,水多不下而上逆也,故曰此属饮家。小半夏止呕降逆,加茯苓去其停水,盖始虽喝而终为饮,但当治饮而不必治其渴也。

结 语

本篇痰饮、咳嗽并提,实则以痰饮为主,咳嗽是痰饮部分病情,不包括其他咳嗽。

痰饮之因,多为脾不散精,有肺失通调者,亦有肾不摄水者等,而主要在脾阳不运与肾阳不化,所以治疗当以"温药和之"。

痰饮可分四类:痰饮、悬饮、溢饮、支饮。

痰饮在于肠胃;悬饮在胁下;溢饮在体表;支饮在胸膈。四者可互为影响、互为关联。

痰饮病,有上下内外之分。治法有发汗、攻下、利小便之别。如饮溢于表,可用大小青龙汤发汗。留饮在里,可用甘遂半夏汤、十枣汤攻下。饮迫于上,可用小青龙汤、苓甘五味姜辛汤升降。饮阻于下,可用五苓散利小便。而苓桂术甘汤、肾气丸健脾温肾,尤为诸饮之本之图。此外,痰饮久留,每每虚实错杂,如木防己汤、木防己去石膏加茯苓芒硝汤即为此而设。

消渴小便利淋病脉证并治第十三

一、厥阴之为病,消渴①,气上冲心,心中疼热,饮而不欲食,食即吐②,下之不肯止。

提要:厥阴病的消渴,不可用下法。

词注:

①消渴:渴饮无度之意。

②蚘:即蛔虫。

笺注:厥阴病大多表现两种类型,一为厥和热相互胜变,一为寒热错杂。本条属上热下寒,消渴是内热灼津所致。足厥阴经抵小腹挟胃,逆则气上冲心,热邪在上则心中疼热,胃寒不能消化食物,食而易吐。不可用下法以伤胃气。

二、寸口脉浮而迟,浮即为虚,迟即为劳;虚则卫气不足,劳则营气竭。

提要:说明虚劳病,营卫俱虚。

笺注:浮而无力为虚,乃阳虚气浮,迟不是寒,是营阴不足,浮而无力,按之兼迟,即为虚劳之证,故主营卫俱虚。

选注:

金鉴:此条当在虚劳篇中,错简在此,寸口通指左右三部而言也,浮而有力为风,浮而无力为虚,按之兼迟,即为虚劳之证,故主卫外荣内虚极也。

三、趺阳脉浮而数,浮即为气①,数即消谷②而大坚;气盛则溲数,溲数即坚,坚数相搏,即为消渴③。

提要:中消病之因与脉。

词注:

①浮即为气:趺阳脉浮,是胃中热气熏蒸,故云浮即为气。

— 163 —

②数即为消谷：趺阳脉数，是热结于中，即所谓消谷，《灵枢·师传篇》中"胃中热则消谷"。

③消渴：外台古今录验"消渴有三：一、消渴引水多，小便数，有脂似麸片甘者，皆是消渴之病也。二、吃食多，不甚渴，小便少，似有油而数者，此消中病也。三、渴饮水不能多，但腿肿，脚先瘦小，阴痿弱，数小便者，此肾消病也，本条所指，即后世所说的中消和第一节的消渴不同。

笺注：趺阳候胃，胃脉浮盛，按之而数，为胃热盛，热盛故善消谷，由于火盛消谷，水分偏渗，故小便数而大便坚，热盛伤津，胃无津液，则成为消渴。

按：趺阳胃脉也。内经：三阳结为之消，胃与大肠谓之三阳，以其热结于中，则脉浮而数。内经又曰：中热则胃中消谷，是数为中热，即消谷也。气盛，热气盛也，消谷热盛，则水偏渗于膀胱，故小便数而大便硬，胃无津液则成中消矣，此中消脉也。

四、男子①消渴，小便反多，以饮一斗，小便一斗，肾气丸主之。

提要：下焦虚寒，下消证治。

词注：

①男子：此证多由于房劳引发，故冠于男子。

笺注：本条是下消证，惟下消寒热均有，因肾为水火之脏，饮一溲一，是肾阳虚不能化水可知，故用肾气丸，从阴中温化肾阳，使肾阳能蒸化水气，上升而为津液，不致有降无升。如此则消渴和小便不利证的症候，自可消除。

选注：

程云来：小便多则消渴。经曰：饮一溲二者不治，今饮一溲一，故以肾气丸治之，肾中之动气，即水中之命火，下焦肾中之火，蒸其水之精气，达于上焦，若肺中清肃，如云升雨降，则水精四布，五经并行，自无消渴之患。今其人必摄养失职，肾水衰竭，龙雷之火不安于下，但炎于上都刑肺金，肺热叶焦，则消渴引饮，其饮入于胃，游溢渗出,下无火化,直入膀胱,则饮一斗溺以一斗也,故用桂附肾气丸,助真火蒸化,上升津液,何消渴之有哉。

五、脉浮,小便不利,微热消渴者,宜利小便发汗^①,五苓散主之。

提要:外有表热,内有停水之消渴治法。

词注:

①发汗:五苓散具有发汗和利小便作用,不是说此方有发汗或利小便二种治疗方法。

笺注:上节是肾阳虚,不能化水,以致小便多而口渴,所以治法一以肾气丸温肾化水,一以五苓散外解表邪,内消水气。

选注:

周禹载:若脉浮者,表未解也,饮水多而小便少者,谓之消渴,里热甚也,微热消渴者,热未成实,上焦躁也,与是药生津液和表里。

六、渴欲饮水,水入则吐者,名曰水逆^①,五苓散主之。

提要:指出消渴水饮内盛的证治。

词注:

①水逆:饮水则吐,为之水逆。

笺注:胃有停水,里热不甚,水入不能消化,则上逆而吐,故以宜五苓散,以去其停水。

选注:

李文:内有积水,故水入格拒而上吐,名曰水逆,五苓散利水,故主之。

金鉴:渴欲饮水,水入即吐,名曰水逆者,是里热微水邪盛也,故以五苓散利水而止吐也。

七、渴欲饮水不止者,文蛤散主之。

提要:指出消渴非停水为患的证治。

笺注:渴欲饮水,水入不能消其热,而转为热所消,故渴饮不止,但未有停水与小便不利的证状,用文蛤散的目的在于咸凉润下生津止渴。

选注：

金鉴：渴欲饮水，而不吐水，非水邪盛也，不口干舌燥，非热邪盛也，惟引饮不止，故以文蛤一味，不寒不温，不清不利，专意以生津止渴也。

文蛤散方

文蛤五两

上一味，杵为散，以沸汤五合，和服方寸匕。

方解：

文蛤即海蛤，不寒不温，不清不利，功专生津止渴，惟本方，在伤寒论中治"意欲饮水，反不渴"。与本证不同，可参考伤寒论太阳篇。

八、淋之为病，小便如粟状^①，小腹^②弦急，痛引脐中。

提要：指出淋病的症状。

词注：

①如粟状：小便色白如米屑状。

②小腹：脐以下为小腹。

笺注：小腹疼痛，牵引脐中，乃肾脏方损，膀胱气化失职，小便为火热所灼，结成固体物状，如粟米梗阻不利，因而形成淋病。

选注：

金鉴：小便不利及淋病，皆或有少腹弦急，痛引脐中之证，然小便不利者，水道涩少而不痛，淋则溲数水道涩少而痛，有不同也。小便溺出，状如粟米者，即今之所谓石淋也。

九、趺阳脉数，胃中有热，即消谷引食^①，大便必坚，小便即数。

提要：此节是接三节之后，继续指出中消证的病理情况。

词注：

①消谷饮食：中消乃胃中热善消谷及饮食。

笺注：本节继续说明了第三节"大便坚，小便数"的病变情况，而义更明显。又，本节和第三节皆是胃热气盛的消中证。

选注：

尤在泾：胃中有热，消谷引食，即后世所谓消谷善饥，为中焦是也。胃热则液干，故大便坚，便坚则水液独走前阴，故小便数，亦即前条消谷便坚之症，而列于淋病之下，疑错简也。

十、淋家不可发汗，发汗则必便血①。

提要：淋家禁发汗。

词注：

①便血：指小便出血。

笺注：淋病本为膀胱蓄热，如再发汗，汗血同源，逼血妄行，也会出现小便出血之证。

赵以德：淋者，膀胱与肾病热也，肾为阴，阴血已不足，若更发汗，则动其营，营动则血泻也。

十一、小便不利者，有水气①，其人若渴②，栝蒌瞿麦丸主之。

提要：指出下焦阳虚，水气内停的小便不利证和治法。

词注：

①水气：病名，见水气篇。

②若渴：若字，当作苦字讲，苦渴：欲常常欲饮水。

笺注：下焦阳气虚冷水气不化之证，小便不利是水寒偏结于下。口中苦渴，是燥火独聚于上，上焦之炎，非滋不熄，下焦之寒，非暖不消，栝蒌瞿麦丸是寒润辛温，并行不悖的方剂，与前肾气丸有相似之处，可互为参考。

栝蒌瞿丸方

栝蒌根二两，茯苓三两，山药三两，附子一枚（炮），瞿麦一两。

上五味，末之，炼蜜丸，梧子大，饮服三丸，日三服，不知，增之七八丸，以小便利，腹中温为知。

方解：

薯蓣（山药）
栝蒌根（天花粉）｝生津止渴
附子——助阳
茯苓、瞿麦——利水气……

助阳利水、生津止渴

方后云："小便利，腹中温"为知，可知本方是治水肿腹冷小便不利之证。

选注：

尤在泾："此下焦阳衰气冷而水气不行之证，故以附子益阳气，云苓、瞿麦行水气，观方后腹中温为知，可以推矣。

十二、小便不利，蒲灰散主之；滑石白鱼散、茯苓戎盐汤并主之。

提要：小便不利的三种治法。

笺注：本节只说"小便不利"并无其他症状，所以举出三方，以便临床应用。

小便不利｛湿热所致者——蒲灰散——清热利湿
水气兼瘀者——滑石白鱼散——利水清瘀
脾虚湿盛者——茯苓戎盐汤——健脾利水

蒲灰散方

蒲灰七分，滑石三分。

上二味，杵为散，饮服方寸匕，日三服。

滑石白鱼散方

滑石二分，乱发二分（烧），白鱼二分。

上三味，杵为散，饮服方寸匕，日三服。

茯苓戎盐汤方

茯苓半斤，白术二两，戎盐弹丸大一枚。

上三味，先将茯苓，白术煎成，入戎盐再煎，分温三服。

方解：蒲灰散：蒲灰即蒲席烧灰，能去湿热，利小便，兼能补虚。

十三、渴欲饮水，口干舌燥者，白虎加人参汤主之。

提要：消渴由于热盛伤津。

笺注：口干舌燥，渴欲饮水，是肺胃热盛伤津之候，故用白虎加人参汤，清热生津以止口中渴。

选注：

尤在泾：此肺胃热盛伤津，故以白虎清热，人参生津止渴，盖即所谓上消膈消之证，疑亦错简于此也。

十四、脉浮发热，渴欲饮水，小便不利者，猪苓汤主之。

提要：水与热结，小便不利之治法。

笺注：脉浮发热，渴欲饮水，小便不利，是水热互结，气不化津之候，故用猪苓汤利水润燥，水热去，口渴自止。

五苓散证		表气郁遏，小便不利。		表里分消。
猪苓汤证	脉浮发热	热伤阴分，小便不利。	治法	滋阴利水。

猪苓汤方

猪苓（去皮），茯苓，阿胶，滑石，泽泻各一两。

上五味，以水四升，先煮四味，取二升，去滓，内胶烊化，温服七合，日三服。

结　语

消渴病，一者胃热，二者肾虚，三者肺胃津伤。

至于治疗，肾气丸补肾温阳，主治下消。白虎加人参汤，主治上焦清热生津。其他有论无方。

小便不利，由于气化不行，用五苓散。水湿互结者用猪苓汤。二者之间，一主辛温化气，一主清热滋阴。二者可互为应用。肾阳不足，下有水气，上有燥热，可用栝蒌瞿麦丸，滋燥利水，温阳兼顾，前人认为是肾气丸的变法。假如由于瘀血挟热者，可用蒲灰散，滑石白鱼散，化瘀利窍泄热。脾肾两者，而挟湿者，可用茯苓戎盐汤，温肾健脾渗湿。以上方剂，大部分亦可用于淋病，只要病机相同，异病可以同治。

水气病脉证并治第十四

一、师曰:病有风水、有皮水、有正水、有石水、有黄汗。风水,其脉自浮,外证骨节疼痛,恶风;皮水,其脉亦浮,外证胕肿①,按之没指,不恶风,其腹如鼓,不渴,当发其汗;正水,其脉沉迟,外证自喘;石水,其脉自沉,外证腹满不喘;黄汗,其脉沉迟,身发热,胸满,四肢头面肿,久不愈,必致痈脓。

提要:总论水气病的症候,并指出风水与皮水及黄汗的转归。

词注:

①胕肿:即浮肿。素问·水热穴论:"上下溢于皮肤,故为胕肿,胕肿者,聚水而成病也。

笺注:风水由表邪引起,所以脉浮,骨节疼痛,恶风。皮水与风水相类,属表,由水气滞留皮肤,脉亦浮,不渴。风水与皮水,皆当发其汗。正水为肾阳不足,水气停蓄,脉沉迟,肾阳不能化水,水气上逆于肺,故"外证自喘。"石水乃阴寒之气凝结于下焦,脉亦沉,外证为腹满而喘。

正水
石水 } 脉沉、腹满身肿 { 喘
不喘

黄汗:水热互结、郁结、发热、胸满,四肢头面肿,脉沉迟。湿热日久,营卫不通,必致发生"痈脓"。

黄汗 { 身肿,水热互结——只是汗出而黄,不汗不黄
身肿,水气——全身不黄,两目正常不黄—— } 异

选注:金鉴:风水、得之内有水气,外感风邪。皮水,得之内有水气,皮受湿邪。其邪俱在外,故均脉浮,皆当从汗从散而解也。正水、水之在上病也;石水,水之在下病也。其邪均在内,故均脉沉迟,皆当从下从温解也。

二、脉浮而洪,浮则为风,洪则为气。风气相搏,风强则为隐疹①,身体为痒,痒为泄风②,久为痂癞③,气强则为水,难以俯仰。风气相击,身体洪肿④,汗出乃愈,恶风则虚,此为风水;不恶风者,小便通利,上焦有寒,其口多涎,此为黄汗⑤。

提要:继续指出风水的起因,脉证与治法。

词注:

①隐疹:即瘾疹,即身上发疹子,初起如蛟咬,烦痒异常,搔之随手而起,甚则偏身痒痛。

②泄风:谓身体痒多汗,是风邪欲外出的现象,所以称为泄风,属癞的初起证状。

③痂癞:指结痂的癞病,症状是眉发稀少,身上有疮而腥臭。

④洪肿:周身都浮肿,是很严重的意思。

⑤此为黄汗:这四字是多余的。

笺注:脉浮为风邪,脉洪为气盛,"风气相搏"是风与气不相上下。如风比气强,则风侵入血分而为隐疹"身体为痒"是风邪向外,所以称为"泄风"久久不愈则成痂癞,那就不属于水病了。如果气比风强,则风为气束缚,不得泄于皮肤,两相搏击,因而形成水病,以致身体红肿,难以俯仰,如汗出则与气俱去,所以说汗出则愈。

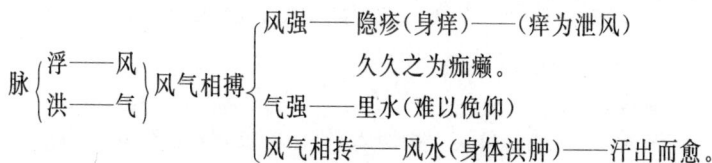

$$\text{脉}\begin{cases}\text{浮——风}\\\text{洪——气}\end{cases}\text{风气相搏}\begin{cases}\text{风强——隐疹(身痒)——(痒为泄风)}\\\quad\text{久久之为痂癞。}\\\text{气强——里水(难以俯仰)}\\\text{风气相抟——风水(身体洪肿)——汗出而愈。}\end{cases}$$

恶风,是风家本证,既汗而乃恶风,是阳虚征象,所以下文说"恶风则虚"。若"不恶风,小便通利",既不是阳虚,也不是风水证候,由于上焦有寒,不能约束津液,所以其口多涎,"此为黄汗"四字,金鉴认为是衍文,当删为是。

选注:

尤在泾:风、天之气。气,人之气,是皆失其和者也,风水之疾,其状与黄汗相似,以恶风者为风水,不恶风者为黄汗,而风水之脉浮,黄汗之脉沉,更不比言也。

三、寸口脉沉滑者,中有水气,面目肿大,有热,名曰风水。视人之目窠①上微拥②,如蚕新卧起状③,其颈脉动④,时时咳,按其手足上,陷而不起者,风水。

提要:指出风水证发展到重阶段的脉证。

词注:

①目裹:灵枢作"目窠"即目胞。

②微拥:即微肿。

③新卧起状:病人眼眶上隆起微微之肿,好像睡眠后刚起来的样子。

④颈脉动:即人迎穴处动重。

笔注:风水的脉象,首节言脉浮,次节言浮洪,本节又言沉滑,这是风水病逐步发展的不同脉候。风水初起,因有外邪,脉必自浮,如进一步发展,水与热抟,脉变浮洪,更重则肿势渐剧,脉转沉滑,恐后人见脉沉而误诊为正水,所以提出"有热"二字,说明这是阳证,名曰"风水"。

更要事先知道,见病人眼胞微肿,"颈脉动,时时咳"这便是水气上壅和水渍于肺的表现,并重按病人手足凹而不起,这便是风水病正在发展阶段,应该早期治疗。

选注:

程云来:沉者就下之性,滑者流衍之象,故沉滑者中有水也,面肿曰风,风郁于经则热,故面胕肿大有热,名曰风水。内经曰:诸有水者,微肿先见于目下也,水者阴也,目下亦阴也,腹者至阴之实质性居,故水在腹者必使目下肿也。颈脉人迎脉也,水邪上干则颈脉动,水之本在肾,水在标在肺,故时时咳也,风水转于手足胕属肌肉之间,按而散之,猝不能聚,故下陷而不起也。

四、太阳病,脉浮而紧,法当骨节疼痛,反不疼,身体反重而痠,其人不渴,汗出即愈,此为风水。恶寒者,此为极虚,发汗得之。渴而不恶寒者,此为皮水。

身肿而冷,状如周痹^①,胸中窒,不能食,反聚痛,暮躁不得眠,此为黄汗,痛在骨节。

咳而喘,不渴者,此为脾胀^②,其状如肿,发汗即愈。然诸病此者,渴而下利,小便数者,皆不可发汗。

提要:再论水气病的脉证,并概括了黄汗、风水、皮水和肺胀的治法和相类之证的辨别。

词注:

①周痹:病名,病在血中,上下游行,周身尽痛。

②脾胀:诸注"肺胀"为是。

笺注:太阳病则脉紧身痛,有湿则脉濡身重,有风则脉浮体酸。现在脉浮而骨节不痛,身体反重而酸,可知不是伤寒。乃风水之候,风水在表,汗出而愈。然必气盛而体实者才可发汗而愈。不然则表益虚,风水虽解,而恶寒转甚,故曰:"恶寒者,此为虚极发汗得之"。

皮水比风水较深,故渴而不恶寒,身肿而冷,状如周痹,周痹寒湿痹其阳,皮水为水气淫于肤也,这是皮水证候。

"胸中窒,不能食",是寒湿停于膈上,胃气不振所致。"聚痛"指疼痛趋于关节,即下文"痛在骨节"之义。"暮躁不得眠"是热为寒郁而寒甚于暮的缘故。寒湿外淫,流于关节,湿热互结,因而形成黄汗。故曰"此为黄汗,疼在骨节"。此段是说明黄汗的证候。

"咳而喘,不渴",为水寒在肺,此属肺胀。证如水肿,而又属新感,故曰:"发汗即愈,此指肺胀症候和治法"。

虽然水气诸病,应当发汗,假如其人渴而下利,小便频数,是津液已伤,故不可发汗。

前条说风水"骨节疼痛"本条骨节"反不疼,身体反重而酸",原因在于前是风与水合而为痛,湿流关节,则骨节疼痛;后者是水气浸润于肌肤,所以身体酸痛。病势在外未入里,故"当发其汗"。此是水气入里,所以口渴,此时不当发汗而当利水。

五、里水^①者,一身面目黄肿^②,其脉沉,小便不利,故令病水。假如小便自利,此亡津液,故令渴也,越婢加术汤主之。

提要:指出皮水证治。

词注:

①里水:应作"皮水",脉经注:"一云皮水"可知"里水"皮水之误。

②黄肿:当作"洪肿"。

笺注:一身面目洪肿,而脉沉,知水气内盛,泛溢于皮肤所致,小便不利,口渴,是水病本证。假如小便利,口渴乃亡津液,非越婢汤证,许多注家认为应在"故令病水"句之下为是。

这里的"脉沉"是沉而有力,水气内盛,如理解为里水,或少阴,越婢汤则难于使用了。

六、趺阳脉当伏,今反紧,本自有寒,疝瘕^①,腹中痛,医反下之,下之即胸满短气。

趺阳脉当伏,今反数,本自有热,消谷,小便数,今反不利,此欲作水。

提要:水气病的发生,与宿疾有关,当审辨之。

词注:

①疝瘕:疝是睾丸连少腹急痛。瘕是腹中积块,或聚或散,没有定形定处。

笺注:趺阳是胃脉,水气之病是由于脾胃阳虚引起,所以其脉当伏,今反紧,是因腹内有寒疝、癥瘕等。以理当温。而下之阳气重伤,所以发生胸闷、气短。

趺阳脉紧 { 寒疝 / 癥瘕 / 腹中痛 } 下后阳气重伤——胸满短气

趺阳脉应伏而反数,说明胃中有热,有热有宿,当消谷利小便。

今反小便不利,水之内积,久而欲作水气。

以上两节,说明水气病的发生,与宿疾有关,寒则伤阳,热则作阴,但不论阳伤与阴伤,均可导致水气病的发生,临证当细辨之。

七、寸口脉浮而迟,浮脉则热,迟脉则潜①**,热潜相搏,名曰沉**②**。趺阳脉浮而数,浮脉即热,数脉即止**③**,热止相搏,名曰伏**④**。沉伏相搏,名曰水。沉则脉络虚,伏则小便难,虚难相搏,水走皮肤,即为水矣。**

提要:论正水形成之原因。

词注:

①潜:潜藏之意。

②沉:沉而不举之意。

③止:伏止之意。

④伏:是沉伏。

笺注:本条寸口、趺阳合诊。"浮迟""浮数"是言其脉象,"热潜""热止"乃论其病理;"沉"与"伏"非指脉象,而是论病之机理。《素问·水热穴论》谓水之"本在肾,其末在肿",而肾为胃之关,故水病除与肾、三焦、膀胱有关外,无有不责之于肺胃者。此肺脉浮而迟,则浮为肺气不降,而现上热;迟为营血虚,不能升达而沉伏,故络脉虚,见证多为身冷无汗。胃脉浮而数,则浮为胃有热邪,热缘热盛气滞,不能通降,以至决渎不行,热止于中,阳气不化而小便难。水停气滞,升降失调,三焦紊乱,则水湿乘络脉之虚,逆窜于皮肤而发为水气之病。

选注:

《金匮悬解》:搏者合也。水病原于下寒,今阳气伏上于上而不下交,阴气沉潜于下而不上交,则水寒不能化气,而水道病塞,络脉空虚,积水无下泄之路,盛满莫容,则避实而走虚,游溢经络,而浸淫于皮肤,必然之势也。

八、寸口脉弦而紧,弦则卫气不行,即恶寒,水不沾流①**,走于肠间。**

提要:水气的形成与卫气和肾阳有关。

词注：

①沾流：水不能循常道流行，沾，音添，水名，源出于山西壶关东南，水流至河南汤阴县西南入淇水。《说文》云：沾，一日益也，义同添。

笺注：寸口主卫气，寸口脉弦而紧，则为寒气外束，阳气被郁，则不能化水；肺气不利，则不能通调水道，下输膀胱，谷来自水谷的津液，不能随气运行，因而潴留肠间，所以形成水气。

九、少阴脉①紧而沉，紧则为痛，沉则为水，小便即难。

脉得诸沉，当责有水，身体肿重。水病脉出②者死。

提要：上段论水气病的形成与卫气肾阳有关。此段是从脉候上判断水病之予后。

词注：

①少阴脉：即太谿脉，《灵枢·本输篇》"肾脉主于太豁，主候肾病，即在足内踝后五分太谿穴上的动脉。

②脉出：指脉暴出而无根。

笺注：沉脉不尽属水，水病不尽脉沉，大凡阴寒内盛之证，脉象多沉，水病脉多沉伏，因为水在皮肤，脉络受压，营卫运行受阻故而，水气病，通过治疗，肿势渐消，脉象逐渐调和，这是正常之象，如果脉势未消，突然出现盛大无根之脉，是阴盛于内，阳越于外，阴阳绝离之象，故多予后不良。

临床上要注意区别脉浮与脉出。

$$
\text{脉} \begin{cases} \text{浮——上盛下弱} \begin{cases} \text{轻按即得} \\ \text{重按而弱} \end{cases} \text{多主表} \\ \text{出——盛大无根} \begin{cases} \text{轻按有脉} \\ \text{重按则散} \end{cases} \text{真气焕散} \end{cases}
$$

选注：

黄元御：脉得诸沉，阴旺水寒不能化气，当责有水，水溢皮肤，身体肿重，是其证也，水病脉沉，若脉出者，无根下断，升浮无归，决当死也。

十、夫水病人，目下有卧蚕^①，面目鲜泽，脉伏，其人消渴。病水腹大，小便不利，其脉沉绝^②者，有水，可下之。

提要：水病可下之脉证。

词注：

①目下有卧蚕：形容眼胞肿，象有蚕躺在上面一样。

②脉沉绝：脉沉尤甚，并不是真正欲绝。

笺注：目下微肿，形如卧蚕，面目鲜泽脉伏，是皮肤有水，营卫受阻所致。消渴是阳气被郁，因郁而生热，始因为水病生消渴，继因消渴而益病水。其脉沉绝，是脉象的沉伏，脉伏腹大而又小便不利，是里水已成，故可下也。

选注：

何报之：内水腹大，小便不利，脉沉甚，可下之，十枣汤、竣川饮、神祐丸、禹功散、舟车丸之类，盖水可以从小便利，亦可从大便泻也。

金鉴：腹者至阴脾也，故病水必腹大也。水蓄于内，故小便不利，其脉沉绝，即伏脉也，脉伏腹大，小便不利，里水已成，故可下之，十枣神佑之类，酌而用之可也。

十一、问曰：病下利后，渴饮水，小便不利，腹满因肿^①者，何也？答曰：此法当病水，若小便自利及汗出者，自当愈。

提要：论病下利后形成水气病的病理情况。

词注：

①因肿：当作阴肿，指阴囊水肿。

笺注：患者下利后，津液亏耗，故渴欲饮水，如果脾土虚不能制水，小便不利，则水无由出路，这是水气病的先兆。如果小便自利，则水从下泄，虽多饮亦不病水，故知道病当愈。

选注：

尤在泾：下利后，阴亡无液，故渴欲饮水，而土虚无气，不能制水,则又小便不利,腹满因肿,知其将聚水为病矣。若小便利则从下通,汗出则从外泄,水虽然聚而施行,故病当愈。然则所以汗与利者,内气复而机自行也,岂辛散淡渗所能强责哉!

十二、心水者,其身重而少气,不得卧,烦而燥,其人阴肿;

十三、肝水者,其腹大,不能自转侧,胁下腹痛,时时津液微生,小便续通;

十四、肺水者,其身肿,小便难,时时鸭溏;

十五、脾水者,其腹大,四肢苦重,津液不生,但苦少气,小便难;

十六、肾水者,其腹大,脐肿腰痛,不得溺,阴下湿如牛鼻上汗,其足逆冷,面反瘦。

提要:指出水气波及五脏,所反映出来的不同证候。

笺注:水气凌心,心阳被困,所以身重少气,烦躁不得卧,阳虚不能下交于阴,则阴气不化,所以前阴浮肿。

肝气的部位在胁下,水气凌肝,不但在胁下,同时也波及到脾部位,所以"腹大,不能自转侧,胁下腹痛"。肝主疏泄,水液随之上下,所以"时时津液微生,小便续通"。

肺主气,治节一身,病水则失其统御之权,故身肿,无气以化水,则小便难,常常水粪夹杂而下,形如鸭子的大便。

脾主腹,气行于四肢,病水则腹大,四肢苦重,脾虚不能为胃行其津液,所以津液不生,而且感到气短,小便困难。

身半以下,肾气主之,水在肾,则腰痛,脐肿、腹大,不得溺,阴下湿如牛鼻上汗,下焦阴盛而阴气不治,故手足逆冷,阴盛于下,阳衰于上,故面反瘦。

十七、师曰:诸有水者,腰以下肿,当利小便;腰以上肿,当发汗乃愈。

提要:水气病,在上在下的治法。

笺注:水气病者,当治上下分消,腰以下属阴属里,当利小便,亦"洁净府"治法。腰以上属阳属表,当发其汗,亦"开鬼门"法。

选注：

金鉴：诸有水者，谓诸水病也，治诸水之病，当知表里上下分消之法，腰以上肿者水在外，当发其汗则愈，越婢青龙等证也，腰以下肿者水在下，当利小便则愈，五苓猪苓等汤证也。

十八、师曰：寸口脉沉而迟，沉则为水，迟则为寒，寒水相搏。趺阳脉伏，水谷不化，脾气衰则鹜溏，胃气衰则身肿。少阳脉卑①，少阴脉细，男子则小便不利，妇人则经水不通；经为血，血不利则为水，名曰血分。

提要：合诊寸口，趺阳、少阳、少阴，以论述到血分病理情况。

词注：

①少阳脉卑：少阳脉在足外踝阳跷脉之前，卑：王宝泰说：按之沉而无力，故为卑也。

笺注：寸口为阳，脉沉而迟见于寸口，是阳气为水寒之气所遏，以致水气泛溢而形成水肿。

趺阳是阳明胃经之脉，胃主纳谷，脾主运化，趺阳脉伏，脾胃衰弱，运化失调，形成鹜泻。或土不制水，形成水肿。

少阳脉主候三焦之气，今少阳脉无力，决渎无权，故男子则小便不利。少阳之脉，发之于肾，肾之脉又与冲脉并行，冲为血海，今少阳脉弱，寒气客于胞中，故女子经水不通，经的来源是血，血不通利化而为水，形成水病，故名为血分。

选注：

尤在泾：此合诊寸口趺阳，而知寒水胜而胃阳不利也。胃阳不利，则水谷不化，水谷不化则脾胃俱衰。脾气主湿，故衰则鹜溏。胃气主表，衰则身肿也。少阳者生气也，少阴者地道也，而俱受于脾胃，脾胃衰，则少阳脉卑生气不荣，少阴脉细而地道不通，男子则小便不利，妇人则经血不通，而其所以然者，则皆阳气不利，阴气乃结之故，曰血分者，谓虽病于水，而实出于血也。

十九、问曰：病者苦水①，面目身体四肢皆肿，小便不利，脉之，不言水,反言胸中痛,气上冲咽,状如炙肉②,当微咳喘,审如师言,其脉何类?

师曰:寸口沉而紧,沉为水,紧为寒,沉紧相搏,结在关元③,始时尚微,年盛不觉,阳衰之后,营卫相干,阳损阴盛,结寒微动,肾气上冲,喉咽塞噎,胁下急痛。医以为留饮而大下之,气击不去,其病不除。后重吐之,胃家虚烦,咽燥欲饮水,小便不利,水谷不化,面目手足浮肿。又与葶苈丸下水,当时如小差,食饮过度,肿复如前,胸胁苦痛,象若奔豚,其水扬溢,则浮咳喘逆。当先攻击冲气,令止,乃治咳;咳止,其喘自差。先治新病,病当在后。

提要:举例说明治疗水气病,必须根据先后缓急的原则。

词注:

①苦水:病人为水病所苦。

②炙肉:烤熟的肉片。

③关元:这里是指下焦。

笺注:寸口脉沉紧,沉主有水,紧为寒邪,即沉而紧,是水寒结在下焦关元穴部位。初起时水寒之结较轻,而人在少壮之时,对于这个病没有什么感觉,到了中年或老龄之季,阳气渐衰,营卫流行不畅,此时水寒之结,乘阳之衰挟肾气而上冲,乃有咽喉塞噎,胁下急痛等证而发,在这个时候,如果用温肾泻寒的方法治疗,则病无不愈。而医者误认为是留饮,用十枣等汤大下其水,而诛伐无过。这样一用,不但上逆之冲气不降,又改用吐法,反而益虚其胃,以致发生虚烦咽燥欲饮水等证。阳虚无权,小便不利,胃虚及脾,水谷不化,水气日盛,面目手足浮肿。医者见其浮肿,又用葶苈大下其水,虽一时水去,而脾胃的虚损未复,饮食过度,复肿如前,上之冲逆,胸胁苦痛,状如奔豚,水气扬溢,则必然更要发生咳喘上逆证候。总之:此病先有积水,继则冲逆,浮肿咳嗽等,是当先用苓桂味甘之类治其冲气,冲气得平,再治其咳,咳止喘当自差,最后乃治其水肿本病。因冲气喘咳,皆是新病,在新病比较当中,又以冲气为急,所以先治中气,此即本书第一篇"先治卒病,后治痼疾"的意思,病当在后的"病"字,是指水肿病而言。

原按:本节主要精神,在于指出冲气与水气并发,应该先治冲气,因为冲气较水气为急。同时也可以理解新病与宿疾并发,应该先治新病,此即标本缓急之意。又本节与支饮服小龙汤后,发生冲气的治法,完全相同,可以参合研究。

二十、风水,脉浮身重,汗出恶风者,防己黄芪汤主之。腹痛加芍药。

提要:指出风水汗出表虚的证治。

笺注:脉浮为风,身重为水,汗出恶风是表虚不固,营卫不和的症候,故用防己黄芪汤调和营卫,扶表利水,腹痛者为阴结,故加芍以破阴结,则腹痛自止。

选注:

金鉴:风水之病,外风内水也,脉浮恶风者风也,身重者水也,汗出表虚,故用防己黄芪汤固表以散风水也。若腹痛加芍药以调中也。

防己黄芪汤方

防己一两,黄芪一两一分,白术三分,甘草半两

右锉,每服五钱匕,生姜四片,枣一枚,水盏半,煎取八分,去滓,温服,良久再服。

方解:

本方由防己、黄芪、白术、甘草、姜、枣组成,以防己利水,白术健脾利湿,黄芪扶表,甘草、姜、枣补中和营卫,总的作用在于益气行湿。

二十一、风水恶风,一身悉肿,脉浮不渴,续自汗出,无大热,越婢汤主之。

提要:指出风水外有水气,内挟热邪的治法。

笺注:风水因于风邪,故怕风,水溢皮肤所以一身患肿,风水相

搏,内热壅之,故脉浮而续自汗出,无大热由于续自汗出,非表虚汗出可比,故用越婢汤发越水气,兼清里热也。

选注:

徐忠可:上节身肿则湿多,此一身悉肿则风多,风多气多,热亦多,且属急风,故欲以猛剂以铲之。

越婢汤方

麻黄六两,石膏半斤,生姜三两,大枣十五枚,甘草二两。

上五味,以水六升,先煮麻黄,去上沫,内诸药,煮取三升,分温三服。恶风者加附子一枚,炮。风水加术四两。

恶风、脉浮或渴——感受风邪 ⎤
一身悉肿——水溢皮肤 ⎢
续自汗出——内有郁热 ⎬ 风水内热证
无大热——因续自汗出无大热 ⎦

方解:

本方麻黄与石膏同用,目的在于发越水气、甘草、姜、枣调和营卫,本方应用于全身浮肿,咳逆喘息,或渴,或不渴,有汗或无汗,脉有浮滑之象者。

二十二、皮水为病,四肢肿,水气在皮肤中,四肢聂聂①动者,防己茯苓汤主之。

提要:指出水在皮肤的脉证治法。

词注:

①聂聂:形容词,好像树叶子被风微微吹动的样子。素问平人气象论说:"厌厌聂聂如落榆荚"。又难经五十难曰:"厌厌聂聂如循榆荚"。其形瞤动略同,皆水气所为。

笺注:皮水是水走皮肤,证候为脉浮,不渴,无汗,不恶风,腹大浮肿,按之没指,或渴不恶寒,身肿而冷等证。此证不兼风邪,故不恶风。由于水溢皮肤,故名皮水,四肢聂聂动,是水气浸淫于四末,壅遏卫气所致,故用防己茯苓汤调畅营卫以逐皮间水气。

选注：

金鉴：皮水之病，是水气相搏在皮肤之中，故四肢聂聂瞤动也，以防己茯苓汤补卫通荣，祛散皮水也。

防己茯苓汤方

防己三两，黄芪三两，桂枝三两，茯苓六两，甘草二两。

上五味，以水六升，煮取二升，分温三服。

方解：防己、茯苓善驱水气，桂枝、茯苓行水，黄芪甘草补中气，并增强防己茯苓利水之用。

医案：

水肿（皮水症）

张某某，男，26岁，工人，乐陵，1983年5月11日初诊。

春播田间，汗出展衣受寒，初感身重，逐渐面目浮肿，傍晚跗踝肿甚，口淡乏味，不欲饮食，小便短少，色偏黄；咳嗽，头晕头胀，心悸，心下满闷，脊背恶寒，脉象虚软无力，舌淡苔薄白，自服健脾丸，不显效果。化验：肝功正常，尿蛋白卅，镜下血尿，有透明管型。

辨证治疗：汗出感寒，水气滞留皮肤，内合于肺气不宣而作咳，渐次伤及脾胃，运化决渎皆受其累，因而浮肿，心下满闷，清阳不升，浊阴不降，因而头晕，头胀，不欲饮食，二便失调等证续出。症为《金匮要略》"皮水"之症，治以宣肺止咳，理脾化温，补肾利水，宗"金匮""诸有水者，腰以下肿，当利小便，腰以上肿，当发汗则愈之旨，发汗利尿，综合调理，方用防己茯苓汤加味。

处方：

防己15克，黄芪15克，，茯苓30克，杏仁10克，麻黄6克，附子6克，白茅根30克（一半炒炭），桂枝6克。

上八味药，先煮麻黄，附子半小时去沫，加水三杯，纳诸药，煮取一杯，药滓再煮，取汁一杯，分早晚两次温服。

二诊：5月14日，每服药后约二小时许，先感周身发热，遂后微微汗出，发热与汗出持续二小时许，即行小便，小便后，发热汗出方止,服药三剂,咳嗽止,头晕差头胀减,浮肿消退近半,中脘显宽,食有香味,脉象较前有力,舌质略显红润,白薄舌苔褪却大半,前方即效再宗前方出入调理。

防己 15 克,黄芪 15 克,茯苓 30 克,附子 3 克,麻黄 3 克,苍术 6 克,泽泻 10 克,炒苡米 10 克。

上药,以水三杯,煮取一杯,药滓再煮,取汁一杯,日分 2 次温服。

按:张姓,初患皮水,迁延失治,肺脾肾三脏气机失调,水气不行,方以防己茯苓汤加麻黄、杏仁,一则温经而散寒湿,一则宣肃肺气而止咳,白茅根引水下行以利小便,因化验有血尿,治者又令其一半炒炭,以加强其凉血止血之功,附子少佐于方中,旨在微微温煦肾气,此即内经所谓"少火生气"。大病将瘥,治疗仍守宣肺止咳,健脾祛湿,温肾补水之法,小其制而缓收其效。(取自《经方临证录》第 155 页至 157 页)。

二十三、里水①,越婢加术汤主之,甘草麻黄汤亦主之。

提要:指出皮水表实无汗,有热与无热的症候和治法。

词注:

①里水:外台作皮水。

笺注:所谓里水,实乃皮水,面目洪肿,小便不利之象,越婢加术汤是治皮水表实无汗,外有水气,内有热邪,脉沉发越水气。甘草麻黄汤,是治皮水表实无汗而里无热的,所以发汗消水。

选注:

陈修园:一身面目黄肿,谓之里水,乃风水深入肌肉,非脏腑之表里也,腠实无汗,胃热向内,欲速除其热,越婢加术汤主之。欲速发其汗,甘草麻黄汤主之。

越婢加术汤(见前)

甘草麻黄汤方

甘草麻黄汤:即麻黄、甘草二味组成,功能发汗,消水肿,用于皮水无热表实的症候。

越婢加术汤
甘草麻黄汤 } 皮水 { 有汗、口渴（有热邪）
无汗、不渴（表实无热）

二十四、水之为病，其脉沉小，属少阴；浮者为风；无水虚胀者为气；水，发其汗即已。脉沉者宜麻黄附子汤；浮者宜杏子汤。

提要：水与虚胀分别论治，少阴与浮肿论治有异。

笺注：水气脉沉小是少阴虚寒证，亦即为肾水。脉浮为风，即风水。如小便自利，无水肿外证，即为虚气浮胀，治疗不能和水汽一样。因为水病可以发汗，而气病不宜发汗。

水病——发汗 { 脉沉——麻黄附子汤——温经发汗
脉浮——杏子汤——宣肺利气

麻黄附子汤方

麻黄三两，甘草二两，附子一枚（炮）。

上三味，以水七升，先煮麻黄，去上沫，内诸药，煮取二升半，温服八分，日三服。

方解：麻黄附子汤，本为少阴伤寒温经发汗之剂，今用于治疗少阴水气，目的在于用甘草、麻黄发汗消肿，加附子以助阳温经。关于杏子汤，本书脱漏。有人主张用麻黄、杏仁、甘草汤类是比较中肯的。

二十五、厥而皮水者，蒲灰散主之。

提要：

指出水邪外溢，阴遏胸中之阳皮水证治。

笺注：

厥而皮水，由于膀胱气化不行，则小便不利，水邪走于皮间，水邪外盛，阻其胸中之阳，致阳气不能达于四肢，此厥之成因由于水盛，去其水则四肢必温，故用蒲灰散以清利小便。

蒲灰散方

蒲黄灰七分，滑石三分。

上二味，杵为散，饮服方寸匕，日三服。

方解：

蒲黄《水经》为主膀胱寒热，利小便，并止血，蒲席灰，能去湿热，利小便，配滑石清热利湿，通窍。

选注：

徐灵胎：发汗为治水要诀，此乃发肾水之汗也。

二十六、问曰：黄汗之为病，身体肿（一作重），发热汗出而渴，状如风水，汗沾衣，色正黄如柏汁，脉自沉，何从得之？师曰：以汗出入水中浴，水从汗孔入得之，宜芪芍桂酒汤主之。

提要：

风水与黄汗比之，然后指出黄汗的成因和治法。

笺注：身体肿，发热汗出而渴，是风水与黄汗共有之证。黄汗脉沉，不恶风，黄汗之汗沾衣，色黄如柏汁，黄汗因汗出腠理，腠疏，水寒之气壅遏于肌肉，阳气不得宣达，汗与黄交蒸互郁为病，故脉沉发热而汗液为黄。故用芪芍桂酒汤以解肌固表，以逐水湿之邪。

选注：

李升玺：汗出入水，亦是偶举一端言之耳，大约黄汗由胃湿久生热，积热成黄，湿热交蒸而汗出矣。

原按：关于黄汗之形成，何氏医碥云："水寒遏汗液于肌肉，为热所蒸，而成黄汗，然汗出浴水，亦举隅之论耳，当推广之"。此论颇有见地，亦是从实践中来。

黄芪芍桂苦酒汤方

黄芪五两，芍药三两，桂枝三两。

上三味，以苦酒一升，水七升，相和，煮取三升，温服一升，当心烦，服至六七日乃解。若心烦不止者，以苦酒阻故也。

选注：

陈灵石：桂枝行阳，芍药益阴，黄芪气味轻清，外皮最厚，故其达于皮肤最捷，今煮以苦酒，则直协苦酒之酸以止汗。但汗出于心，止之太急，反见心烦，至六七日，正复邪退，而不止者，以苦酒阻其余邪未尽故也。

二十七、黄汗之病，两胫自冷；假令发热，此属历节。食已汗出，又身常暮盗汗出者，此劳气也。若汗出已反发热者，久久其身必甲错①；发热不止者，必生恶疮。

若身重，汗出已辄轻者，久久必身瞤②，即胸中痛，又从腰以上必汗出，下无汗，腰髋弛痛③，如有物在皮中状，剧者不能食，身疼重，烦躁，小便不利，此为黄汗，桂枝加黄芪汤主之。

提要：

先将黄汗、历节、劳气做了比较，最后说明黄汗的病理变化和治法。

词注：

①甲错：皮肤干枯起皱，如甲鱼之肤交错。

②身瞤：周身肌肉跳动。

③腰髋弛痛：髀上部位，指腰上和髀部筋肉无力而疼痛。

笺注：黄汗之病，两胫自冷，身发汗而胫冷，是黄汗的主证，湿性就下，浸淫关节，阳气被郁，不能下达，故其两胫自冷。

假令发热，此属历节为第二段，身发热，两胫亦热，属于历节，而非黄汗。

食已汗出至生恶疮，为第三段，指出劳气与黄汗历节的不同和转归。如食已出汗，为食气外泄，暮而盗汗，为荣气内虚，随气外浮，是属于虚劳之证。如果汗出后仍发热，必然伤及营气，久则荣血凝涩，因而皮肤粗糙，状如甲错，久之因而发生恶疮。

自若身重以下为第四段，指出黄汗病及其重证和治法，湿随汗而出，阳气必伤，而腰髋弛痛，病势转甚，内伤于脾，则不能食。外伤肌肉而身痛，加烦躁，小便不利，水无出路，停留肌肉，必然要发生黄汗。

选注：

赵以德：黄汗病，由阴阳水火不既济，阴阳者，荣卫之主，荣卫者,阴阳之用,阴阳不既济,而荣卫亦不循行上下,阳火独壅于上为黄汗,阴水独积于下致两胫冷。

桂枝加黄芪汤方

桂枝三两,芍药三两,甘草二两,生姜三两,大枣十二枚,黄芪二两。

上六味,以水八升,煮取三升,温服一升,须臾饮热稀粥一升余,以助药力,温服取微汗;若不汗,更服。

方解:

陈灵石:黄汗本为郁热,得汗不能透彻,郁热不能外达,桂枝汤虽调和荣卫,啜粥可否作汗,然恐其力不足,故又加黄芪以助之。黄芪善走皮肤,故前方得苦酒之酸而能收,此方得姜桂之辛而能发也,前方发汗,是治黄汗之正方,此方令微汗,是治黄汗之变证也。

水气与黄汗证候鉴别表

部位	病名	主要证候
表	风水	脉自浮,外证:胕肿,骨节疼痛,恶风。
	皮水	脉浮。外证:胕肿,没指,不恶风。
里	正水	脉沉迟,腹满而喘。
	石水	脉自沉:外证,腹满不喘。
表里	黄汗	脉沉迟,外证:发热,胸满,四肢头面肿汗出黄色。

二十八、师曰:寸口脉迟而涩,迟则为寒,涩为血不足。趺阳脉微而迟,微则为气,迟则为寒。寒气不足,则手足逆冷;手足逆冷,则营卫不利;营卫不利,则腹满胁鸣相逐[①];气转膀胱;荣卫俱劳,阳气不通即身冷,阴气不通即骨疼;阳前通则恶寒,阴前通则痹不仁;阴阳相得,其气乃行,大气[②]一转,其气乃散;实则矢气,虚则遗尿,名曰气分。

提要:合诊寸口趺阳以论气分病的病理情况。

词注:

①胁鸣相逐:胁鸣,当作肠鸣。相逐:气不止之意。

②大气:指胸中的宗气。

笺注:寸口趺阳合诊,趺阳脉微涩而迟,是气血不足而有寒,手足逆冷,气血不足荣卫运行不畅,因而寒气胜,于是腹满肠鸣,甚则影响膀胱。阳气不通则身冷,阴气不荣则骨疼,如阳前通则阴失阳而恶寒,阴前通则阳独滞而为麻痹不仁。大气即胸中宗气,必须阴阳相得,然后上下内外之气才能畅通无阻,所以说:"阴阳相得,其气乃行,大气一转,其气乃散"矢气和遗尿皆阴气相失。所谓气分,谓寒气乘阳之虚,而病在气分。

二十九、气分,心下坚大如盘,边如旋杯①,水饮所作,桂枝去芍药加麻辛附子汤主之。

提要:指出气分病的治法。

词注:

①旋杯:心下坚大如盘,形状中高边低,按之虽外坚,而内如无物,故曰复杯。

笺注:此言寒气与水饮搏结于胸间,致心下坚大如盘,边如复杯,故用桂枝去芍药加麻辛附子汤通阳开结、温散水饮。

桂姜草枣黄辛附子汤方

桂枝三两,生姜三两,甘草二两,大枣十二枚,麻黄二两,细辛二两,附子一枚(炮)。

上七味,以水七升,煮麻黄,去上沫,内诸药,煮取二升,分温三服,当汗出,如虫行皮中,即愈。

方解:桂枝去芍药加麻辛附子汤,即桂枝汤去酸寒的芍药,加温经散寒的麻黄、细辛、附子,目的是用调和营卫、温经散寒的方法以治水饮虚寒。方后云:汗出如虫行皮中,即愈,这是阳气通于营卫,生理机能开始恢复的现象。

三十、心下坚大如盘，边如旋盘，水饮所作，枳术汤主之。

提要：指出气分病的治法。

笺注：心下即胃上脘之位，胃气虚弱，饮水不消，积之于里，痞结而坚，形状大如盘，边如复杯，故用枳术汤，健脾消痞，散气利水。

选注：

赵以德：心下胃上脘部分，胃气弱则所饮之水分不消积滞于里，所以痞结而坚，其形状，大如盘，边如复杯，故用枳术汤健脾消痞，散气利水。

枳术汤方

枳实七枚，白术二两。

上二味，以水五升，煮取三升，分温三服，腹中软，即当散也。

方解：枳术汤是用枳实、白术二味组成，用枳实消痞逐水，白术健脾去湿，服后"腰中爽（即软字）"是水气阴寒当散的征象。

选注：

陈古愚：言水饮所别于气也，气无形以辛甘散之；水有形以苦泄之，方中取白术之温以健运，枳实之寒以消导，意深哉！此方与上方互服，亦是巧法。

医案：

一、心下痞硬

唐某某，女，46 岁，农民，1962 年 4 月 20 日初诊。

初诊：据述，患心下憋闷，经常呃逆，一旦饮食不节或肝气拂郁，宿恙即发，甚则心下如一大饼塞于其中，经常应用木香顺气丸缓解。某医曾按肝硬化治疗，服药近两月，未见效果。目前症见形体消瘦，面苍神疲，心下按之硬满如掌，重按则觉心中躁扰欲呕，舌体瘦小，中有白腻舌苔，脉象沉滑，脉证合参，思之再三，对照《金匮要略》所谓"心下坚，大如盘，边如旋盘，水饮所作"。故拟枳术汤加味以疏气，化滞，散结，佐以活络化瘀。

处方：炒枳实 18 克，白术 12 克，木香 9 克，瓦楞子 18 克。

上四味,以水三杯,煮取二杯,早晚分作二次温服。

二诊:4月30日。服药九剂,心下方觉舒展,饮食渐增,仍步上方继进,冀望机转。

三诊:5月4日。昨日与夫反目,呃逆又作,心下又如饼塞痞硬。

处方:枳实24克,白术12克,川楝子18克,木香12克,瓦楞子24克。

上五味以水三杯,煮取一杯,药滓再煮,取汁一杯,早晚二次温服,每服送服木香顺气丸9克。

四至五诊:5月28日。上方共进15剂,心下痞胀显减大半,脉来亦比较和缓,舌中白腻苔除而未净,与香砂枳术丸调理。

二、心下结硬

崔某某,女,62岁,农民,德州市郊,1966年10月29日初诊。

田间劳动,过饮生水,初觉心下满闷,继而心下结硬如拳,总在心下游动,病来已三月余,经常呕吐食水,服食母生药片,聊以维持,初服有效,现已不显效果。观其舌淡苔白腻,脉沉滑。拟枳术汤意,而患者恶服中药,遂变散剂,慢慢消散之。

处方:炒枳实90克,炒白术90克,共轧细末,分作20包,早晚各服一包。

患者以此方,配制药末三次,服药两个半月,其病渐渐削散而愈。

按:

案一唐姓,心下痞硬,总因脾虚气滞,失于转输,饮邪盘踞而为病,方以枳术汤消痞健脾,治者又从病者现状与经久不愈综合分析,认为饮邪数年,重按心中躁欲吐,亦属顽痰胶结与血络瘀阻并病,因而应用此方加瓦楞子以消血块,化痰积,更加木香,因本品为芳香理气之药,更长于理中焦气滞。故脾胃气滞,消化不良,心下胀满,痞硬不散,或胃中气痛,皆宜用之。木香与瓦楞子相配,一行气一破瘀,与枳术汤一化滞一补脾,四药合用则形成了行气化滞,健脾消痞之势。三诊见其肝气郁滞而病进,遂加川楝子以疏达肝气,续以香砂枳术丸缓缓调治而病愈。

案二崔姓,心下结硬如拳,总在心下游动,乃饮邪凝聚,脾运失司,因其恶服中药汤剂,治者以枳术化为散剂,缓缓调之;待其脾气健运,则痞结自开而愈。

水气病证治简表

方剂	病因	证候	方用
越婢汤	风水挟热邪	一身悉肿,脉浮,汗出,口渴,表无大热,恶风	发越水气清里热
越婢加术汤	水湿外溢	一身洪肿,脉沉无汗,口不渴	发汗行水
防己黄芪汤	风水营卫不和	脉浮身重,汗出恶风	调营卫扶表行水
防己茯苓汤	水在肌肤	四肢聂聂动	和卫固表行肌表之水
蒲灰散	水阻胸中之阳	四肢厥冷	行水
甘草麻黄汤	风水	一身肿无汗口不渴	益气发汗
麻黄附子汤	少阴阳虚病水	脉沉小,恶寒肢冷	温经助阳,发汗利水

结　语

本篇即有水气、黄汗、气分、血分等,但着重是论水气。

水气分为风水、皮水、正水、石水四种,但归纳不外表里两个范围,即风水、皮水属表,正水与石水属里。水气病的治疗原则不外发汗利小便。对于温运阳气方法是值得重视的,温运是水气病的方法。如当邪盛证实的时候，采用逐水之剂，使病邪大小便排出，这是治表之措施。

水气停留，以振奋阳气疏通气机为主，"大气一转，其气乃散"确是治疗气分病的扼要之论。气分病经久不愈，亦可转化为水肿，这是临床值得注意的事情。

如风水表虚的，使用防己黄芪汤。有热者用越婢汤。脉浮的用杏子汤。脉沉的用麻黄附子汤。四肢浮肿的用防己茯苓汤。手足逆冷者用蒲灰散。一身面目洪肿的用越婢加术汤。黄汗湿重用桂枝黄芪汤。营血有热者用芪芍桂酒汤。阳虚阴凝者心下痞的，桂枝去芍加麻辛附子汤。脾弱气滞心下痞可用枳术汤。

黄疸病脉证并治第十五

一、寸口脉浮而缓,浮则为风,缓则为痹①。痹非中风。四肢苦烦②,脾色必黄,瘀热以行。

提要:指出黄疸病的原因、脉象、病理。

词注:

①痹:痹乃藏之意,指风热闭于脾,不是麻痹。

②苦烦:苦闷而烦躁。

笺注:湿热郁结于肝脾,是发黄疸病的主因。内之郁热熏蒸于外而脉浮缓,缓可显示为湿,为脾。肝主风,风为风热,风、湿、热充斥内外,为黄疸之机。从本节来看,浮、风、缓三脉并提,是古人"倒插笔法",医者能否认识到这是黄疸病,乃医者之识深与浅耳。

选注:

刘献琳:寸口脉浮而缓,浮脉主风,风为阳邪,易于化热;缓脉主湿,乃湿邪闭藏于里;所谓"湿则为痹,痹非外中风,四肢苦烦。就是说此脉缓为湿邪痹阻闭塞,非风、寒、湿三气杂至,四肢烦痛不舒之痹,乃湿热蕴结于脾,郁蒸不解,侵入血分,而发黄痹。"

按:《金匮述义》:"浮则为风之风即热气蒸之意,非邪风中表之谓……缓则为痹字是瘅字之讹……仓公传曰:"风瘅客脬,难于大小溲,溺赤。"

二、趺阳脉紧而数,数则为热,热则消谷①,紧则为寒,食即为满。尺脉浮为伤肾,趺阳脉紧为伤脾。风寒相搏,食谷即眩,谷气不消,胃中苦浊②,浊气下流,小便不通,阴被其寒③,热流膀胱,身体尽黄,名曰谷疸。额上黑④,微汗出,手足中热,薄暮即发,膀胱急,小便自利,名曰女劳疸;腹如水状不治。心中懊憹⑤而热,不能食,时欲吐,名曰酒疸。

提要：指出谷疸、酒疸，女劳疸的病理和证状。

词注：

①消谷：能食善饥之意。

②苦浊：湿热下浊之气。

③阴被其寒：太阴脾受寒生湿。

④额上黑：女劳疸与肾有关，故额上黑色。

⑤心中懊憹：心中郁闷不宁。

笺注：趺阳脉以候脾胃，脉数为胃热，脉紧为脾有寒，胃热脾湿是形成谷疸的主要因素。肾热脾湿亦为形成谷疸之因，这是因为肾与膀胱互为表里，膀胱阳气不化，小便不利湿热无由出路亦可形成谷疸。脾胃湿热是谷疸之始，脾肾主湿热为谷疸之渐。

女劳疸，是房室过度而起，额上黑，微汗出，暮时骨蒸发热，手足中热，如发则腹水则病危。

酒疸，是饮酒过度所致，酒乃湿热之品，湿从热化，故心中懊憹而热，酒热伤胃，故不能食时欲吐，此乃酒疸。

三、阳明病，脉迟者，食难用饱①**，饱则发烦头眩，小便必难，此欲作谷疸。虽下之，腹满如故，所以然者，脉迟故也。**

提要：指太阴寒湿的谷疸。

词注：

①食难用饱：谓难以吃饱，吃饱了就会发眩晕。

笺注：谷疸属胃脉当数，今反迟，这显然为太阴虚寒症。因太阴虚寒，不能消谷，所以食难用饱；如果认为腹满是实证应用下法，虽然当时好转，再用上法复如故，甚而更满，这是因为脉迟所到。脉迟为寒，宜温不宜下，这与伤寒论"太阴病腹满不可下"之理同。

选注：

金鉴：谷疸属胃热，脉当数，今反迟，脾脏寒也，寒不化谷，虽然饥欲食，食难用饱，饱也烦闷，胃中填塞建运失常也。清者阻于上升，故头眩，浊者阻于下降，故小便难也。此皆欲作谷疸之证，此证原从太阴寒湿郁积而生,若以为阳明湿热发黄,下之虽腹满暂减,顷复如故,所以然者,脉迟故也,此发明欲作谷疸属阴寒化而不可下也。

四、夫病酒黄疸,必小便不利,其候心中热,足下热①,是其证也。

提要:述酒疸证状。

词注:

①足下热:酒疸湿热流于下则足下热。

笺注:此酒疸是嗜酒所引起,但看小便利与不利,若小便通利,湿郁可愈。小便不利,湿热停于中脘胃中,留于胃则心中热,流于下则足下热。

选注:

程云来:夫小便利则湿热行,不利则留于胃为酒疸,下文有"诸病黄家,但当利其小便"。

尤在泾:酒之湿热留于中而不下出,则为酒疸,积于中则心中热,注于下则足下热也。

五、酒黄疸者,或无热,靖言了了①,腹满欲吐,鼻燥;其脉浮者先吐之,沉弦者先下之。

提要:指出酒疸脉证论治。

词注:

①靖言:谓言语不乱,无热之证。

笺注:此先云靖言,则无热也,即前条所谓"心中热,足下热",热积于中而腹满,或热冲于上而鼻燥,实温热积于内而未发也。若脉浮,邪结于上,结于上,当吐之,积于下亦当下之,等吐下后,再清其热也。

选注:

魏念庭:此疸成于酒,湿邪存注,如水气之证,皆有形之物,均可谓之实邪也,实邪则宜吐下,不同于胃虚成疸之证,故治法迥然不同,乃有故无殒之义,非虚者责之之法也。

六、酒疸，心中热，欲呕者，吐之愈。

提要：酒疸欲吐的治法。

笺注：酒疸者，欲呕者，乃病者病势趋于上，当用吐法治之。即内经所谓"在上者，因而越之之意。"

选注：

赵以德：酒停胃上脘，则心中热而欲呕，必吐之乃愈。

金鉴：酒疸心中热欲吐者，谓胃中有烦乱懊憹欲吐，非吐之不能愈也。

七、酒疸下之，久久为黑疸，目青面黑，心中如啖蒜齑状，大便正黑，皮肤爪之不仁，其脉浮弱，虽黑微黄，故知之。

提要：指酒疸误下后转为黑疸的症候。

笺注：酒疸误下，湿热内陷血分为黑疸，目青面黑，皮肤爪之不仁，乃瘀血的象征。病之因由于酒，故心中懊憹，如啖蒜齑状，脉浮热在上，沉弱为阴虚，酒疸颜色亦黑，但有微黄之色，它和女劳疸纯黑不同。

选注：

巢氏病源：黑疸候，黑疸之状，苦小腹满，身体尽黄，额上反黑，足下热，大便黑是也。夫黄疸、酒疸、女劳疸，久久多变为黑疸。

八、师曰：病黄疸，发热烦喘，胸满口燥者，以病发时火劫其汗①，两热所得②。然黄家所得，从湿得之。一身尽发热而黄，肚热，热在里，当下之。

提要：因火劫发黄的证治。

词注：

①火劫其汗：熏法、熨法、烧针、强迫汗出。

②两热所得：火与热相互郁结。

笺注：病在太阳当汗，火劫强迫出汗，火与热相互郁结，亦可发生黄疸。"然黄家所得从湿得之"，指黄疸多从湿而得，惟本节独热在里。发热、烦喘、胸满、口燥，皆是火劫发汗后，两热相得的里热证,尤其是一身尽发热,肚热,更是里热之证,病即属于里热,所以当下之。

选注:

赵以德:黄疸必有湿热所发,湿有天地之湿,有人气之湿,有饮食之湿,三者皆内应脾胃郁而成热,郁极则发,则一身热而土之黄色出见于表为黄疸也,此证先因外感湿邪,大法湿宜缓取微汗,久久乃解,今因火劫其汗,汗纵出而湿不去,火热反与内之郁热相并,客于足阳明经,故发热喘胸满,热仍在,故曰口燥,此际宜寒凉之剂,如壮热入腑,则当下之也。

九、脉沉①,渴欲饮水,小便不利者,皆发黄。

提要:连续说明黄疸病的病理情况。

词注:

①脉沉:谓病在里。

笺注:脉之沉,为病在里,这种湿热瘀滞之征,又瘀热在里,故口渴,能饮水而小便不利,因而发生黄疸。

选注:

尤在泾:脉沉者,热难外泄,小便不利者,热不下出,而渴饮之水与热相对,运足以蒸郁成黄而已。

十、腹满,舌痿黄①,燥不得睡②,属黄家。

提要:论黄疸有湿热发黄与寒湿发黄。

词注:

①舌萎黄:舌是身之误。痿,即萎。身黄而不润。

②燥不得睡:燥,即躁字,烦躁不得睡。

笺注:腹满身重是湿 ,躁而不得卧是热重,湿热相抟则为发黄之候,故曰:"属黄家"。

选注:

尤在泾:脾之脉连舌本散舌下,腹满舌痿脾不行也,脾不行者有湿,躁不得睡者有热,热湿相抟则黄疸之候也。

十一、黄疸之病,当以十八日为期①,治之十日以上瘥②,反剧为难治③。

提要:指出黄疸病之予后。

词注:

①十八日为期:黄疸属脾病,黄为土色,土无定位,四季之末各十八日,当以十八日为期,谓十八日土旺脾气至虚者当复,实者可通。

②瘥:瘥与虚通,病愈之意。

③反极为难治:十八日当瘥不瘥,而反逆至为反极,为病之危险以急。

笺注:以十八日推断予后,这里的主要精神是对疾病以早期治疗为主,因为病的吉凶以正气为主,正气的胜衰可以决定病的愈与否。十八日不瘥反剧,难治即"反极为难治"。

选注:

高世宗:十八日乃脾土寄旺于四季之期,十日土成之数也,黄疸之病在于脾土,故当十八日为期,然治之宜先,故治之十日以上即当愈。若至十日以上不瘥,是谓难治,谓土气虚败不可治也。

十二、疸而渴者,其疸难治,疸而不渴者,其疸可治。发于阴部①,其人必呕;阳部②,其人振寒而发热也。

提要:继续指黄疸病的予后。

词注:

①阴部:阴部指病在里。

②阳部:阳部指病在表。

笺注:黄疸已成,湿热留于内者为渴,故难治,如不渴,湿热尽越于外,里无余邪,故可治。振寒发热为表证,可治。

选注:

张路玉:疸为湿热固结,阻其津液往来之道,故从渴与不渴证津液通与不通也,呕为肠胃受病,振寒发热为经络受伤,于此可证其阴阳表里而治也。

十三、谷疸之为病,寒热不食,食即头眩,心胸不安,久久发黄为谷疸,茵陈蒿汤主之。

提要:指出谷疸病的症候与治疗方法。

笺注:本节是阳明瘀热发黄之候,寒热非表证,营卫之源壅塞不利,所以发生寒热。阳明热甚,胃气上逆,则不能食,食之因而发生头眩心胸不安,以茵陈蒿汤攻下湿热为主。

选注:徐忠可:头眩为谷疸第一据也,前第一段论谷疸,不言寒热,而有小便不通。第二段论谷疸,不言心胸不安,而有小便必难,此独不言及小便,然观方下有注,一宿腹减,此亦必小便不快而腹微胀可知,但不必专责之耳。

茵陈蒿汤方

茵陈蒿六两,栀子十四枚,大黄二两。

上三味,以水一斗,先煮茵陈,减六升,内二味,煮取三升,去滓,分温三服。小便当利,尿如皂角汁状,色正赤。一宿腹减,黄从小便去也。

方解:茵陈蒿汤由茵陈、栀子、大黄三味组成,用茵陈、栀子以清利湿热,大黄下积滞,使阳明之瘀热得从大小便排泄。方后云:尿如皂角汁状,此湿去之征,故曰:"黄从小便去也。"

医案:

一、黄疸型肝炎

1.王某某,女,42岁,1974年10月12日。

面目遍身黄染,小便短赤而住院。

体检:发育正常,营养中等,心肺正常,肝肿肋下2厘米,剑突下1厘米……黄疸指数80单位……尿三胆阳性。

诊断:急性黄疸型肝炎。

初诊(10月18日)全身发黄,巩膜黄染如橘子色,腹胀不思饮食,口干时而恶心,右胁下胀痛,口干舌燥,喜冷饮,小便黄赤,大便干舌质暗红有瘀点,舌苔薄黄略干,脉弦数。湿热蕴结,肝胃不和,证属阳黄。治以清热利湿,凉血解毒。

方用:茵陈 18 克,生山栀 9 克,蒲公英 18 克,紫花地丁 18 克,板蓝根 15 克,苡米 30 克,丹参 15 克,泽泻 9 克,茯苓 18 克。

以上方为主,随证加减,连服一个月,诸证均愈。(摘自《福建中医药杂志》3:59.1979)

2.王某某,男,52 岁,农民,陵县,1982 年 9 月 24 日初诊。

发现黄疸已七日,某医予黄芪、台参、白术、茵陈、黄芩、黄连、甘草等。见其诊册上前医书有"见肝之病,知肝传脾,当先实脾"的字样,服药三剂而腹胀难忍。目前症见面目及周身色黄如橘,大腹膨胀,大便已五日未行,小便短黄,脉来弦滑,舌红,苔黄腻。病人出示肝功能化验单:麝香草酚浊度 12 单位,脑磷脂絮状(＋＋＋),谷一丙转氨酶(601nmol·s·1/L(360 单位),黄疸指数 36 单位。刻下,余对实习生指出:"参、芪、术、草对此症候,所谓"实脾"者,铸成大错,当先实脾的"实"字,此处应当作"开"字讲,见肝之病,知肝传脾,应当开发脾气,加强运化功能,否则气机壅遏,足促其死,此为鉴戒矣。处方二剂,观其所以再商。

处方:茵陈 40 克,栀子 20 克,大黄 15 克,槟榔 20 克,炒枳壳 20 克,瓜蒌 30 克,炒莱菔子 30 克。

上七味先煮茵陈、槟榔,再加水至三大杯,纳诸药,煮取一大杯,药渣再煮,取汁一大杯,日分三次温服。治疗经过:上方初服约二小时,肠鸣辘辘,其声如雷,至天明,秽浊粪便,滚滚而下四次,其量大,腥臭难闻,大腹膨胀即消近半。原方减大黄为 9 克,去槟榔,继服六日,大腹膨胀显消大半,周身黄疸亦显褪,脉来较前有力,舌苔黄腻转薄,唯舌质仍红,恐灰中有火,仍守上方加白芍、丹参、焦三仙等,连服二十余剂,诸症悉退。嘱注意饮食调养,忌五辛、黏滑、肉面、臭恶、酒酪等物。二月后检查肝功,恢复正常。

二、黄疸

于某某,男,32 岁,汽车司机,桑园,1976 年 8 月 3 初诊。

黄疸半月，在当地服中西药，黄疸未褪，而腹胀益甚，小便色黄如茶水，大便秘滞不爽，精神疲倦，不欲饮食，口苦、咽干、头晕、目糊、脉象弦滑、舌质红绛、苔黄腻。脉症合参，此湿热未蠲，清浊升降失常，肝脾气滞，不得疏达运降。治以清热利湿，行气化滞之品调理，方宗茵陈蒿汤加味。

处方：茵陈20克，大黄15克，栀子12克，炒枳实20克，炒莱菔子30克，川厚朴6克，焦楂30克。

上七味，以水三杯煮茵陈，减一杯纳诸药，加水三杯，煮取二杯，药渣再煮，取汁一杯，日分三次温服。

治疗经过：初服大便泻下三次，腥臭难闻，二三剂仍泻下秽浊之物，次数减少，腹胀、黄疸消褪大半，口苦、咽干、头晕、目糊亦减轻。原方改炒大黄为6克，去川朴加云茯苓20克，甘草15克，车前子30克（布包），连服14剂，诸症渐渐消退，观其气色，苍淡不华，仿一贯煎意，方用生地30克，当归15克，沙参15克，枸杞子20克，川楝子6克10克，茵陈10克，云苓20克，甘草10克。隔日服药一剂，两月余，康复。

案一王姓，病黄疸，医与壅补之方，以致大腹膨胀，铸成大错，治以茵陈蒿汤，清热利湿，加槟榔以"宣利五脏六腑壅滞，破胸中气，下水肿，治心痛积聚"。加枳壳"开胃宽肠"以消壅胀，加瓜蒌助栀子以"通胸膈之痞塞"，助大黄以"导肠胃之积滞"，肝与大肠相通，治肝不疏通大肠，非其治也，故又加炒莱菔子助大黄以理气消积，通利大肠，方症相符，治疗比较爽手，大病将瘥，仍以原方略式增损而病愈。

案二于姓，病黄疸，肝脾气滞，清浊升降失司，方宗茵陈蒿汤，更佐以枳实、厚朴、山楂、炒莱菔子理气消导之品，病瘥大半，方增理脾化湿利水之云茯苓、车前子。病却而气血一时未复，气色苍淡不华，调方为一贯煎意，扶正以祛邪，终得康复。（取自《经方临证录》第96至99页）

十四、黄家,日晡所①发热,而反恶寒,此为女劳得之;膀胱急,少腹满,身尽黄,额上黑,足下热,因作黑疸。其腹胀如水状,大便必黑,时溏,此女劳之病,非水也。腹满者难治。硝石矾石散主之。

提要:指出女劳疸的证治。

词注:

①日晡所:指十二时辰之申时,即下午三点钟至五点钟。

笺注:黄家大都有日晡发热,此则而反恶寒,故知为女劳所得。膀胱急、少腹满、身尽黄、额上黑、足下热,皆肾虚有热所致,大便黑时溏,是脏病及血的征象;腹满是脾肾两败,为难治,硝石矾石散的作用是消瘀逐浊,只能治女劳疸因瘀血而成的实证,不能治女劳疸的虚证。

选注:

尤在泾:黄家日晡所本当发热,乃不发热而反恶寒者,此为女劳肾热所致,与酒疸谷疸不同。酒疸谷疸热在胃,女劳疸热在肾,胃浅而肾深,热深则反恶寒也。膀胱急、额上黑、足下热,大便黑、皆胃热之征,虽少腹满胀有如水状,而实为肾热而气内蓄,非脾湿而水不行也。惟是证兼腹满,是阳气并伤,而其治为难耳。

硝石矾石散方

硝石、矾石(烧)。

上二味,为散,以大麦粥汁和服方寸匕,日三服。病随大小便去,小便正黄,大便正黑,是候也。

方解:硝石即火硝,入血消坚,矾石入血胜湿,二者有消瘀逐浊,大麦粥汁,取其宽胸益脾。

十五、酒黄疸,心中懊憹或热痛①,栀子大黄汤主之。

提要:酒疸病的症候和治法。

词注:

①热痛:感到内热而疼痛。

笺注:湿热酒毒蕴结于胃,而心中懊憹,甚则疼痛,此酒疸之证,以栀子大黄汤以清除实热。

选注:

魏念庭:酒黄疸心中懊憹,或热甚而痛,栀子豉汤主之,盖为实热之邪立法也。酒家积郁成热非此不除也。

栀子大黄汤方

栀子十四枚,大黄一两,枳实五枚,豆豉一升。

上四味,以水六升,煮取二升,分温三服。

方解:本方用栀子、豆豉清上焦之热,大黄、枳实除中下焦之实,酒疸偏于热胜的,可用此方清除实热。

十六、诸病黄家,但利其小便;假令脉浮,当以汗解之,宜桂枝加黄芪汤主之。

提要:黄疸脉浮,有表证,当以汗解。

笺注:诸黄疸病,利小便是正治法。如有表证,应当发汗,所以用桂枝加黄芪汤调和营卫而解肌表的风邪。

桂枝加黄芪汤方

桂枝、芍药各三两,甘草二两,生姜三两,大枣十二枚,黄芪二两。

上六味,以水八升,煮取三升,温服一升,须臾饮热稀粥一升余,以助药力,温复取微汗,若不汗,更服。

十七、诸黄,猪膏发煎主之。

提要:指出不湿而燥的黄疸治法。

笺注:本条乃述胃肠燥结之萎黄证治,猪膏发煎方中之猪膏,有利血脉,解风热,润燥结之功;乱发消瘀,通大便。这一种黄,是由胃肠燥结而又兼色黄的萎黄证,所以采用这一方法予以治之。

猪膏发煎方

猪膏半斤,乱发如鸡子大三枚。

上二味,和膏中煎之,发消药成,分再服,病从小便出。

方解:本方用猪膏润燥,乱发消瘀。从药效论之,本方主要作用为润燥通便,促使胃肠功能,则萎黄自退。

选注：

徐忠可：予友骆天游黄疸，腹大如鼓，百药不效，用猪膏四两，乱发四两，一剂而愈，仲景岂欺我哉。

外台秘要：近效疗男子女人黄疸病，医疗不愈，身目悉黄，食饮不消，胃中胀热生黄衣，在胃中有干屎使病尔。方以猪发膏煎一小升，温热顿尽服之，日三，燥屎下去，乃愈。

十八、黄疸病，茵陈五苓散主之。

提要：黄疸病表里两解法。

笺注：此乃黄疸之轻证，小便不利而内热不甚，因茵陈五苓散，两解表里之湿。

选注：

徐忠可：此表里两解之方，然五苓中有桂术，乃为稍涉虚者设也。

医案：

1.黄疸

赵某某，男，15 岁，学生，德州市，1964 年 8 月 10 日初诊。

经常与同学在河中洗澡，半月来食欲不振，周身酸软乏力，近日发现面目虚浮，下肢浮肿，腹胀。其家长认为消化不良，与消导之药治疗无效。目前症见面目色黄，周身亦现黄疸，不欲食，有时恶心，泛吐酸水，下午经常发热恶寒，小便色黄，体温 37 ℃，脉浮数，舌质淡红，舌苔白腻，肝功化验：黄疸指数 19 单位，谷丙转氨酶 3167nmol·sl/ L（190 单位），麝浊 6 单位。

综合脉证分析，形成本病的主要原因是：湿邪外渍，内合脾胃，湿邪阻于中焦，肝胆疏泄不利，胆汁外溢形成黄疸。下午经常发热，面浮跗肿，又为外湿留恋之征，《金匮要略》指出："诸病黄家，但利其小便，假令脉浮，当以汗解之，"方用茵陈五苓散加减调治。

处方：茵陈 15 克，白术 9 克，枳壳 9 克，云茯苓 15 克，猪茯苓 15 克，桂枝 6 克，泽泻 15 克，麻黄 6 克，车前子 30 克(布包)。

先煮茵陈，再以水二碗，纳诸药，煮取一碗，药渣再煮，取汁一碗,日分三次温服。

二诊:8月18日。

上方服后,当夜浑身微微汗出,小便大增,服第二剂后,面目浮肿,消失大半,连服七剂,黄疸基本消褪,腹胀虽减而大便每日二至四次。尚感全身乏力。此大病将瘥,中气尚馁,

仍须调和脾胃,缓缓扶持中气。

处方:白术10克,云茯苓20克,泽泻10克,茵陈10克,甘草10克,生姜6片。

上药煮二遍,取汁二碗,日分二次温服。上方加减续服十七剂,症状尽除,肝功化验正常。

2.黄疸

吴某某,男,53岁,农民,河北景县,1969年10月3日初诊。

瓜田操劳,不避寒湿,初感心下痞满,大便稀薄,恃其体壮,以为消化不良,未加介意,迄今月余,逐渐面目虚浮,浑身疲倦,精神委顿,不欲饮食,食入胃脘呆滞满闷,迟迟不消,足跗浮肿,前两天发现面目及浑身发黄,小便不利,大便欠调,今日始来门诊,肝功化验:黄疸指数16单位,谷—丙转氨酶2657nmol·S·l/L(160单位),麝浊7单位,脉弦滑,舌淡,苔白腻垢。

脉证相参,为寒湿中阻,肝郁气滞,疏运失司,治以温中化湿,理气开郁,方用茵陈五苓散加减。

处方:茵陈24克,云茯苓30克,桂枝6克,泽泻24克,炒枳壳18克,白术9克,川朴9克,陈皮12克,猪苓12克,熟附子6克,车前子30克(布包)。

上十一味,水煮二遍,取汁二碗,日分二次温服,忌食酒肉鱼蟹及生冷食品。

二诊、10月11日。上药连服七剂,黄疸显褪,肿势已差,它症尚未起色,仍步原方续服。

三诊、10月18日。续服上药七剂,精神振作,饮食增加,胃脘

满闷显减,浮肿亦显减大半,小便利,大便欠调,脉弦滑,舌苔白腻显褪。肝脾疏运有权,寒湿克化在望。

处方:茵陈15克,云茯苓30克,桂枝6克,泽泻30克,炒枳壳18克,白术12克,川朴6克,陈皮12克,薏米30克,附子3克。

上十味,以水三碗,煮取一碗,药滓再煮,取汁一碗,日分二次温服。禁忌方法同上。

案一赵姓之黄疸,病由外湿及于脾胃,外湿留恋,内湿中阻,内外合邪,治当内外兼顾。治者采用茵陈五苓散,化为汤剂,加枳壳开胃宽肠,理气畅中;更加麻黄、车前子解表祛湿,利尿消肿;药症合拍,因而疗效显著。

案二吴姓之黄疸,由寒湿中阻,肝脾气滞,疏运失司引起。治者采用茵陈五苓散化为汤剂,加枳壳、川朴、陈皮以理气开郁;附子与车前子,温煦脾肾之阳,以化其湿。方法比较灵活,因而取得显著疗效。(取自《经方临证录》第118页至127页)

十九、黄疸腹满,小便不利而赤,自汗出,此为表和里实,当下之,宜大黄硝石汤。

提要:指出黄疸病表和里实的治法。

笺注:黄疸腹满,小便不利而赤,乃里有湿热。自汗出,是里热熏蒸于外的表现,不是表征。病邪主要在里,故下之以大黄硝石汤。

按:本节证候是湿热充斥三焦,从药效方面看,栀子清上焦之湿热,大黄清中焦之湿热,黄檗清下焦之湿热,硝石于苦寒泄热之中寓有燥湿之用,从证状上看,腹满自汗,不仅湿热内结,里热有外越之势,这与阳明病发热汗多须急下之例相同。小便不利而赤,是下焦热甚,所以用大黄硝石汤泻三焦湿热从二便排泄。

二十、黄疸病,小便色不变,欲自利,腹满而喘,不可除热,热除必哕。哕者,小半夏汤主之。

提要:黄疸病误治后的处理方法。

笺注:黄疸病属于里实的,小便必赤或小便不利。本证小便色不变,自利是虚寒现象,虽有腹满而喘,亦属虚而不实。病属太阴,此时可用理中之类方调之。现在胃之阳气受阻,欲降不降,因此上逆而哕,此时应用小半夏汤温胃止哕,虽曰治标,暂用为宜。

二十一、诸黄,腹痛而呕者,宜柴胡汤。

提要:黄疸病腹满而呕者的治法。

笺注:黄疸病腹满而呕,是肝邪犯胃的证象,所以用小柴胡汤散肝之邪气而止痛止呕。

二十二、男子黄,小便自利,当与虚劳小建中汤。

提要:虚黄之证治。

笺注:不是湿热所引起之黄疸,故小便自利,病由虚劳所得,故当与虚劳小建中汤。

选注:

赵以德:男子黄者,必由入内虚热而致也,故小便自利。病由虚劳而得,故当与虚劳小建中汤。

附方:

瓜蒂汤 治诸黄。(方见暍病中)

千金麻黄醇酒汤

治黄疸。

麻黄三两。此一味,以美清酒五升,煮取二升半,顿服尽。冬月用酒,春月用水煮。

黄疸病证治分类

谷疸

瘀热
证：脉滑数，寒热不食，身黄如橘，口渴，大便秘结，小便不利，腹满。
治：攻下瘀热（茵陈蒿汤）

寒湿
证：脉沉迟，食难用饱，身熏黄，不渴，便溏，小便利或不利，腹满。
治：温中化湿。
忌：不可下，虽下之，腹满如故，甚则胸下结硬。

酒疸

证候：懊憹而热，不能食，时欲吐，小便不利。
治法
证：脉浮，心中热，欲吐。
治：吐法（瓜蒂散）。
证：脉沉弦，懊憹，热痛，腹满。
治：清利湿热（栀子大黄汤）

女劳疸
证：日晡热，膀胱急，小便自利，额上黑，足下热，大便黑，时溏。
治：消瘀逐浊（硝石矾石散）
予后：腹如水状，不治。

黄疸病治法
- 正治法
  - 发汗
    - 证：脉浮
    - 治：桂枝加黄芪汤
  - 攻下
    - 1.
      - 证：寒热不食，食则眩，心胸不安。
      - 治：茵陈蒿汤
    - 2.
      - 证：腹满，小便不利而赤
      - 治：大黄硝石汤
    - 3.
      - 证：心中懊憹或热痛
      - 治：栀子大黄汤
  - 利小便
    - 证：诸黄，小便不利
    - 治：茵陈五苓散
- 应变法
  - 消瘀
    - 证：日晡寒热，少腹满，小便自利，额上黑，大便黑，便溏
    - 治：硝石矾石散
  - 润燥
    - 证：诸黄，大便闭结
    - 治：猪膏发煎
  - 温补
    - 证：虚黄，小便自利
    - 治：小建中汤
- 治标法
  - 疏肝
    - 证：诸黄腹痛而呕
    - 治：小柴胡汤
  - 和胃
    - 证：寒湿发黄，除热致哕
    - 治：小半夏汤

结　语

本篇黄疸，可分湿热发黄、火劫发黄、燥结发黄、女劳发黄、虚黄。

本篇又将黄疸分为三种类型：谷疸、酒疸、女劳疸。这是古人的分法。现在于临床上已少应用。

后代医家将本病分为两类，即阳黄与阴黄。阳黄又分为热胜、湿胜或湿热两胜，更有利于辨证。

热胜黄疸,有大黄硝石汤,栀子大黄汤。

湿胜黄疸,有茵陈五苓散。

湿热两胜黄疸,有茵陈五苓散。

湿热两胜黄疸,有茵陈蒿汤。

至于硝石矾石散用于女劳疸兼有瘀血证;猪膏发煎则用于肠胃燥结的萎黄证;小半夏汤、小柴胡汤则用于黄疸兼证而设。此外,如小建中汤证,则用于虚黄,与女劳疸相似,两者证候特点是小便自利,两目不黄,与湿热黄疸有别,应当注意。

惊悸吐血下血胸满瘀血病脉证治第十六

一、寸口脉动而弱,动即为惊,弱则为悸。

提要:从脉的动和弱来决定动为惊弱为悸。

笺注:惊从外来,惊则气乱,故脉动乱不规,悸从内发,总为内虚,脉来表现弱而无力。外受其惊,内受恐虚,二者动弱,故为惊悸。

选注:

赵以德:心者君主之官,神明出焉,不役形,不劳心,则精气全而神明安其宅;苟有所伤,则气虚而脉动,动则心悸神惕,精虚则脉弱,弱则怔忡恐悸。盖惊则外物触入而动属阳,阳变则脉动;悸自内恐而生属阴,阴耗则脉弱,是病宜和平之剂,补其精气,镇其神灵,尤当处之以静也。

二、师曰:夫脉浮,目睛晕黄①,衄未止。晕黄去,目睛慧了②,知衄今止。

提要:平脉辨证,知病进退。

词注:

①目睛晕黄:通过望诊,可以见到黑睛周围发生黄晕,与黄疸白珠发黄有别,或视物黄,昏黄不清。

②目睛慧了:谓目睛清亮明了。

笺注:尺脉主下焦,脉应沉而不虚,今反浮,是肾虚而有热,由于阴虚阳亢,血郁于上,故目睛呈现晕黄,衄血予见有此现象,病则进,故知衄不可止。

"慧了"清爽之意,晕黄去,目睛清爽,说明肝肾虚热已去,故知衄血将要停止,目睛慧了之前,首先是尺脉不浮。

三、又曰:从春至夏,衄①者太阳,从秋至冬,衄者阳明。

提要:指出衄血与季节和经络的关系。

词注:

①衄:指鼻出血。

笺注:太阳,包括手太阳小肠、足太阳膀胱。阳明包括手阳明大肠、足阳明胃。手足太阳、阳明四经的经脉皆循行鼻的部位,故皆能致衄。惟少阳之脉不入鼻额,故不主衄。太阳行身之表,故云"太阳为开"。春生夏长,阳气外浮,故春夏衄属太阳。阳明行人身之里,"阳明为合",是秋收与冬藏,阳明主内藏,故秋冬衄者,属阳明。按:春夏之衄属太阳,秋冬之衄属阳明,其实衄血的原因很多,内伤与外感都有,此亦不过作疾病归纳的一种概念而已。然春夏岂无内伤之衄,秋冬岂无外感之衄,医者又在临证审谛,而不可拘执而言也。

四、衄家不可汗,汗出必额上陷①,脉紧急②,直视不能眴③,不得眠。

提要:衄者禁汗,误汗后出现变证。

词注:

①额上陷:额上两傍动脉因脱血于上而下陷不起。

②脉紧急:营血空虚而脉虚数。

③眴:眴,音舜,形容眼珠转动。

笺注:鼻衄则亡血,再汗更伤阴,亡血伤阴即坏证,额上陷是阴血不足,脉急是营血不足空虚之极,目直视不得眴是筋脉失养,不得眠是阴不潜阳。

本节主要指出失血的患者,亦即所谓亡血家皆不可发汗,经云"夺血者无汗"就是此意。

五、病人面无血色①,无寒热,脉沉弦者衄;浮弱,手按之绝者,下血;烦咳者,必吐血。

提要:衄血、下血二种脉象以及吐血证候。

词注:

①面无血色:脱血者色白,夭然不泽。

笺注：面无血色是血脱之象，无寒热则无外感症状。脉沉以候肾，脉弦以候肝，肾虚不能涵养肝木，肝之气血上逆，所以知道有引发鼻衄的可能。阳浮于外，阴虚于下，所以重按无脉。阴血无阳固摄，势必造成下血。烦为阳气外越，咳为上焦受损，阳络伤亦可引为吐血。

又面无血色，无寒热，乃失血总纲，此包括衄血，下血，吐血而言，同时这些脉象，皆出现于既病之后，不是未病之先即有的脉象。

六、夫吐血，咳逆上气，其脉数而有热，不得卧者，死。

提要：吐血而见到阳气独胜是危候。

笺注：脉数有热，吐血后咳逆上气，身热不能卧，是阴被耗损，阳气独胜，病血而影响到气，则血无以资生。如此，则阴愈亏阳愈胜，阳愈胜而阴愈亏，由此形成有阳无阴之势，故不可治。

选注：

徐忠可：凡吐血先由阳虚，后乃至阴虚。阴虚而火日以盛，有灼阴之火，无生阴以阳。咳则肺气耗散，逆而上气，则肝挟相火上乘。脉数有热，则无阴不得卧，夜卧血不归肝，而木枯火燃，君火变为燥火，阴阳俱亏，内证于并，有立尽之势，故曰死。

七、夫酒客咳者，必致吐血，此因极饮过度所致也。

提要：饮酒过度伤胃而致吐血证。

笺注：酒客热积于胃，上熏于肺则咳，久则胃络损伤，必然引发吐血。

选注：

徐忠可：此言吐血不必由于气不摄血，亦不必由于阴火炽盛，此由酒客而致咳，则肺伤已极，又为咳所击动，必致吐血，故曰极饮过度所致，则治之者，当以清酒热为主也。

尤在泾：酒之热毒，积于胃而蒸于肺则咳，久之肺络热伤，其血必随咳吐出，云此有极饮过度所致者，言当治其酒热，不当治其血也。

八、寸口脉弦而大，弦则为减，大则为芤，减则为寒，芤则为虚，

寒虚相搏,此名曰革,妇人则半产漏下,男子则亡血。

按:本节已见血痹虚劳篇,因为亡血证有因虚寒而得的,所以又举出此节,作脉证的比较,余义详虚劳篇。

九、亡血不可发其表,汗出即寒粟而振。

提要:亡血即亡阴,亡血家当禁汗,误汗后的坏证。

笺注:亡血即是亡阴,如更发其汗,即由阴虚而阳亦伤,阳伤卫气已虚,故寒粟而振。

本节和上面"衄家不可发汗"一节,同是亡血误汗的坏证,但上节是误汗伤阴,本节是误汗伤阳,因人之体质有偏阴偏阳的不同,阴虚误汗则伤阴,阳虚误汗则伤阳,由于伤阴,故见目直视不得眠的阴虚证,由于伤阳,故见寒粟而振的阳虚证。有云:亡血者,亡其营也,更发其汗,则卫已伤也,卫伤者外不固,故寒粟营亡者内不守,故振振动摇。前衄复汗,为竭其阴,此则并亡其阳,皆所谓嘻嘻者也。

十、病人胸满,唇痿舌青,口燥,但欲漱水不欲咽,无寒热,脉微大来迟,腹不满,其人言我满,为有瘀血。

提要:述瘀血内结的主要脉候。

笺注:本条论瘀血脉证,瘀血壅滞,气机痞塞,故见胸满。其病不在肠胃,而在瘀血内结,故胸部虽外形不满,而病人却觉胸满,这是瘀血之象。故舌痿舌青,瘀阻之处,必有郁热,故口燥欲漱水;但病在血分,所以虽燥而不欲咽,无寒热即无表证。上述诸病而见微大而迟之脉(脉涩不利),知为瘀血无疑。

胸满一证,有多种病情《金鉴》云:"表实无汗,胸满而喘者,风寒之胸满也;里实便涩,胸满烦热者,热壅之胸满化也;面目洪肿,胸满喘不得卧者,停饮之胸满也;呼吸不快,胸满太息而稍宽者,气滞之胸满也。今病人无他病,惟胸满唇痿,舌青口燥,漱水不欲咽,乃瘀血之胸满也。

选注：

沈明宗：假令气分热甚,则胸胀满,今腹不满而言我满者,乃外虽不满,内脏血壅气滞而胀,言我不满,知是瘀血也。

十一、病者如热状,烦满,口干燥而渴,其脉反无热,此为阴伏,是瘀血也,当下之。

提要：热伏于阴分的瘀血并治法。

笺注：如热状、烦满、口干脉当数或大,今反沉伏是瘀于阴,内有瘀血,所以当下之。

十二、火邪者,桂枝去芍药加蜀漆牡蛎龙骨救逆汤主之。

提要：指出火逆证的治法。

笺注：火邪是病因,古人治病有火熏、艾灸、温针等方法,如误用此法,因而引起惊狂卧起不安或圊血等证,故用散邪行血,救逆安神的方法,进行治疗。

桂枝去芍药加蜀漆牡蛎龙骨救逆汤方

桂枝三两,甘草二两,生姜三两,牡蛎五两,龙骨四两,大枣十二枚,蜀漆三两。

上为末,以水一斗二升,先煮蜀漆,减二升,内诸药,煮取三升,去滓,温服一升。

方解：

本证是由于表证火劫而引起的病变,故仍在桂枝汤中去芍药加龙牡以收敛耗散的心神。

选注：

尤在泾：桂枝汤去芍药之酸,加蜀漆之辛,盖欲使火气与风邪一时并散,而无少有留滞,所以从外来者,驱而出之于外也。龙骨牡蛎则收敛其浮越之神气耳。

十三、心下悸者,半夏麻黄丸主之。

提要：水饮内停的心悸与治法。

笺注：心下指胃,水饮内停于胃,心阳被郁,所以有悸动之感,用半夏麻黄丸,取其降逆、消饮、宣化中阳。

选注:

陈修园:此为悸证处其方也,但悸证是心包血虚火旺者,有肾水虚而不交于心者,有心脏自虚者;有痰饮所致者,此则别无虚证,惟饮气之为病也欤。

半夏麻黄丸方

半夏,麻黄等分。

上二味,末之,炼蜜和丸小豆大,饮服三丸,日三服。

方解:

本方半夏逐饮降逆,麻黄发散水饮,水饮去则心悸自止。

十四、吐血不止者,柏叶汤主之。

提要:吐血不止,由于阳虚寒甚者指出治法。

笺注:吐血、如热伤阳络的,应当清热;由劳伤阳络的应治理虚损。吐血过服寒凉血不止者,是热伏阴分,又当用温散药宣导伏热。本节吐血,以寒凉抑遏,邪热留连阴分,所以用柏叶汤温阳泄热。

选注:

徐忠可:此重"不止"二字,是谓寒凉止血药皆不应矣。吐血本由阳虚不能导血归经,然血亡而阴亏,故以柏叶之最养阴者为君,艾叶走经为臣,而以干姜为佐,马通导大便下为使,马通即马屎绞汁,如干屎以水和之,愚意无马通童便亦得。

柏叶汤方

柏叶,干姜各三两,艾三把。

上三味,以水五升,取马通汁一升,合煮取一升,分温再服。

方解:

柏叶汤中用干姜、艾叶温经,柏叶止血,马通汁引血下行(马通汁即马屎绞汁,后世多用童便)四味合,共奏温经止血之效。

十五、下血,先便后血,此远血也,黄土汤主之。

提要:先便后血,属于虚寒的证治。

笺注：先便后血，原因是脾气虚寒，不能统血，脾居于中，先便后血为远血，所以应用黄土汤温脾止血。

黄土汤方

（亦主吐血衄血）

甘草，干地黄，白术，附子（炮），阿胶，黄芩各三两，灶中黄土半斤。

上七味，以水八升，煮取三升，分温二服。

方解：

尤在泾：黄土温燥入脾，合白术附子，以复健行之气，阿胶地黄甘草以益脱竭之血；而又虑辛温之品，转为血病之厉，故又以黄芩苦寒（肾阴），防其太过，所谓有制之师也。

医案：

郑某某，女，44 岁，市民，河北，1982 年 7 月 17 日初诊。

两年前患崩漏经久不愈，余与调治月余方瘥，去岁腊月腹痛绵绵，又发大便后带血，血色紫黑，每三五日发作一次，医与归脾丸已服两月，近月来竟天天便血，故又来诊。目前症见形神憔悴，少食懒言，心悸气短，头目眩晕，自汗出，少腹隐痛，适温痛减，下肢轻度浮肿，脉象沉细，舌苔白薄。根据《金匮要略》"下血，先便后血，此远血也，黄土汤主之。"今宗之，以温脾止血。

处方：熟地 30 克，炒白术 15 克，炮附子 10 克，炒白芍 10 克，阿胶珠 20 克，砂仁 6 克，炒枣仁 30 克，炮姜炭 6 克。

取灶中黄土 300 克，用水一暖瓶，沏透，再取之澄清液煮上药，取汁两大杯，日分两次温服。

二诊：7 月 23 日。上方连服六剂，腹痛止，便血减半，精神好转，头目眩晕已轻，脉亦较前有力，上方既已显效，再守原方续服。

三诊：7 月 28 日。上方连进六剂，便血止，大便转黄，经大便潜血检查，未发现红细胞，自汗敛，饮食增，心悸气短，头晕目眩，下肢浮肿均将瘥。

处方：熟地 20 克，炒白术 15 克，炒枣仁 30 克，当归 20 克，炙黄芪 20 克,云茯苓 20 克,党参 10 克,陈皮 20 克,甘草 6 克。

上九味,以水四大杯,煮取一大杯,药滓再煮,取汁一杯,日分二次温服。隔日服药一剂。

2.便血

闫某某,男,36 岁,农民,德州市郊,1983 年 4 月 12 日初诊。

大便后带血,状如柏油,迄今三月余,经常发作。余检点前服药方,一者归脾汤出入,二者黄土汤加减,附子竟用两许。目前症见环脐作痛,大便后出血又三日,性情急躁,心烦口干,头痛目赤,饮食可,脉象弦滑有力,舌质红绛,少苔。度其病之转归,已属血虚火动之症,黄土汤未尝不可应用,但须变温脾止血之法,而为凉脾止血之法耳。

处方:生地30克,白术15克,黄芩15克,甘草15克,阿胶珠15克,生白芍30克,黄连6克,藕节60克(切碎),代赭石20克(轧细)。

取灶中黄土 300 克,以水五碗浸泡之,取澄清之液煮上药,取汁一大碗,药滓再煮,取汁一大碗,合煮三沸,日分两次温服。忌辛辣食品。

治疗经过:上方以滋阴养血止血,降气降火,服药六剂,脐旁作痛消失,大便带血已减大半。二诊仍守原方续服 3 剂而便血止,大便转黄,心烦口干,头痛目赤亦基本消失,脉来亦不若前甚,饮食增加。三诊,原方去阿胶珠、藕节、赭石。调理半月病愈。

按语:黄土汤有灶心黄土、白术、附子、生地、阿胶、甘草、黄芩七味药物组成。灶心黄土温中收涩止血为主药;白术、附子温阳健脾,以复统摄之权,为辅药;生地、阿胶养血止血、滋阴;黄芩苦寒清热,并约制附子、白术过于温燥;生地、阿胶得术、附又不虑其药腻呆补;甘草调和诸药。诸药相合,共奏温阳健脾、养血止血之效。

案一郑某,近几年来,屡患血症,以致气血亏虚,形神憔悴、心悸、眩晕、腹痛、自汗。治者选黄土汤化裁,以温健脾肾,养血止血。方用大熟地以"大补精血",加阿胶珠,因阿胶珠经蒲黄炭炒过,此处用之,又非但为"温中止血",抑且为温经回阳而设,正如张元素所说:"其用有四,通心助阳一也。去脏腑沉寒痼冷二也。发诸经之寒气三也。治感寒腹痛四也。"砂仁、枣仁为引药入脾之使,激发脾阳,复其健运统血之能。因有少腹痛,遂去黄芩加白芍"敛阴平肝,和血止痛"。程钟岭所谓白芍"止腹痛如神",除此之外,"于血虚肝阳之头痛头晕,以及崩漏虚汗等症,用之辄效"。治者常说:"运用经方,重在神化。"此案治法,药物之加减出入,可见一斑。血止后,即变温中止血而为养血益气之法,故方用参术苓草,芪归地枣等同治一炉,又为固本之计,善始而善终也。

案二闫姓,病便血,属血虚火动之候,治者仍宗黄土汤,变温脾止血而为凉脾止血之法,原方去附子,重加白芍,既可凉脾益阴止血,又可平熄心肝之火,更有赭石之潜镇,相辅而用;黄连苦寒,善理中焦之热,尤为厚其脾胃之佳品;藕节一药"涩平无毒,功能止血活血,且又清凉解毒"。临床扩充,又广泛地应用于咳血、吐血、血淋、溺血、血痢、血崩等症。(取自《经方临证录》第 167 页至 170 页)

十六、下血,先血后便,此近血也,赤小豆当归散主之。

提要:指出先血后便属于湿热的治法。

笺注:下血在先,大便在后,谓之近血,原因是湿热伤于大肠而下血,大肠与肛门近,故先血后便为近血,所以用赤小豆当归散清热利湿以止血。

选注:

唐容川:远血之异于近血也,岂惟先后之别,尤有形迹之异。近血者,即今之脏毒痔疮,常带脓血者是也。何以知之,观仲景用赤豆当归散而知之矣,狐惑有脓者,赤豆当归散主之,赤豆发邪是排其脓,即所以行血也。

医案:

1.便血

谢某,男,66 岁,农民,1974 年 4 月 15 日初诊。

先有内痔便血，迄以半年未发，迩来以肝气拂郁饮酒无度，致使湿热下注，蕴结大肠，阴络损伤而便血，肛门时时灼热作痛，便血鲜红，其量较多，小便色黄，热痛，精神倦怠，形体憔悴，不欲食，腹部濡软，按之不痛，脉象弦滑，舌质红绛，舌苔黄腻，根部罩灰。治拟渗湿清热、解毒、止血、化瘀。方以赤小豆当归散加味调治。

处方：赤小豆30克，炒当归20克，地榆炭10克，炒槐米10克，炒黄檗10克，苦参10克，车前子30克（布包）。

上药以淘米水四大杯煮取一大杯，药滓再以淘米水三大杯煮取二大杯，日分三次空腹温服。

二诊：4月25日。上方断续服药七剂，便血减其大半，小便热痛消失，上方既见效机，仍守原方续进。

三诊：4月28日。原方服三剂，便血止，方去地榆炭、炒槐米、车前子、黄檗，加白芍25克、云苓20克、猪苓20克。

四诊：5月5日。上方迭进五剂，饮食恢复正常，舌质亦不红绛，苔黄根部罩灰均除，脉象已趋缓和，拟养血宁络之品调之，以善其后。

处方：当归10克，生地10克，生槐米6克，白芍10克，甘草10克，台参10克，白术10克，云苓10克。

上药以水三杯，煮取一杯，药滓再煮一杯，日分二次温服。

案一谢姓，患便血一症，由湿热下注，蕴结大肠，阴络损伤引起。治之以赤小豆当归散，方中加黄檗、苦参，以清下焦之湿热；地榆性寒而降，以止大肠之血见长。苏颂说："古者断下多用之。"槐米苦凉，主入肝与大肠二经，亦主止大肠血见长，诸药加入赤小豆当归散内，加强了燥湿清热、解毒、止血、化瘀之效。车前子一药偏引湿热以走前阴。方法不失灵巧，因而湿热得祛，便血自止。三四诊摒除止血之药加白芍养血宁络，加二苓运脾益肾，因而饮食恢复正常，终以养血宁络益气之品调护，以为长远计意。

十七、心气不足,吐血,衄血,泻心汤主之。

提要:指出心气不足而吐血的证治。

笺注:壮火食气,故今心气不足,亦指心阴亏虚,由于火邪有余,逼血妄行,引发吐血、衄血,所以用泻心汤,热去则心气足,吐衄自止。

选注:

程云来:心主血,心气不足而火邪乘之,则迫血妄行,故有吐衄之患,夫炎上作苦。故内经曰苦气入心,三黄之苦,以泻心中之热。

泻心汤方

大黄二两,黄连一两,黄芩一两。

上三味,以水三升,煮取一升,顿服之。

方解:

陈修园曰:此为吐衄之神方也。妙在以芩连之苦寒泻心之邪热,即所以补心之不足,尤妙大黄通止其血,而不使稍停余瘀,致血愈后成咳嗽虚劳之根。

结　语

惊与悸,从脉象动弱而分,是为两种病情,前者由惊而乱,后者为气血不足,桂枝去芍药加蜀漆龙牡救逆汤,用以治惊,属惊病的部分病情;半夏麻黄丸则治寒饮凌心之悸。

血证篇,列方有四,柏叶汤治吐血不止,泻心汤治吐血、衄血;黄土汤治远血,赤小豆当归散治近血,但有寒有湿。

本节以血证为主,对吐血、衄血的予后,亡血家忌汗,酒客必吐血以及瘀血脉证等均有所论,若能与治血四方互参,则对血证诊断与治疗,均可得到全面的认识。

呕吐哕下利病脉证治第十七

一、夫呕家有痈脓,不可治呕,脓尽自愈。

提要:指出因有脓而呕者,不可使用止呕的方法。

笺注:呕,属于胃痈,胃内有痈,脓从呕出,呕的目的,在于排脓,是正气逐邪外出之象,脓尽痈自愈。所以不能用止吐药物来治疗。

选注:

赵以德:经曰:"热聚于胃口而不行,胃脘为痈"。胃脘属阳明经,阳明气逆而呕,故脓不自咳出,从呕而出,此痈之在胃脘上口者也,若过半中,在肺之下者,脓则不从呕出,从大便而去也。

二、先呕却①渴者,此为欲解。先渴却呕者,为水停心下,此属饮家;呕家本渴,今反不渴者,以心下有支饮故也,此属支饮。

提要:从呕渴先后以测知饮邪之去留。

词注:

①却:此处作"后"字讲。

笺注:先呕吐口渴,是水饮已去,胃阳将复,故曰欲解。先渴后呕,是呕之因,由于胃有停水,故曰:此属饮家。

一般来说,呕吐必伤津液,例多口渴,表示水已去,病愈之征;现在反不渴,表示仍有水饮内停,故曰:此属饮家。

辨呕吐欲解与未解 { 欲解:先呕后渴水饮已去,胃阳将复。 未解: { 先渴后呕,水停心下。 呕后不渴,心下有支饮。 }

三、问曰:病人脉数,数为热,当消谷引食,而反吐者,何也? 师曰:以发其汗,令阳微,膈气①虚,脉乃数,数为客热,不能消谷,胃中虚冷故也。

脉弦者,虚也,胃气无余,朝食暮吐,变为胃反。寒在于上,医反下之,今脉反弦②,故名曰虚。

提要:论述胃反的原因,由表证误下与误下后损伤胃阳而引起。

词注:

①膈气:指正气。

②医反下之,今脉反弦:应在"脉弦者虚也"之前。

笺注:脉象阳盛则数,阴盛则迟,数为热,应当消谷引食,现在反呕吐,原因是发汗太过,心阳衰微,膈气虚馁,所以脉象变数。这种数是数而无力,由胃中虚所致,是一时性的假象,所以说它为"客热",假热不能消谷,反而发生呕吐。

脉弦为寒,现不曰寒而曰虚,是由于寒在上而反下之,如此这种弦脉即不主水饮,也不是阴寒,而是胃虚生寒的弦,胃虚且寒,则阳气所存无多,所以"朝食暮吐"变为胃反。

通过本节,可知脉数、脉弦,皆为虚候。不能局限于数为热,弦脉为饮或阴寒,这正是本书脉学的特点。

选注:

陈修园:此言误汗脉数,误下而脉弦,当于二脉中认出虚寒为胃反之本也。

四、寸口脉微而数,微则无气,无气则营虚,营虚则血不足,血不足则胸中冷。

提要:举脉微以解上节脉数为非热的原因。

笺注:脉微而数的数是承上节"阳微膈气虚,脉乃数"而言。本节脉微而数,非为有热,而是由于气虚营血不足所致;故云:"微则为无气"。人体内的气营血互为资生,气以营为主,故云:"无气则营虚"。营为血之源,所以"荣虚则血不足",荣卫俱虚,则积在胸中的宗气虚少。灵枢、邪客篇云"五谷入于胃也,其糟粕、津液、宗气分为三隧,故宗气积于胸中,出于喉咙,以贯心脉,而行呼吸焉"! 由于荣卫俱虚,宗气虚少,故"胸中冷"。

五、趺阳脉浮而涩,浮则为虚,涩则伤脾,脾伤则不磨,朝食暮

吐，暮食朝吐，宿谷不化，名曰胃反。脉紧而涩，其病难治。

提要：指出胃反呕吐的脉象及病理。

笺注：趺阳以候脾胃，胃为阳土，脾为阴土，胃以降为和，故脉不应浮；浮则胃阳虚，虚则不降，故云"浮则为虚"，脾以升为健，故脉不应涩，"涩为脾阴伤"。所以说"涩则伤脾"，胃阳虚而脾阴伤，则不能消化谷食，势必上出而吐，朝食暮吐、暮食朝吐，而形成胃反。

脉紧为寒盛，涩为津亏，如果见到这种脉象，乃正虚邪盛之象，故为难治。

趺阳脉 $\begin{cases} 浮\text{——}胃阳虚 \\ 涩\text{——}脾气伤 \end{cases}$ 朝食暮吐、暮食朝吐——胃反

脉 $\begin{cases} 紧\text{——}寒盛 \\ 涩\text{——}津亏 \end{cases}$ 邪盛正衰——难治

选注：

黄元御：趺阳者，阳明胃气之所变现也。阳明胃气，以下行为顺，脉不应见浮紧，浮则胃气之虚而不降也。胃虚而上逆，则脾虚而下陷，陷则脾伤，不能磨化水谷，故朝食而暮吐，宿谷不化，名曰胃反。胃反者，饮食倒上是反顺而为逆也。紧涩者，血寒而阳陷也。脾败不磨而脉见紧涩，水冰地拆，微阳沦败，陷而不升，是为难治。

六、病人欲吐者，不可下之。

提要：指出自欲吐不可用下法。

笺注：欲吐，是想吐未吐之象，这是正气有驱邪外出之势。如果下之，那就与正气相逆，反会使病势加重。

选注：

魏念庭：病人欲吐者，气逆上冲也，有可吐者，邪在上则越之可也；如不可吐者，则顺气止逆，治之使勿吐可也，断不可误下，逆其性而折之，使邪愈深入，而难以调顺也。此误下之戒，于呕吐门中首宜知忌者也。

七、哕而腹满，视其前后^①，知何部不利，利之即愈。

提要：哕与腹满并见，应观二便情况而随证治。

词注：

①前后：前，指小便。后，指大便。

笺注：哕与腹满并见，说明哕是由腹满而引发，腹满为实，实则气上逆而作哕，治法当视其大小便如何，如小便不利的，属于水逆，当利其小便而哕可愈；大便不利的，应属于实热之邪阻滞中焦，当攻下之，而哕亦可愈。

选注：

尤在泾：哕而腹满者，病在下而气溢于上也，与病人欲吐者不同；故当视其前后二阴，知何部不利而利之，则病从下出而气不上逆，腹满与哕俱去矣。

八、呕而胸满者，茱萸汤主之。

提要：属于虚寒而呕的证治。

笺注：胸为阳位，呕而胸满是胸中阳虚，因而阴邪上乘，故用吴茱萸汤以驱寒降逆，温阳补虚。

选注：胸乃阳位，呕为阴邪，使胸中阳足以御之，则未必呕，呕以胸中无恙也，乃呕而胸满，是中有邪乘虚袭胸，不但胃不和矣。虚邪属阴，故以茱萸之苦温，善驱阴浊为君，人参补虚为佐，而以姜枣宣发上焦之正气也。

吴茱萸汤方

吴茱萸一升，人参三两，生姜六两，大枣十二枚。

上四味，以水五升，煮取三升，温服七合，日三服。

方解：

吴茱萸、生姜散寒降逆，人参、大枣补中益气，主要作用为驱寒、降逆、补虚。

选注：

费晋卿：吴茱萸辛烈苦降，得姜之温通，用以破除阴气有余矣，又恐辛燥太过,耗气劫阴,故用参枣之甘缓以济之,又能补土扶阳,使浊阴不得上乘清道,治法更为周到。

九、干呕①,吐涎沫②,头痛者,茱萸汤主之。

提要:补充茱萸汤的症状。

词注:

①干呕:有声无物的呕,谓之干呕。

②涎沫:即黏液与白沫。

笺注:水气篇云"上焦有寒,其口多涎"。上焦即胸膈,故干呕、吐涎沫,亦为阳虚而寒邪上乘所致,寒为阴邪,头为诸阳之会,胸为阳气发源之所,胸中有寒则清阳不升,浊阴上冒,故头痛,治疗亦用茱萸以助阳而驱寒。

选注:

魏念庭:干呕或吐涎沫兼以头痛,似外感而实内伤也,阴寒塞胸壅滞而头痛,非同发热头痛之义,亦主前方茱萸温中,生姜散邪,胸膈寒凝之通治也。

医案:

1. 厥阴头痛

吕彦如先生,住德州仓楼前,老年教师,自年青爱好医学,家藏《类证治裁》一书,爱不释手,亦我市博雅君子也。耄耋之年而牙齿益坚。自述,自年青时代即用五枝粉刷牙,漱口,一日二次,即桑枝、柳枝、槐枝、梨枝、松枝,春天取鲜枝浓缩,取粉晒干加盐,研为细末留用。近患头痛,以巅顶及前额为甚,1984 年 4 月 10 日,并口泛清水,自服桑叶、杭菊、半夏、羌活、芥穗、黄芪等六剂,头痛非但不止而疼痛益甚,口泛清水,亦不减轻,前来商治。刻下症见脉沉弦,舌质淡白,舌苔薄白湿润。

处方:吴茱萸 10 克,台参 15 克,半夏 15 克,生姜 20 克(切细),大枣 12 枚(先煮熟,掰开入煮)。

上五味,煎煮两遍,取汁二杯,日分三次温服。

吕老先生看过药方,拍案笑曰:"这吴茱萸汤,我曾再三思索,踌躇而未敢服用,前贤所谓'熟读王叔和,莫如临症多。'云云。先生回家,依法服药三剂,诸症皆平。

2.呕吐

郭某某,男,50岁,寓商于德。1964年正月患呕吐,六七天发作一次,每次吐出粘沫数口,有时夹杂少量食物,其味酸辛,迄今三月余,形肉显削,纳后运迟,四肢冷,背恶寒,昼轻夜甚,转来索方。目前症见脉沉弦,舌质淡白,舌苔薄白且腻。

中阳不振,肝邪乘之,仓凛痞滞,浊阴上逆,病来数月,如不速速温运,恐转噎隔顽疾。

处方:吴茱萸9克,台参12克,生姜30克(切细),炒白术12克,半夏30克,砂仁6克,大枣6枚(先煮熟,再掰开入煮)。

上七味,以水三大杯,煮取一大杯,药滓再煮,取汁一大杯,日分三次温服。

上方连服九剂,呕吐未作,饮食渐进,原方加当归、木香等调理月余,康复。

案一吕姓,患厥阴头痛,口泛清水,可能与五枝粉苦咸刷牙漱口有关,肝胃虚寒,厥阴上犯,以致口泛清水、头痛。治者以吴萸汤温肝暖胃降逆止呕,药与症符,因而服药三剂而病愈。

案二郭姓,患呕吐,其味酸辛,形肉显削,显属肝胃虚寒,其病三月不瘥,"恐转噎隔顽疾",在所予略,治者采用吴茱萸汤,更加白术"除湿益气,和中补阳"。黄宫绣说:"白术味苦而甘,既能燥湿实脾,复能缓脾生津,且其性最温,服之能以健食消谷,为脾脏补气第一要药也。"加半夏和胃止呕,尤宜"痰气雍塞,胃逆不和者为主。"砂仁性温气香,快气畅中,为醒脾和胃之要药,适应于中焦虚寒,食而不化,恶心呕吐等症。《本草纲目》所谓:"补肺醒脾,养胃益肾,理元气,通滞气,散寒饮胀痞,噎膈呕吐。"三药加入吴茱萸汤中,从而加强了温运中阳,降逆止呕的作用。呕吐止,调理方中又加当

归,调气血于中州,实乃仿效补中益气汤中应用当归之法。(取自《经方临证录》第 99 页至 102 页)

十、呕而肠鸣,心下痞者,半夏泻心汤主之。

提要:指出寒热错杂心下痞的呕证治疗。

笺注:邪气乘虚入心下而心下痞,中气痞,升降失常,于是阳邪上逆而呕,阴气下趋而肠鸣,故主以半夏泻心汤,用人参、大枣、甘草以养中气,半夏、干姜以降逆止呕,芩连以清热,寒热互用,扶正以祛邪。

选注:

赵以德:阴阳不分,寒而不通,留结心下为痞,于是胃中空虚,客气上逆为呕,下走则为肠鸣,故用是方分阴阳,水升火降,而留者去,虚者实。

半夏泻心汤方

半夏半升(洗),黄芩三两,干姜三两,人参三两,黄连一两,大枣十二枚,甘草三两(炙)。

上七味,以水一斗,煮取六升,去滓,再煮取三升,温服一升,日三服。

方解:

本方是寒热并用,苦降辛升的方剂,上下皆病,但治其中,所以用本方治疗。

十一、干呕而利者,黄芩加半夏生姜汤主之。

提要:指出热利与干呕并见的治疗方法。

笺注:本节之利属于肠热下利赤白稠黏,且有肠中痛热,干呕为胃气上逆,所以用黄芩汤以清热和中,加半夏生姜降逆止呕。

选注:

金鉴:干呕者,胃气逆也……今下利浊粘,是胸中热也,故用黄芩汤以治其利,合生姜半夏汤,以治干呕也。

黄芩加半夏生姜汤方

黄芩三两,甘草二两(炙),芍药二两,半夏半斤,生姜三两,大枣十二枚。

上六味,以水一斗,煮取三升,去滓,温服一升,日再夜一服。

方解:本方主黄芩汤清热和中,加半夏、生姜以降逆止呕。半夏泻心汤治心下痞,主治胃兼治肠;黄芩加半夏生姜汤是治肠而兼治胃。

黄芩加半夏生姜汤与半夏泻心汤证治比较表

方名	黄芩加半夏生姜汤	半夏泻心汤
性质	肠热兼胃不和	胃热肠寒
证候	腹痛下利兼干呕	呕而心下痞,肠鸣次之
主治	主治肠兼和胃	主治胃兼治肠

十二、诸呕吐,谷不得下者,小半夏汤主之。

提要:指出呕吐由于停饮的治法。

笺注:呕吐而谷不得下,原因很多,此乃由于中焦停饮与痰所致,所以用小半夏汤蠲饮止呕。

选注:

徐忠可:呕固属火,然使胃中无痰,则食可稍进,至谷不得下,非痰碍之而何,痰必由气逆,故以小半夏汤降逆开痰。

小半夏汤方

半夏一升,生姜半斤

上二味,以水七升,煮取一升半,分温再服。

方解:半夏味辛性燥,辛可散结,燥可蠲饮,生姜制半夏之焊,且以散逆止呕,用于胃中停饮上逆作呕,有良好之效果。

大小半夏汤
方证比较表

小半夏汤
- 原因——胃中停饮
- 证状——呕吐不止
- 作用——散饮降逆

大半夏汤
- 原因——胃虚气逆
- 证状——朝食暮吐，暮食朝吐
- 作用——和胃降逆，润燥补虚

十三、呕吐而病在膈上，后思水者，解，急与之。思水者，猪苓散主之。

提要：呕吐后，饮水多而致停饮的治法。

笺注：饮邪在膈上而发呕吐，吐后欲饮水，是饮去而阳复现象，故云欲解。此时欲饮当少少与之为宜，若急与之或多与之，因胃气尚弱，又会引发水停胃中，形成饮邪，此应与猪苓汤或猪苓散以健脾逐水。

选注：

程云来：上章言先呕却渴，此为欲解，今"呕吐而病在膈上后思水者解"，亦与上证不殊，故急与之以和胃；然思水之人，又有得水而贪饮，则胃中热少，不能消水，更与人作病，故思水者用猪苓散以散水邪。

猪苓散方

猪苓，茯苓，白术各等分

上三味，杵为散，饮服方寸匕，日三服。

方解：本方用白术健脾，猪苓、茯苓利水，总之本方健脾胃以利水，以防止水饮的再停留。

十四、呕而脉弱，小便复利，身有微热，见厥者，难治，四逆汤主之。

提要：指出呕吐属于阳虚证的治疗。

笺注：呕而脉弱，是胃阳虚，阴寒上逆；小便复利，是肾气益虚。身微热，四肢厥冷乃阴寒内盛格阳于外之象，故为难治，用四逆汤回阳复脉。

选注：

黄元御：呕而脉弱，胃气之虚，小便复利，肾气之虚，肾司二便，寒则膀胱不约，故小便自利，加以身热而见厥逆者，阴盛于内而微阳外格，故为难治，以四逆汤以回里阳也。

四逆汤方

附子一枚（生用），干姜一两半，甘草二两（炙）。

上三味，以水三升，煮取一升二合，去滓，分温再服。强人可大附子一枚，干姜三两。

方解：

程云来：神农本草经云："疗寒者以热药"，内经云："寒淫于内，治以甘热"，四逆汤者，辛甘大热之剂也，故用附子以回阳散厥，干姜以祛寒止呕，甘草以调和血脉。

十五、呕而发热者，小柴胡汤主之。

提要：指出呕吐属于少阳证的治疗。

笺注：呕而发热，邪在少阳而心烦，善呕，热为寒热往来。伤寒论云："柴胡证但见一证便是，不必悉具"。说明此呕而发热，病在少阳，故以小柴胡汤和解枢机。

选注：

尤在泾：呕而发热，邪在少阳之经，欲止其呕，必解其邪，小柴胡汤则和解少阳之正法也。

小柴胡汤方

柴胡半斤，黄芩三两，人参三两，甘草三两，半夏半斤，生姜三两，大枣十二枚。

上七味，以水一斗二升，煮取六升，去滓，再煎取三升，温服一升，日三服。

方解：

本方以柴胡、黄芩和解少阳，半夏、生姜降逆止呕，人参、甘草、大枣助正以达邪。

医案：

1. 少阳外感症

褚某某，女，40岁，市民，1960年4月22日初诊。

感冒六七日，服牛黄解毒片，APC等病未解除。自昨日起，浑身阵冷阵热，前额及头角作痛，恶心，有时呕吐酸苦，胸胁胀满，腹中微微作痛，心下筑筑，不欲饮食，心中烦热，口苦咽干，夜寐不安，小便黄短，舌苔薄黄。舌质淡红，脉弦数。感冒六七日，迁延不已，病已转属少阳，方以小柴胡汤加味。

处方：柴胡15克，太子参9克，半夏15克，生甘草9克，枳壳6克，云苓12克，鲜生姜片10片，大枣12枚（先煮熟，掰），白芍15克

上九味，以水三碗，煮取一碗，药滓再煮，取汁一碗，二碗药汁合而再煎，日分三次温服。

二诊、4月24日。患者初进第一服，约半小时许，出现"眼眩"现象，服二三次药后，未再出现眼眩。第二天服药后，诸症相续递减。目前，身感乏力，微微头痛，口渴，舌苔偏黄，脉转冲和。诸症将瘥，仍步上方小其制，原方去白芍加桑叶15克、杭菊9克、天花粉15克。

2. 产后发热

杜某某，女，37岁，市民，1965年10月11日初诊。

产后九天，恶漏未尽，气血未复。三日前感冒风寒，发热、汗出，连续注射安痛定数支，服APC药片、牛黄解毒片，病未解而转甚。目前，面浮肿，头痛，浑身疲惫，寒热往来，心悸，怵惕不安，心下痞闷，少腹小痛，心烦，口苦，脉虚数，舌苔薄腻，质地偏红嫩。

新产气血未复，风邪外入，未得及时蠲除，转属少阳，治以调和少阳，养血益气，逐邪外出。

处方：柴胡6克，白芍9克，条芩6克，党参9克，甘草9克，首乌24克，当归24克，柏子仁9克，云茯苓24克，川芎6克，生姜10片，大枣12枚（掰）。

上十二味，以水三碗，煮取一碗，药滓再煮，取汁一碗，二碗药汁再煎，日分三次温服。

二诊、10月14日。上方服一剂，往来寒热得除，浑身已感舒适，少腹痛止，连服二三剂后，面浮肿消失，心悸得安，心烦口苦已减大半，心下痞闷显宽，脉来较前有力。少阳症候基本消失。治当养血益气，以为固本计，又当顾及乳水，否则，他病虽去而乳水已断，应当注意及之。

处方：首乌24克，当归24克，柏子仁12克，云茯苓24克，党参9克，川芎9克，竹茹9克，王不留行9克，上八味，以水三碗，煮取一碗，药滓再煮，取汁一碗，日分二次温服。连服6剂，诸症悉除。

案一褚姓，病感冒，以丸药应付治疗，迁延不已，病转少阳，脉症均显为少阳经表之候，治者以小柴胡汤，因腹痛去黄芩，加白芍、枳壳以通血络而兼化滞，因小便黄短，加茯苓以渗湿利水，依法调治，疗效显著。病将瘥，尚见头痛、口渴。津气尚未尽复，治依前方减其量，略佐桑叶、杭菊、天花粉，养阴清热而得愈。

案二杜姓，产后恶露未尽，气血未复，患感冒，打针服药，病未蠲而转属少阳，若以小柴胡汤单祛其邪，又恐气血不支而成痉，故加首乌、当归、柏子仁养血益气以为胜邪之本，方症相符，药进三剂而病已。治者又重点提出："又当顾及乳水，否则，他症虽已，而乳水已断。"这在临床治疗时，提示了不可顾此失彼的重要性。（取自《经方临证录》第19页至25页）

十六、胃反呕吐者，大半夏汤主之。

提要：胃虚呕吐证治。

笺注：胃反呕吐，即朝食暮吐，暮食朝吐，属于胃虚，不能消化谷物，复上逆而呕吐，用大半夏汤补虚安中。

选注：

高士宗：朝食暮吐，宿谷不化，名曰胃反，胃反但呕不吐，然吐不离干呕，故曰胃反呕吐者，用半夏助燥气以消谷，人参补元气以安胃,白蜜用水扬之,使甘味散于水中,水得蜜而和缓,蜜得水而淡渗,庶胃反平,呕吐愈也。

大半夏汤方

半夏二升(洗完用),人参三两,白蜜一升。

上三味,以水一斗二升,和蜜扬之二百四十遍,煮取二升半,温服一升,余分再服。

方解:大半夏汤是胃反的专方,对胃虚吐食有效,以半夏降逆止呕,人参、白蜜润燥。本方主要作用和胃降逆,润燥补虚。

十七、食已即吐者,大黄甘草汤主之。

提要:指出胃热而吐的治法。

笺注:胃内有积热上冲。王太仆谓:"食已即吐",是有火也"之候。临床上看可能是大便不通,即李东垣所谓:"幽门不通,上冲吸门"之证,故用大黄甘草汤泄热通便,而吐自止。

选注:

赵以德:胃素有热,食复入之,两热相冲,不能停留,用大黄下热,甘草和胃。

大黄甘草汤方

大黄四两,甘草一两。

上二味,以水三升,煮取一升,分温再服。

方解:呕吐用此方,在于通利大便,胃气下降后,呕吐自止,因无腹满,所以不用枳朴。

十八、胃反,吐而渴欲饮水者,茯苓泽泻汤主之。

提要:胃有停饮而吐渴。

笺注:因胃内有水饮而呕吐,水饮碍脾失运,津气不得上达,渴又不止,治法应利水止呕,水去呕止,方与茯苓泽泻汤,水去呕止则愈。

茯苓泽泻汤方

茯苓半斤,泽泻四两,甘草二两,桂枝二两,白术三两,生姜四两。

上六味,以水一斗,煮取三升,内泽泻,再煮取二升半,温服八合,日三服。

方解:本方用白术、茯苓、泽泻健脾利水,桂枝、生姜、甘草和胃降逆。本证胃有停水而呕吐,所以在健脾利水之中加生姜止呕,加桂枝降冲,促使饮邪从小便排出,以达到水去呕止之效。

十九、吐后,渴欲得水而贪饮者,文蛤汤主之。兼主微风,脉紧,头痛。

提要:呕吐兼表证的治法。

笺注:本证是内有结热而外有表邪,故见"吐后渴欲得水而贪饮,以及脉紧、头痛"等证,用文蛤汤解表兼清热,不治呕而呕自止。

文蛤汤方

文蛤五两,麻黄三两,甘草三两,生姜三两,石膏五两,杏仁五十枚,大枣十二枚。

上七味,以水六升,煮取二升,温服一升,汗出即愈。

方解:李文:文蛤汤,即大青龙汤去桂枝,乃发汗之剂,使水饮从毛窍中泄去,以散水饮以外。经云:"开鬼门、洁净府",此一方两得之,以内有麻黄、生姜等解表药,故兼主微风脉紧、头痛。

二十、干呕吐逆,吐涎沫,半夏干姜散主治。

提要:指出胃虚挟寒涎的证治。

笺注:本证胃中虚寒,津液形成涎沫,随胃气上冲而吐,用半夏干姜散温中气以平呕吐。

选注:

尤在泾:干呕吐逆,胃中气逆也;吐涎沫者,上焦有寒,其口多涎也。与前干呕吐涎沫头痛不同,彼为厥阴阴气上逆,此为阳明寒涎逆气不下而已,故以半夏止逆消涎,干姜温中和胃,浆水甘酸调中引气止呕吐也。

半夏干姜散方

半夏、干姜各等分。

上二味,杵为散,取方寸匕,浆水一升半,煎取七合,顿服之。

方解：本方即小半夏汤以生姜换干姜，因为小半夏汤目的在于止呕散饮，故用生姜；本方证的主因是胃气虚寒，故用干姜专力温胃，本方主要作用是温胃止呕。

半夏干姜散 {
属性：太阴
病因：胃中虚冷
证状：干呕、吐涎沫
方药：半夏、干姜
}

吴茱萸汤 {
属性：厥阴
病因：寒凝胸膈
证状：干呕吐涎沫，胸满头痛，心下痞
方药：吴茱萸、人参、生姜、大枣
}

二十一、病人胸中似喘不喘，似呕不呕，似哕不哕，彻心中愦愦然无奈者，生姜半夏汤主之。

提要：寒饮积于胸中的证治。

笺注：本节指寒饮积于胸中以致心阳受到抑郁，故有愦愦然无可奈何之感，所以用生姜半夏汤散结涤饮。

选注：

尤在泾：寒邪抟饮，结于胸中而不得出，则气之呼吸往来出入升降者阻也，似喘不喘，似呕不呕，似哕不哕，皆寒饮与气相抟互击之证也。且饮水邪也，心阳脏也，以水邪而遍处心脏，欲却不能，欲受不可，则彻心中愦愦然无奈也。生姜半夏汤，即小半夏汤，而生姜用汁，以降逆之力少，而散结之力多，乃正治饮邪内迫，欲出不出之良法也。

生姜半夏汤方

半夏半斤，生姜汁一升。

上二味，以水三升，煮半夏，取二升，内生姜汁，煮取一升半，小冷，分四服，日三夜一服。止，停后服。

方解：生姜半夏汤，主要作用是辛散水饮，以舒展胸中的阳气。

寒饮内停,对于热药可产生抗拒,反而引起呕吐。分四次服有两种含义:1、可以免除因多药引起呕吐;2、使胸中寒饮缓缓消散。

选注:尤在泾:生姜半夏汤,即小半夏汤而用生姜汁,则降逆力之少而散结之力多,乃正治饮邪相搏,欲出不出者之良法。

二十二、干呕,哕,若手足厥者,橘皮汤主之。

提要:胃寒气逆而呕哕的治法。

笺注:干呕吐哕,是胃气逆冷,手足厥冷,阳气不达于四肢,胸阳受阻,用橘皮汤宣通胃阳,阳气流行,则呕哕止,与厥冷并瘥。

选注:程云来:干呕哕,则气逆于胸膈不行于四末,故手足为之厥,橘皮能降逆气,生姜为呕家正药,小剂以和之也,然干呕并非反胃,厥非无阳,故下咽气行即愈。

橘皮汤方

橘皮四两,生姜半斤。

上二味,以水七升,煮取三升,温服一升,下咽即愈。

方解:橘皮降逆,生姜止呕,即宣通胃中阳气,阳气通则呕哕与厥冷自愈。

二十三、哕逆者,橘皮竹茹汤主之。

提要:哕逆属于虚热者的治法。

笺注:呃逆有寒热之分,本节属于虚热,故用橘皮竹茹汤,降逆和胃。

橘皮竹茹汤方

橘皮二升,竹茹二升,大枣三十枚,生姜半斤,甘草五两,人参一两。

上六味,以水一斗,煮取三升,温服一升,日三服。

方解:上方用橘皮、生姜散逆,竹茹甘寒清胃热,人参、甘草、大枣以补虚,共奏清热补虚,降逆止哕之效。

二十四、夫六腑气绝于外者,手足寒,上气,脚缩;五藏气绝于内者,利不禁,下甚者,手足不仁。

提要：叙述五脏六腑气绝的外证。

笺注：六腑为阳，阳气衰，不能卫外，温养四肢，故手足寒，甚则脚缩，胸中无阳而下焦之气上逆；五脏主阴，藏而不泻，阳气衰不能内守，故下利不禁。由阴虚而到阳虚，手足失却阳气之温煦，故手足不仁。

二十五、下利脉沉弦者，下重；脉大者，为未止；脉微弱数者，为欲自止，虽发热不死。

二十六、下利手足厥冷，无脉者，灸之不温。若脉不还，反微喘者，死。少阴负趺阳者，为顺也。

二十七、下利有微热而渴，脉弱者，今自愈。

二十八、下利脉数，有微热，汗出，今自愈；设脉紧，为未解。

二十九、下利脉数而渴者，今自愈；设不差，必圊脓血，以有热故也。

三十、下利脉反弦，发热身汗者，自愈。

提要：下利病机进退即其转归。

笺注：上述下利，多属虚寒，故有手足厥冷，甚至无脉，故在未病过程中，多以阳气的恢复程度来判断病情的好转或加剧。如见口渴、微热、汗出、脉数等则均为正气胜邪的现象，是病向愈的征兆；如阳复太过，阴寒虽解而内热转增，热伤阴分，可发生下利脓血之证。

虚寒下利，脉见微弱，是脉证相应，正邪俱衰之候，故知病将愈。反之，如脉大，则为邪盛，故知病未解，脉紧与弦皆为寒象，如汗出后，脉象仍紧或弦，可知病邪未解。

痢自愈 ⎰ 脉微弱数
⎱ 微热而渴，脉弱
⎰ 脉数，有微热汗出
⎱ 脉反弦，发热汗出 ⎰ 阳气未复

　　　　　　┌脉大：邪盛
痢未解┤脉紧：寒邪未解
　　　　　　└脉数而渴：阳复太过（清脓血）

三十一、下利气者，当利其小便。

提要：指出下气利的治法。

笺注：下利而失气者，为气滞于大肠，利其小便，分清泌浊，使清气从小便而出，故病证可愈。

选注：

徐忠可：下利而失气不已，此气滞而化，又在寒热之外，故但利其小便，小便利则气化，气化则不乱也。

三十二、下利，寸脉反浮数，尺中自涩者，必圊脓血。

提要：下利便脓血的脉象。

笺注：寸脉浮数为热邪盛，尺脉涩为血不足，因热有余，则挟热而便脓血。

选注：

程云来：寸脉浮数，其热有余，尺脉自涩，为血不足，以热有余，则挟热而变脓血。

三十三、下利清谷，不可攻其表，汗出必胀满。

提要：指出下利清谷，不可发汗。

笺注：下利，完谷不化，是病已久，脾胃阳气衰弱所致，若再发其汗则胃中之阳更虚，阴凝而气不化，则腹部胀满。

三十四、下利脉沉而迟，其人面少赤，身有微热，下利清谷者，必郁冒①，汗出而解。病人必微热，所以然者，其面戴阳，下虚故也。

提要：阴盛阳虚的下利证及其转归。

词注：

①郁冒：头目眩晕不清。

笺注：脉沉为寒，迟为阳微，头面戴阳，指其人面少赤，身有微热，为阳虚而外合表邪，下虚指下利清谷而言，为阴盛而脾胃阳微不能化谷。"必郁冒汗出而解"。是阳气虽虚犹能与阴邪相争,正盛而邪却,故汗出而解,解后手足当温,但在汗出之后稍有微厥。阴邪虽盛,但真阳能胜寒邪;里阳和则表阳亦和,故能通过郁冒汗出而解。由此可知,阳气的消长是决定予后的主要关键。

三十五、下利后脉绝,手足厥冷,晬①时脉还,手足温者生,脉不还者死。

提要:指出下利后,观其脉证,以断定病人生死。

词注:

①晬时:一昼夜时间。

笺注:下利后脉绝,手足厥冷,为阴亏阳脱之象,危极。晬时脉还,手足温是阳气来复,主生;如不还,阳气已脱,故主死。

选注:

尤在泾:下利后脉绝,手足厥冷者,阴先竭而阳后脱,必俟其晬时经气一周,其脉当还,其手足当温,设脉不还,在手足亦必不温,则死之事也。

三十六、下利腹胀满,身体疼痛者,先温其里,乃攻其表。温里宜四逆汤,攻表宜桂枝汤。

提要:下利兼表证的治法。

笺注:下利,腹胀满,为里有虚寒,身体疼痛为外有表证,但以里证虚寒为主为急,故先与四逆汤以温里,里气充实后,然后与桂枝汤以解表邪。

选注:

尤在泾:下利腹胀满,里有寒也,身体疼痛,表有邪也,然必先温其里,而后攻其表。所以然者,里气不充,则外攻无力,阳气外泄,则里寒转增,自然之势也,而四逆用生附,则寓发散于温补之中,桂枝有白芍,则兼固里散邪之内,仲景用法之精如此。

四逆汤方:略

桂枝汤方:略

三十七、下利三部脉皆平,按之心下坚者,急下之,宜大承气汤。

三十八、下利,脉迟而滑者,实也,利未欲止,急下之,宜大承气汤。

三十九、下利,脉反滑者,当有所去,下乃愈,宜大承气汤。

四十、下利已差,至其年月日时复发者,以病不尽故也,当下之,宜大承气汤。

四十一、下利谵语者,有燥屎也,小承气汤主之。

提要:以上诸条都是实滞泄泻的症候。

笺注:以上五条指出下利实热证的治法。下利,心下坚是实证;三部脉皆平而不弱,可知正气不虚,下利易损津液,故宜急下。

脉迟本主寒,如与滑脉并见,则不主寒而主实,下利既由于邪实,实不去则利不止,故宜攻下。

脉滑者为病食也,既有宿食,就应攻去,所以说:“当有所去。”

下利(指痢疾)已愈,但由于病邪未能根除,如有气候变化而发作,往往仍可用攻下法以排除未尽之邪。这种复发性痢疾,多适用温下法,如温脾汤之类。大承气汤是个举例,应结合实际情况,辨其脉证治之。

下利谵语,不一定是实证,必须脉来滑数,粪便黏秽,腹满按痛,舌苔黄厚干燥者,方可用小承气汤。但谵语有实有虚当细辨之。

小承气汤方

大黄四两,厚朴二两(炙),枳实大者三枚(炙)。

上三味,以水四升,煮取一升二合,去滓,分温二服,得利则止。

方解:

本方以枳实厚朴破气泄泻,大黄下积,达到通便、攻下燥屎除热之目的。

$$实滞性泄泻\begin{cases}脉\begin{cases}三部脉皆平——正气不虚\\脉迟而滑——食滞中焦\\脉迟滑——内有宿食\end{cases}\\证\begin{cases}下利按之心下坚\\下利谵语\cdots\cdots\end{cases}燥尿内结\\治\begin{cases}治法——攻下（通因通用）\\方剂——大、小承气汤\end{cases}\end{cases}$$

四十二、下利便脓血者,桃花汤主之。

提要:指出下利为虚寒者的治法。

笺注:本证为肠胃虚寒不能固秘而便脓血,故以桃花汤温中涩肠固脱。

选注:

金鉴:初病下利便脓血者,小承气汤或芍药汤下之;热盛者,白头翁汤清之;若日久滑脱,则当以桃花汤养肠固脱可也。

桃花汤方

赤石脂一斤(一半剉、一半筛末),干姜一两,粳米一升。

上三味,以水七升,煮米令熟,去滓,温服七合,内赤石脂末方寸匕,日三服,若一服愈,余勿服。

方解:本方应用赤石脂固脱,干姜温中,粳米补虚,以治虚寒性的痢疾。

医案:

1.下利脓血

孟某,女,69岁,农民,临邑县,1975年9月16日初诊。

形体憔悴,精神萎靡,有其女扶持来诊。去冬今春患血痢,辗转调治数月方止,只是经常腹部隐约作痛未已,受凉痛甚,适温痛减,届秋以来,痢又发作,大便粘腻,夹杂有紫褐血块,一日发作三四次,下泻时微感下坠,肛门不觉灼热,周身倦怠,畏冷,四肢尤甚,不欲饮食,脉象沉滑,舌质色淡,苔薄白,根部厚腻罩灰,服土霉素、痢特灵无效,根据《金匮要略》"下利便脓血者,桃花汤主之"调治,以温涩固脱。

处方:赤石脂30克(一半研末冲服),淡干姜10克,甘草10克,薏米20克。

上四味,以水四杯,煮取一杯,药滓再煮,取汁一杯,日分三次温服,每服冲赤石脂末。忌食生冷、黏滑等食品。

二、三诊:9月22日。上药连服三剂,下利竟止大半,继按原方进三剂,下痢脓血全止,唯畏冷不减,脉仍沉滑,舌质舌苔同前,此痢虽止而阳气尚弱,拟宗上方加附子以温补元阳。

处方:赤石脂30克(一半研末冲服),淡干姜10克,甘草10克,薏米20克,附子10克。

上五味,以水三杯煮取一杯,药滓再煮,取汁一杯,日分二次温服,禁忌同前。

四、五诊:9月29日。服药三剂,背部微微有温煦之感,续进三剂,畏冷基本消失,脉来不若前甚,舌苔消散大半,根部罩灰消失,再以缓图治本。

处方:台参15克,黄芪15克,炒山药15克,云苓15克,炒白术10克,甘草10克,枣仁20克,干姜6克。

上八味,以水三杯,煮取一杯,药滓再煮,取汁一杯、日分二次,温服、禁忌同前。

2.五更泻

刘某某,男,46岁,武城,农民,1974年10月30日。

患五更泻已两月余。初由晚睡前,吃二条黄瓜,至黎明腹痛,泄泻,七八天不已,自以为腹内受凉,每晚煮鸡蛋两个,晚睡前红糖姜水送下,连服三天,寸效不显,农村医生与附子理中丸,初服有效,再服无效,迄今二月,天气渐冷,泄泻增重,脉来沉细而滑,舌质淡白,苔白腻而罩灰,周身畏冷四肢为甚,不欲饮食,腹部经常冷痛,得温舒适,拟理中四神法连进三剂,寸效不显,反而有甚于前,余再三思索,学生忽然提及桃花汤一方,余拍案赞曰:"正是,正是!"遂书桃花汤方,按法调理。

处方:赤石脂50克(一半刭,一半研末),干姜10克,稻米30克。

赤石脂一半布包入煮,余末分二包备冲。

上方以水三大杯,煮取一大杯,药滓再轻煮一杯,日分二次,温服。每服冲赤石脂末一包。

治疗经过:上方连进二剂,泄泻即止,余二剂未服,观其所以再商。半月后,其妻来治腰痛,方知按方继服二剂,其病未发。

案一孟姓,血利经久,脾肾元气损伤亦久,宿恙虽作,无奈一派虚寒之征,治者采用桃花汤旨在温其脾肾以为图本计,薏米代替粳米,以排久积之"脓血",消肠道之"痈脓",佐甘草以调补中气。三诊后,脓血全止,唯"利虽止而阳气尚弱",遂加附子以"温补元阳",五诊后继以参、芪、苓、术之品温肾、健脾、补肺而收效。

案二刘姓:患五更泄泻,数月不瘥,有致滑脱之虞,服附子理中丸、理中四神不效,服桃花汤而获良效者,以桃花汤以温涩见长耳。(取自《经方临证录》第107页至110页)

四十三、热利下重者,白头翁汤主之。

提要:叙述热利的治法。

笺注:

热痢下重,其脉、舌苔、腹候均有热象,下重是里急后重。用白头翁汤在于苦以除湿、寒以胜热。

选注:

程云来:热利下重者,滞下之病多热。不同于泄泻下利之证多寒也,故名之曰热利,而以下重别之。

白头翁汤方

白头翁二两,黄连三两,黄檗三两,秦皮三两。

上四味,以水七升,煮取二升,去滓,温服一升。不愈,更服。

方解：

白头翁清热凉血为主,黄连苦寒燥湿,黄檗清下焦热,秦皮清热除湿,本方应用于湿热下痢。

四十四、下利后,更烦①,按之心下濡者,为虚烦也,栀子豉汤主之。

提要：指出热郁虚烦的下利证治。

词注：

①更烦：先有烦,病后更烦,为虚烦。

笺注：

下利后,余热扰于胸膈而烦,非痞满、痞结、实热,虽烦而为虚烦,故用栀子豉汤化浊开郁以除虚烦。

按：本节虽曰更烦,为本节有烦,不是利后而更烦,所谓虚烦是对实热而言,但不是虚弱之虚,不过一时的假虚而已,用栀子豉汤以解余热则愈。

医案：

心中懊侬

徐某某,女,44 岁,德州市市民,1973 年 3 月 16 日初诊。

半年前患脏躁症,予甘麦大枣汤调理,旬日而安,近七八天来,精神恍惚,躁扰不安,心中烦热,不欲饮食。其夫特来述及前症发作,并索上方。药进三剂,其症不减,故而前来就诊。

目前心中虚烦,懊憹不可名状,忽而出户走逛,转而回家蜷卧,日复再三,胸脘痞满,不欲饮食,小便色黄,大便欠调,脉虚数,舌红嫩,苔薄黄。

辨证治疗：半年前患脏躁病虽愈,而自己不得怡情自遣,故而气阴未得尽复,迁延至今,郁而化热。对此巢元方指出："脏腑俱虚而热气不散"。这种热气,实乃是一种虚热弥漫胸膈的无形质之邪气,栀子豉汤为对症之方,非甘麦大枣汤所能治愈。

处方：生栀子 15 克(打碎),炒香豆豉 15 克(纱布袋装),瓜蒌 25 克,丝瓜络 10 克。

上四味,以水三碗,煮取一碗,药滓再煮,取汁一碗,日分二次温服。

二诊,3月18日。上方服三剂,大便泻下四五次,粘腻腥臭,心中烦热十去其七,精神安定,有喜笑面容,胸脘显宽,食欲转香,唯寐意不酣,多梦联翩,上方即已见效,仍宗上法,清热除烦,宣郁安神。并嘱宁少食有饥,切忌太饱,以防食复。

处方:栀子12克(打碎),炒香豆鼓12克(纱布袋装),丝瓜络10克,木通6克,竹茹10克,黄连6克(后下),生地15克。

上七味,以水三碗,煮取一碗,药滓再煮,取汁一碗,日分二次温服。

服药三剂,小溲清长,寐已好转,继以滋益清潜之药调理善后。

案徐姓,患心中懊憹,方以栀子豉汤加丝瓜络助栀子以清上焦在络之热;瓜蒌宣肺亦通大腑,使郁热借通大腑而下夺,病却大半,精神安定,二诊去瓜蒌以防下多伤其气阴,续加生地、竹茹、木通引热从小便而出,黄连后下煎煮,取其气以清其热,此又仿泻心汤之意也。

四十五、下利清谷,里寒外热,汗出而厥者,通脉四逆汤主之。

提要:指出下利亡阳的证治。

笺注:

下利清谷,为脾胃阳气虚,甚则伤肾阳,里寒外热,汗出而厥,是阴气内盛,而阳气外亡,故以通脉四逆汤温经回阳。

通脉四逆汤方

附子大者一枚(生用),干姜三两(强人可四两),甘草二两。

上三味,以水三升,煮取一斤二合,去滓,分温再服。

方解:

本方即四逆汤倍干姜以增附子,功能祛寒回阳,使阴寒去而真阳复,外越之阳内返而愈。

四十六、下利肺痛①,紫参汤主之。

提要：下利腹痛的治法。

词注：

①肺痛：此处作腹痛解。

笺注：

从应用方当是肠胃积热腹痛下利，紫参苦辛寒，主心腹积聚，邪气寒热，通九窍、利大小二便，和甘草一药和中清热。

紫参汤方

紫参半斤，甘草三两。

上二味，以水五升，先煮紫参，取二升，内甘草，煮取一升半，分温三服。（疑非仲景方）

按：此方必有错简。不注。

四十七、气利，诃梨勒散主之。

提要：虚寒利的治法。

笺注：气利，若矢气臭秽，是气滞不宣，所下之物粘腻，随大便而出。用此方以涩肠固脱。

选注：

赵以德：诃梨勒有通有涩，通以下涎液，消宿食，破结气。涩以固肠脱，佐以粥饮和肠胃，更补虚也。

诃梨勒散方

诃梨勒十枚（煨）

上一味为散，粥饮和，顿服。

方解：

本方能温涩固肠，适应于气虚不固的下利。

结　语

本篇论吐、哕、下利，都属于胃肠疾病，所以和为一篇，现把本篇精神列表归纳如下：

呕吐
├ 证治
│ ├ 寒性呕吐
│ │ ├ ①寒凝胸膈,呕满,吐涎沫,头痛者——吴茱萸汤
│ │ ├ ②中焦阳虚,干呕吐逆,吐涎沫——半夏干姜散
│ │ ├ ③脾胃阳虚,不能化谷,朝食暮吐,暮食朝吐——大半夏汤
│ │ └ ④呕而脉弱,身微热,小便复利,手足冷——四逆汤
│ ├ 热性呕吐
│ │ ├ 胃肠积热,食已即吐——大黄甘草汤
│ │ └ 邪在少阳,呕而发热——小柴胡汤
│ ├ 水饮致呕吐
│ │ ├ ①饮停心下,呕吐而谷不得下——小半夏汤
│ │ ├ ②饮积胸中,似喘不喘,似呕不呕,似哕不哕,彻心中愦愦然,而无奈者——生姜半夏汤
│ │ ├ ③呕后思水,饮多而不化——猪苓散
│ │ └ ④胃反吐,而渴欲饮水者——茯苓泽泻汤
│ └ 寒热错杂性呕吐——呕而肠鸣,心下痞满——半夏泻心汤
└ 治疗注意
   ├ 有痈脓而呕者,不可治呕
   └ 正气胜邪外出,而自欲吐者,不可下

哕
├ ①胃气上逆、干呕、哕,手足微冷——橘皮汤
├ ②虚热气逆而致哕逆者——橘皮竹茹汤
└ ③哕而腹满
   ├ 小便不利——利小便
   └ 大便不通——通大便

下利
├─ 泄泻
│   ├─ 虚寒
│   │   ├─ 下利清谷有表证
│   │   │   ├─ 先温里——四逆汤
│   │   │   └─ 后解表——桂枝汤
│   │   └─ 里寒外热,下利清谷,汗出而厥——通脉四逆汤
│   ├─ 实热——实邪内积,脉滑或平而心下痞,或不利
│   │   谵语者——大小承气汤
│   └─ 气利
│   ├─ 由实滞引起者——宜通利
│   └─ 属于气虚不固者——宜固涩——诃梨勒散
└─ 痢疾
    ├─ 热痢下重者——白头翁汤
    └─ 虚寒而便脓者——桃花汤

疮痈肠痈浸淫病脉证并治第十八

一、诸浮数脉,应当发热,而反洒淅恶寒,若有痛处,当发其痈。

提要:指出发痈的征兆。

笺注:

凡浮数脉象,应有发热。如果患者兼有洒淅恶寒,身体某处感觉疼痛,即可判断有发生痈肿的可能。脉浮数是有热之证,卫气不能畅行,故洒淅恶寒;营血有所阻滞,故局部疼痛,由此可见,营卫俱病,功能障碍,是发生痈肿的基本机理。

选注:

尤在泾:浮数脉皆阳也,阳当发热。而反洒淅恶寒者,卫气有所遏而不出也。夫卫主行营气者也,而营过实者,反能阻遏其卫,若有痛处,则营之实者已兆,故曰当发其痈。

二、师曰:诸痈肿,欲知有脓无脓,以手掩肿上,热者为有脓,不热者为无脓。

提要:诊断有脓无脓之法。

笺注:凡见于痈肿,欲知其有脓或无脓,可用手掩于痈肿上,若觉有热灼感,即为有脓,反之即无脓。营血凝滞,卫气不畅,郁于一处,发生痈肿,气血郁而生热,热聚于痈肿之中,局部发热明显,气血腐化而成脓。

选注:

尤在泾:痈肿之候,脓不成则毒不化,而毒不聚则脓必不成,故以手掩其肿上,热者毒已聚,则有痈,不热者,毒不聚则无脓也。

三、肠痈之为病,其身甲错,腹皮急,按之濡,如肿状,腹无积聚,身无热,脉数,此为肠内有痈脓,薏苡附子败酱散主之。

提要:叙述慢性肠痈的症状和治疗。

笺注：肠痈病人，营血瘀滞于里，病变主要在肠中，故腹部如肿状，因脓已成，故腹痛紧急，按之不硬，这时虽然数，知非外感，但脉数而无力是阳气不足。这个痈肿一处，但"腹无积聚"说明腹内并无积聚。方用薏苡附子败酱散以排脓。

选注：

尤在泾：甲错、由于营滞于中，故血燥于外也。腹皮急，按之濡，气虽外鼓，而病不在皮间也。积聚为肿胀之根……今腹如肿状而中无积聚，身不发热而脉反见数，非肠内有痈郁成脓而何？薏苡破毒肿，利肠胃为君，败酱一名苦菜，治暴热火疮，排脓破血为臣，附子则假其辛热以行瘀滞之气尔。

薏苡附子败酱散方

薏苡仁十分，附子二分，败酱五分。

上三味，杵为末，取方寸匕，以水二升，煎减半，顿服，小便当下。

方解：

方中薏苡仁排脓利小便，败酱咸寒能结积热，用小量附子以振奋阳气，共奏排脓之效。

四、肠痈者，少腹肿痞，按之即痛如淋，小便自调，时时发热，自汗出，复恶寒。其脉迟紧者，脓未成，可下之，当有血。脉洪数者，脓已成，不可下也。大黄牡丹汤主之。

提要：急性肠痈的症状与治疗。

笺注：本节邪结在下焦，为少腹肿痞，按之即痛如淋甚剧，但非膀胱病，故小便自利。卫气郁阻化热，故时时发热自汗出而复恶寒，因脉迟紧，故知脓尚未成，纯系血结。用大黄牡丹汤，以大黄、芒硝去其结热，牡丹、桃仁以行瘀血，瓜子以下气散，然旨在破血，故云当有血，使血行则气散，气散则痈亦自消。

若脉洪数者，则荣则腐，血已化为脓，故不可再行攻下之法。

大黄牡丹汤方

大黄四两，牡丹一两，桃仁五十个，瓜子半升，芒硝三合。

上五味,以水六升,煮取一升,去滓,内芒硝,再煎沸,顿服之,有脓当下;如无脓,当下血。

方解:本方用大黄、芒硝去实热,牡丹皮、桃仁化瘀血,瓜子消痈利气,这是治下焦有实邪结痈方剂。如再加败酱、银花效果更好。

附脓未成脓已成示意表如下:

肠痈脓未成
- 少腹肿痞——触诊有形
- 按之痛如淋——痛引会阴和尿道,如患淋之状
- 时时发热 ⎫
- 自汗复恶寒 ⎬ 营卫郁阻
- 脉迟紧——气阻,热未聚

肠痈脓已成
- 其身甲错,营滞于中,血燥于外
- 腹皮急按之濡——腹皮虽紧急,略有隆起,按之濡柔不硬
- 身无热,脉数——热聚脓成,热偏血分

医案:

1.肠痈脓未成

胡某某,女,60 岁。患慢性阑尾炎五六年,右少腹疼痛,每遇饮食不当,或受寒、劳累即加重,反复发作,缠绵不愈,经运用西药青、链霉素等消炎治疗,效果不佳,又议手术治疗,因患者考虑年老体弱,而要求服中药治疗。

初诊时呈慢性病容,精神欠佳,形体瘦弱,恶寒喜热,手足厥冷,右少腹阑尾点压痛明显,舌淡,苔白,脉沉弱。

患者平素阳虚寒甚,患阑尾炎后,数年来更必服寒凉之药,使阳愈衰而寒愈甚,致成沉疴痼疾,因于阴寒,治以温化为主。

熟附子 15 克,薏苡仁 30 克,鲜败酱草 15 根,水煎服,共服六剂,腹痛消失,随访二年,概未复发。(摘自《经方发挥》141 页)。

2.肠痈脓已成

冯某某,女,19 岁。病起三天,腹痛伴恶心呕吐,痛处以右下腹

为重,痛势持续,阵发性加重,压痛拒按,便秘溲赤,发热寒战,经检查诊断为急性化脓性阑尾炎,舌红,苔黄腻,脉滑数。证属瘀热成脓,宜泻热通结,解毒化脓。

生大黄 24 克,元明粉 15 克,丹皮 10 克,桃仁、冬瓜仁、红藤、败酱草、蒲公英各 30 克,服药后,大便通,原方加减调治七天痊愈。(摘自《浙江中医杂志》4:172.1983)

五、问曰:寸口脉浮微而涩,法当亡血,若汗出。设不汗者云何? 答曰:若身有疮①,被刀斧所伤,亡血故也。

提要:提出金疮的脉象。

词注:

①疮:古作创,此处指金创。

笺注:脉微为阳弱,涩为血少,因血汗同源皆为阴液,经云"夺汗者无血,故脉微而涩,乃为亡血之脉象。今身有金创,知为刀斧所伤,亡血而引起,所以脉虽浮而不能汗出。

选注:

李文:汗出亡阳则脉微,亡血伤阴则脉涩。微与涩皆阴脉也,设不汗而痍疮金疮,虽不亡阳而亡血,故亦见微涩之脉也,总是营虚卫衰之故。

六、病金疮,王不留行散主之。

提要:叙述金疮的治法。

笺注:金疮,为刀斧所伤(包括枪、箭、弹药)需要防风防水,细加包扎,并宜内服与外敷王不留行散治疗。

王不留行散方

王不留行十分(八月八日采),蒴藋细叶十分(七月七日来),桑根白皮十分(三月三日采),甘草十八分,川椒三分(除目及闭口,去汗),黄芩二分,干姜二分,芍药、厚朴各二分。

上九味,桑根皮以上三味烧灰存性,勿令灰过,各别杵筛,合治之为散,服方寸匕。小疮即粉之,大疮但服之,产后亦可服。如风寒,桑根勿取之。前三物皆阴干百日。

方解:

王不留行散是治外伤要药。王不留行能通经、行血、定痛。蒴藋细叶(本药之枝为接骨木)清热毒,续筋骨。甘草益胃解毒。芍药、黄芩清热凉血。川椒、干姜强血行。厚朴行气化滞。桑白皮清热利肺,同王不留行、蒴藋入血分,可治金疮流血不止。本方总的作用为调血行、止血定痛。

附方:

排脓散方

枳实十六枚,芍药六分,桔梗二分。

上三味,杵为散,取鸡子黄一枚,以药散与鸡黄相等,揉和令相得,和服之,日一服。

排脓汤方

甘草二两,桔梗三两,生姜一两,大枣十枚。

上四味,以水三升,煮取一升,温服五合,日再服。

七、浸淫疮,从口流向四肢者,可治;从四肢流来入口者,不可治①。

提要:浸淫疮,从病势向外向内以别毒疮之轻重。

词注:

①不可治:难治之意。

笺注:毒气由内走外可治,内传者难治,是毒气由外走内,渐入脏腑,故曰不可治。

浸淫疮是心有风热,发于肌表,初生小,先痒后痛生疮,汁出侵溃肌肉,渐阔全身,此浸淫疮也。

八、浸淫疮,黄连粉主之。

提要:浸淫疮的治法。

笺注:本节之疮是湿热之为病,应用黄连粉,因黄连一药苦能燥湿,寒能清热,所以能治浸淫疮。

选注：

魏念庭：按外科精义以一味黄檗散调涂本此。

陈修园：黄连粉汤未见，疑即黄连一味，为散外敷之，甚者亦内服之，诸疮肿疡皆属于火，所以主之。

结　语

本篇论述痈肿、肠痈、金疮、浸淫疮的辨治。

篇中对于肠痈叙述为重，从脉象迟紧与洪数，来判断肠痈是否成脓，脓未成或脓已成，属热证实证者，可用大黄牡丹汤。脓已成属虚寒者，可有薏苡附子败酱散治疗。

对于金疮、浸淫疮论之很少，但也提出了王不留行散及黄连粉主治方剂，可供参考。

跌蹶手指臂肿转筋阴狐疝蛔虫
病脉证治第十九

一、师曰：病跌蹶①，其人但能前，不能却，刺腨②入二寸，此太阳经伤也。

提要：叙述跌蹶的症状与治疗。

词注：

①跌蹶：跌，足背，蹶：痹厥之类。

②腨：指腓腨，就是小腿肚。

笺注：太阳之经行人之背，一旦其经受到损伤，但能前不能却。灵枢经脉云："足太阳之脉……下贯腨内，外出踝之后，循胫骨至小趾外侧……"，故治疗宜刺腨肠太阳经穴以和利之，使气血贯通，前后走皆能正常。

按：此外，关于跌字，徐沈、金鉴均作"跌"字，由跌伤所引起，是值得参考的。

二、病人常以手指臂肿动，此人身体瞤瞤①者，藜芦甘草汤主之。（方未见）

提要：指出手指臂肿动的证治。

词注：

①瞤瞤：无意识微微跳动。

笺注：本证是风湿痰涎相持于关节经络之间，以致阳气不能外散之故。"手指臂肿动"，身体瞤瞤，即内经："风胜则动，湿胜则肿"，本证属于此，本条之方未见，从药效来看藜芦为催吐药，能吐出膈上风痰，甘草调和，这属于原因疗法。

一般来说，治疗此病，可用针药并进，较为适宜。也可应用导痰汤，或指迷茯苓丸等。

三、转筋①之为病，其人臂脚直，脉上下行②，微弦。转筋入腹③者，鸡屎白散主之。

提要：转筋病的证治。

词注：

①转筋：即筋脉挛急。

②脉上下行：脉象紧急不柔和的意思。

③转筋入腹：即痛自两腿牵引少腹。

笺注：转筋，乃指筋脉失去阳气的温煦和阴液的亏虚，其证为腨肠拘挛疼痛。脉上下行，是形容脉象劲急强直，全无柔和之象，与痉病的"直上下行"之义相同。转筋之甚者，邪随经脉上行入腹，所以痛自两腿牵引少腹。

若霍乱转筋，由于阳气微与血少，治法当用四逆汤或通脉四逆汤，急救回阳。

本节的转筋是由于湿浊化热，热甚伤阴所致，故用鸡屎白散泻其湿热。

选注：

徐灵胎：转筋之证不一，有平时常转筋者，有霍乱而转筋者，并有转筋而入腹者，当用吴萸、木瓜等药及外治汤熨之法。

鸡屎白散方

鸡屎白

上一味，为散，取方寸匕，以水六合，和，温服。

方解：

鸡屎白能通利大小便，湿浊化热，热盛伤阴，因而发生转筋，用本方通利大小便，便可治之。

四、阴狐疝①气者，偏有小大，时时上下，蜘蛛散主之。

提要：指出狐疝证状与治疗。

词注：

①阴狐疝：疝气的变化多而不可测，像传说中"狐"那样，故名。

　　笺注：狐疝为湿热为患，浸入肝经之络而发，因厥阴肝经之脉"循股阴，入毛中过阴器，抵少腹……肝所生病者……狐疝"。其发病，睾丸偏左或偏右或大或小，时上时下，出没无定，用蜘蛛散能泄下焦结气，桂枝辛温入肝经以散寒邪，故二药并用以治狐疝。

　　选注：

　　尤在泾：阴狐疝气者，寒湿袭阴，而睾丸受病，或左或右，大小不同，或上或下，出入无时，名曰狐疝。蜘蛛有毒，服之能令人利，合桂枝辛温，入阴而逐其寒湿之气也。

　　蜘蛛散方

　　蜘蛛十四枚（熬焦），桂枝半两。

　　上二味为散，取八分一匕，饮和服，日再服。蜜丸亦可。

　　方解：

　　蜘蛛能泄下焦之气结，桂枝芳香入厥阴经，专散沉寒结疝。故二药合用以治狐疝。

　　五、问曰：病腹痛有虫，其脉何以别之？师曰：腹中痛，其脉当沉苦弦，反洪大，故有蛔虫。

　　六、蛔虫之为病，令人吐涎，心痛发作有时，毒药①不止，甘草粉蜜汤主之。

　　提要：二节指出蚘虫病证候与治法。

　　词注：

　　①毒药：指一切杀虫药，如锡粉、雷丸等。

　　笺注：吐涎，即吐清水。心痛为蚘所患。灵枢口问篇："虫动则胃缓，胃缓则廉泉开，故涎下。"

　　腹痛为阳虚受寒，脉多沉弦，不沉不弦反"洪大"而且又无热证，应当考虑是蚘虫病，但必口吐清水，心痛，发作有时，始可断为蚘虫病。

　　本病治法是杀虫，若但用锡粉、雷丸杀虫不能解决问题，应用甘草粉蜜汤治疗。

甘草粉蜜汤方

甘草二两,粉一两,蜜四两。

上三味,以水三升,先煮甘草,取二升,去滓,内粉、蜜,搅令和,煎如薄粥,温服一升,差即止。

方解:

本方用甘草、白蜜和铅粉合用,是一杀虫剂,和其他单用杀虫的方剂不同。

七、蚘厥者①,当吐蚘,今病者静而复时烦,此为脏寒,蚘上入膈,故烦,须臾复止,得食而呕,又烦者,蚘闻食臭出,其人当自吐蚘。

八、蚘厥者,乌梅丸主之。

提要:蚘厥的症状与治法。

词注:

①蚘厥者:蚘动而厥冷,心痛,手足冷。

笺注:

蚘厥:心烦,心痛,吐涎沫,复时烦。

脏厥:肤冷,烦躁,没有片刻安静,不适应蚘的存在,这种现象逆行于胃,便发生烦躁,吐逆,治以乌梅丸为主。

乌梅丸方

乌梅三百枚,细辛六两,干姜十两,黄连一斤,当归四两,附子六两(炮),川椒四两(去汗),桂枝六两,人参六两,黄檗六两。

上十味,异捣筛,合治之,以苦酒渍乌梅一宿,去核,蒸之五升米下,饭熟,捣成泥,和药令相得,内白中,与蜜杵二千下,丸如梧子大,先食饮服十丸,日三服,稍加至二十丸。禁生冷滑臭等食。

方解:方中乌梅为主,能安胃止呕,杀虫止利,蜀椒温中杀虫,黄连黄檗苦寒清热,桂枝、附子、细辛、干姜辛温散寒,人参、当归补气行血,合为辛温驱寒,苦寒清热,杀虫安胃的复方。本证是由于虚寒热交错而发生的蚘厥,所以也用寒热错杂的方剂进行治疗。

1. 蛔厥

吕某某,女,43 岁,德州市,1965 年 1 月 5 日初诊。

夜半后,患腹痛难忍,天明,其夫邀余诊治。上腹部疼痛,按之则更加疼痛,以右上腹为甚,两胁亦感胀满,胸闷气短,面色苍白,精神疲惫,汗出,四肢厥冷,大便正常,小便清长,询如前天曾吐出蛔虫一条,脉沉伏,舌淡苔白腻。脉证合参,属蛔厥症。急拟乌梅丸方化为汤剂予服

处方:乌梅15 克,细辛 3 克,桂枝 6 克,川椒 6 克,干姜 6 克,党参 9 克,黄连 5 克,黄檗 6 克,当归 15 克,附子 6 克。

上十味,以水三碗,煮取一碗,顿服,药渣下午再煮一碗,顿服,忌食生冷黏滑食品。

服药半小时后,患者腹痛更甚,躁扰不安,其夫惶恐,半小时许,患者腹痛已止,再按腹部,痛亦大减,翌日复诊,得知,昨日下午,再次服药后,腹部雷鸣,傍晚八点许,大便泻下蛔虫二条,一夜安睡,早七点半,大便一次,通畅,未发现蛔虫。诊其脉亦复出,浑身冷汗已收,四肢转温,胸闷胁痛消失,再以香砂六君汤加减、以恢复气力。

处方:党参 6 克,云茯苓 9 克,炒白术 6 克,甘草 6 克,木香 6 克,砂仁 6 克,陈皮 9 克,当归 6 克,使君子仁 6 粒(炒)。

上九味,以水三碗,文火久煮,取汁一碗,晚睡前顿服。忌食生冷、黏滑及腥臭食品。

2. 胆道蛔虫

李某某,女,45 岁,德州市郊,1965 年 4 月 10 日初诊。

感冒五六日,头痛、头晕,胸胁苦满,不欲饮食,心烦,寒热往来,服清热解毒片无效。近三天来,又经常呕吐酸苦,曾吐出蛔虫二条,夜半后,发现右上腹部疼痛,又连吐出蛔虫三条,今早来诊,脉弦数,舌苔薄黄,精神疲倦,小便色黄,大便调,腹部虽觉痞满,按之不硬,右上腹当胆囊处按之痛剧,周身肌肤偏黄,巩膜亦偏黄,当时余正在农村巡回医疗,无法做化验检查,诊断为胆道蛔虫症,方拟乌梅丸汤剂合小柴胡汤加减。

处方:乌梅 15 克,当归 12 克,细辛 3 克,附子 3 克,桂枝 3 克,黄连 3 克,川椒 3 克,柴胡 6 克,党参 6 克,甘草 3 克,茵陈 9 克,苦楝子 12 克。

上十二味,以水三碗,煮取一碗,药滓再煮,取汁一碗,二碗合和,再煎,日分二次温服。

二诊,4 月 12 日。初服上药,约一时许,右上脘阵发性作痛两次,每次疼痛都牵及右肩部,下半夜只是汗出漐漐,小便量增多,大便一次,早起服药后,至午时又大便一次,较稀薄,腹已不痛,头痛头晕减轻大半。患者又按原方取药一剂煎服。目前:病愈大半,唯饮食欠香,上腹仍觉痞满,但较前宽舒,肌肤及巩膜色仍偏黄。

处方:乌梅 9 克,柴胡 9 克,茵陈 9 克,白芍 9 克,党参 6 克,甘草 6 克,黄檗 6 克,云苓 9 克,泽泻 9 克。

上九味,煮服方法同上,忌食生冷、黏滑及腥臭食品。

案一吕姓,病胆道蛔虫,治者以乌梅丸化为汤剂,服药半小时后,病者即腹痛更甚,躁扰不安,治者认为药后胆囊急剧收缩,蛔虫退却而扰动不安,不必惊慌失措,尤为经验之谈。

案二李姓,病感冒,寒热往来,兼胆道蛔虫,呕吐酸苦。蛔虫病腹痛难忍,治者以乌梅丸化为汤剂合小柴胡汤,复方调治。因其兼现肌肤色黄及巩膜黄染,故加茵陈以清热退黄,治疗较为爽手,因而疗效显著。(取自《经方临证录》第 181 页至 184 页)

结　语

本篇虽然论述五种病证,但跌蹶一证,有论无方,刺法亦不明。手指臂肿证候不详,方亦未见。转筋用鸡屎白散,事实很少见。至于治狐疝以蜘蛛散,也很少应用。

对蛔虫病较详,方用甘草粉蜜汤主治蛔虫心痛。乌梅丸主治蛔厥,对证应用,效果显著。

妇人妊娠病脉证并治第二十

一、师曰:妇人得平脉①,阴脉小弱②,其人渴,不能食,无寒热,名妊娠③,桂枝汤主之。于法六十日当有此证,没有医治逆者,却一月加吐下者,则绝之④。

提要:指出妊娠初期脉证,设与误治处理。

词注:

①平脉:脉平和,无病态。

②阴脉小弱:阴阳指尺寸,此指尺脉弱。

③妊娠:身怀妊也。

④绝之:停药、杜绝,或断其病根。

笺注:妇人停经,其脉平和,而尺脉小弱,呕,不能食,称为妊娠。认为脾胃不和,可用桂枝汤调之。二月后,呕吐、厌食等为恶阻,治疗不当,伤其中气,应随证施治,杜绝病根,不必拘泥于安胎之说。

二、妇人宿①有癥②病,经断未及三月,而得漏下③不止,胎动在脐上者,为癥痼害。妊娠六月动者,前三月经水利时,胎也。下血者,后断三月衃④也。所以血不止者,其癥不去故也。当下其癥,桂枝获苓丸主之。

提要:指出癥病下血与胎漏下血不同及癥病治法。

词注:

①宿:平素之意。

②癥:积聚有形之物,瘀血郁结成块之形。

③漏下:月经停止后,断续下血,淋沥不净。

④衃:瘀血紫黑状。

笺注:妇人本有癥病,现复受孕成胎,停经未到三月,由于癥病之故,勿又漏下不止,脐上胎动,这是癥妨害胞胎,所以说是"癥痼害"。癥疾不去,漏下不止,只有去其宿癥,才能使新血以养胎,故用桂枝茯苓丸,祛瘀化癥。方中桂枝通血脉,茯苓安正气,芍药调营,丹皮桃仁活血化瘀,合而用之,实为祛瘀化癥之小剂。特别是炼蜜为丸,每服一至三丸,剂量很小,使下癥而不伤胎。

"妊娠六月动者"以下二十四字,文义不纯,恐有脱简,当存疑。

按:本节主要说明有癥病而怀妊,有漏下不止情况是癥病为害,不是胎漏的证候,所以当攻下其癥,去癥即所以安胎。还有一点,必须注意,癥病与胎漏虽皆有下血,但癥病有腹痛,胎漏无腹痛,而且无病态,脉象正常。

桂枝茯苓丸方

桂枝、茯苓、牡丹(去心)、桃仁(去皮尖,熬)、芍药各等分。

上五味,末之,炼蜜和丸,如兔屎大,每日食前服一丸。不知,加至三丸。

方解:

桂枝茯苓丸是桂枝、茯苓、牡丹皮、桃仁、芍药五味药组成,主要作用破癥行瘀,并且调和营卫。瘀去则漏下恶血自除。

三、妇人怀娠六七月,脉弦发热,其胎愈胀,腹痛恶寒者,少腹如扇①,所以然者,子脏开②故也,当以附子汤温其脏。(方未见)

提要:怀孕期间阳虚恶寒腹痛的证治。

词注:

①少腹如扇:自觉少腹部寒凉之气习习如扇。

②子脏开:即子宫、下焦阳衰,不能温煦子宫,故感寒气习习如开。

笺注:怀孕腹痛胎胀,恶寒而少腹冷气习习如扇,原因是内脏虚寒,发热为阴盛格阳,故脉不数而弦,所以用附子汤温里散寒,寒去胎自安。

选注:程云来:胎胀腹痛亦令人发热恶寒。少腹如扇者,阴寒胜也,妊娠阴阳和则胎气安,今阳虚阴盛,不能约束胎胞,故子脏为之开也,附子汤用以温经。

　　四、师曰:妇人有漏下者,有半产^①后因续下血都不绝者,有妊娠下血者,假令妊娠腹中痛,为胞阻^②,胶艾汤主之。

　　提要:妊娠下血腹痛的证治。

　　词注:

　　①半产:妊娠四五月堕胎者,称为半产。

　　②胞阻:妊娠下血腹痛,称为胞阻。

　　笺注:本节指出妇女下血情况不一,有无胎而月经漏下不断。有半产后继续下血不止的。有妊娠腹痛,不因他病而下血不止的。虽然三种下血不同,而原因都属冲任脉虚,摄纳无权所致,故均可用胶艾汤主治。

妊娠下血(胞阻) { 原因——冲任脉虚,摄纳无权
症状——少腹痛,无块,脐下急,下血不止等
治疗——胶艾汤 }

　　芎归胶艾汤方

　　川芎、阿胶、甘草各二两,艾叶三两,当归三两,芍药四两,干地黄六两。

　　上七味,以水五升,清酒三升,合煮取三升,去滓,内胶,令消尽,温服一升,日三服。不差,更作。

　　方解:

　　芎归胶艾汤由川芎、阿胶、甘草、艾叶、当归、芍药、干地黄组成。本方具有补血缓痛,止血安胎的作用,除治妊娠下血外,对妇女崩漏有良好效果,但运用此方时,必须注意以下三点:

　　①无癥病史。

　　②证候是属于血虚性的。

　　③肝火过盛,胎动下血者忌用。

　　五、妇人怀娠,腹中^①疞痛,当归芍药散主之。

　　提要:指出妊娠湿停血滞的腹痛证治。

词注：

①：音朽，疠痛，即绵绵作痛，不同于寒疝的绞痛，血气的刺痛。

笺注：疠痛，即绵绵之痛，与寒疝绞痛不同。与血气的刺痛亦不同。血不足而兼水气，肝气乘脾所致，用当归芍药散以养血疏肝，健脾利湿，而达到安胎。

当归芍药散方

当归三两，芍药一斤，茯苓四两，白术四两，泽泻半斤，川芎半斤。

上六味，杵为散，取方寸匕，酒和，日三服。

方解：本方主要作用和血利湿，止痛安胎。后世广泛用于痛经，月经不调。

医案：

少腹作痛

曹某某，女，44岁，农民，平原，1982年10月6日初诊。

少腹绵绵作痛，已半年余，月经汛期不准，时而赶前，时而错后，腰腹经常畏冷，甚则腰骶坠痛，白带淋漓不止，面色苍白不华，眼睑略有浮肿，四肢无力，下肢尤甚，脉象沉缓无力，舌淡苔薄白，根部厚腻。

脾肾气虚血瘀，久久不得温运，故而腰腹冷痛绵绵，《金匮要略》名为"疠痛"，寒滞冲带二脉：由是月经不调，白带如注。治以温肾健脾，调补奇经。方宗当归芍药散加味。

处方：当归20克，白芍20克，川芎15克，泽泻30克，炒白术25克，茯苓30克，炒杜仲20克，鹿角霜20克，小茴香10克。

上九味，以水四碗，煮取一碗，药滓再煮取汁一碗，日分二次温服。每次温服时加黄酒一两。忌食生冷。

二诊、10月10日。上药服三剂，痛止，腰痛减。继服上方，煮服及禁忌方法同上。

三诊、10月17日。上药继服六剂，少腹及腰均感温暖，白带已差，脉来不若前甚，原方去白芍继服。

四诊、10 月 25 日。上方断续服药六剂,面色转红润,浮肿已消,白带已止,唯腰骶部即八髎穴处仍有沉坠感。

处方:当归 10 克,川芎 10 克,炒白术 10 克,川断 15 克,桑寄生 15 克,鸡血藤 20 克,防己 10 克,狗脊 15 克,丹参 10 克,乳香 6 克,没药 6 克,牛膝 10 克。

上十二味,以水四碗,微火煮取一碗,药滓再煮,取汁一碗,日分二次温服,每服加黄酒一两。

案曹姓,腹中痛,半年不止,以致经汛不准,白带淋漓,脾肾温运不周,寒湿渗及冲任二脉。治者应用当归芍药散加杜仲调补肝肾以疗"腹膝酸痛,阴下湿痒",更加小茴香、鹿角霜,调补脾肾,以疗"赤白带下"。四诊后,主病已去八九,唯八髎穴处有沉坠感,此乃瘀滞经俞,治者以大队活血化瘀之品缓缓调之。(取自《经方临证录》第 185 页至 188 页)

六、妊娠呕吐不止,干姜人参半夏丸主之。

提要:恶阻,胃虚有寒的证治。

笺注:一般来说,妊娠呕吐,无须治疗。而此则是呕吐甚剧,原因是胃虚有寒,故用干姜人参取理中汤一半,加半夏生姜以降逆止呕。

选注:

金鉴:妊娠呕吐谓之恶阻,恶阻者,谓胃中素有寒饮,恶阻其胎而妨饮食也。主以干姜去寒,半夏止呕,恶阻人日日呕吐必伤胃气,故又佐人参也。

干姜人参半夏丸方

干姜一两,人参一两,半夏二两。

上三味,末之,以生姜汁糊为丸,如梧桐子大,饮服十丸,日三服。

方解:干姜温中去寒,半夏化痰止呕,人参补益胃气,制成丸使其和缓健胃。至于干姜、半夏均不利于妊娠,虽内经:"有故无殒"但用之必须谨慎。

七、妊娠小便难,饮食如故,当归贝母苦参丸主之。

提要:妊娠血虚热郁,津液涩少,小便难的证治。

笺注:小便难,当是下焦血虚热郁,津液涩少所致,故用当归贝母苦参丸和血润燥,清利湿热。

当归贝母苦参丸方

当归,贝母,苦参各四两。

上三味,末之,炼蜜丸,如小豆大,饮服三丸,加至十丸。

方解:

方用当归补血润燥,贝母清肺开郁,苦参清除热结,利水,共奏养阴清热,通利小便。

八、妊娠有水气,身重,小便不利。洒淅恶寒①,起即头眩,葵子茯苓散主之。

提要:论水气内阻的小便难证。

词注:

①洒淅恶寒:恶寒似冷水浇一样。

笺注:妊娠,内有水气则身重,小便不利。阳气不能外达故洒淅恶寒。水气内阻,阳气不升则头眩,故用葵子茯苓散通窍利水。

妊娠有水气 {
　病因——水气内停,阳气被阻
　症状 {
　　身重
　　小便不利——膀胱气化失职
　　洒淅恶寒——阳气不得外行
　　起则头眩——水气上逆
　}
　治疗——葵子茯苓散
}

葵子茯苓散方

葵子一斤,茯苓三两.

上二味,杵为散,饮服方寸匕,日三服,小便利则愈。

方解:

葵子茯苓散由葵子、茯苓组成,主要作用为滑利通窍,渗湿通阳,使水气下泄利小便,湿去则周身之阳气通畅,而诸证自愈。而方中葵子性滑不利妊娠,今与茯苓同用则不虑滑胎,也是"有故无殒"之理。仅此当以慎用。近人多以五皮饮加紫苏,可供参考。

九、妇人妊娠,宜常服当归散主之。

提要:指出养血清热的养胎方法。

笺注:妇人妊娠后,因血虚有热,而动胎气的,宜用当归散。方中当归芍药养血敛阴,白术川芎补脾益气,黄芩除热,于健脾养血之中清除胎热,是使胎中气血得到调养的方法。

选注:

金鉴:妊娠无病不须服药,若其人瘦而有热,恐耗血伤胎,宜常服当归散以安之。

当归散方

当归、黄芩、芍药、川芎各一斤,白术半斤。

上五味,杵为散,酒饮服方寸匕,日再服。妊娠常服即易产,胎无疾苦。产后百病悉主之。

方解:

本方用芎、归、芍养胎,白术健脾,黄芩清热,对于血虚有热最为适宜。

十、妊娠养胎,白术散主之。

提要:温中去寒的养胎方法。

笺注:妊娠如因寒湿影响胎气,宜用温养的白术散为主。白术、牡蛎燥湿,川芎以温血,蜀椒去寒。

白术散方

白术、川芎、蜀椒(去汗)、牡蛎各三分。

上四味,杵为散,酒服一钱匕,日三服,夜一服。但苦痛,加芍药;心下毒痛倍加川芎;心烦吐痛,不能饮食,加细辛一两、半夏大者二十枚。服之后,更以醋浆水服之。若呕以醋浆水服之。复不解者,小麦汁服之。已后渴者,大麦粥服之。病虽愈,服之勿置。

方解：

白术散一方以白术健脾益气，牡蛎坚阴，川芎和血。蜀椒去寒，故适应于益气祛寒燥湿。金鉴云："妊娠妇人，肥白有寒，恐其伤胎，宜常服此"。

十一、妇人伤胎，怀身腹满，不得小便，从腰以下重，如有水气状，怀身七月，太阴当养不养，此心气实，当刺泻劳宫及关元，小便微利则愈。

提要：指出怀妊伤胎的证治。

笺注：本条为后世逐月分经养胎之说之本，然于理难通，关元穴与劳宫穴，乃妊妇禁用之穴，刺之有堕胎之危，故阙疑不注。

但是在此条可用药物治疗，是可以治好的。

结　语

本篇论述妊娠病证及治疗。

妊娠呕吐，名恶阻，由脾胃不和，胃气上逆者，可用桂枝汤降冲逆。如呕吐甚者，可用干姜人参半夏丸。妊娠腹痛：属于阳虚阴盛，少腹如扇者，用附子汤。如冲任虚寒，腹痛下血为胞阻，可用胶艾汤。血虚湿热不化者，胎动不安，用当归散，脾胃虚寒者，可用白术散。若腹中痛，小便不利或有浮肿者，可用当归芍药散。

妊娠下血，素有癥病者，经未及三月，胎动在脐上者，当下癥止血，用桂枝茯苓丸。若冲任失调，腹痛下血，当温经补血，安胎止血，用胶艾汤。

妊娠血虚津亏大便难者，用当归贝母苦参丸。妊娠有水气，小便不利，可用葵子茯苓丸。

妇人产后病脉证治第二十一

一、问曰:新产妇人有三病,一者病痉,二者病郁冒,三者大便难,何谓也?师曰:新产血虚、多汗出、喜中风,故令病痉;亡血复汗、寒多,故令郁冒①;亡津液,胃燥,故大便难。

产妇郁冒,其脉微弱,呕不能食,大便反坚,但头汗出。所以然者,血虚而厥,厥而必冒。冒家欲解,必大汗出。以血虚下厥,孤阳②上出,故头汗出。所以产妇喜汗出者,亡阴血虚,阳气独盛,故当汗出,阴阳乃复。大便坚,呕不能食,小柴胡汤主之。

提要:指出产后病痉、郁冒、大便难三者的病因、证状与治疗。

词注:

①郁冒:昏迷状况。

②孤阳:阳气独盛的样子。

笺注:产后痉病:由于产后血虚汗多,筋脉失养,因而发生筋脉拘急的痉病。

大便难,由产后津液损伤,阴液不能润肠所致。

郁冒——新产血虚,虽有外感,脉欲浮而未能,故脉象微弱,"呕不能食,大便反坚,但头汗出",主要由于阴血虚弱,阳气偏胜于上而为郁冒。如果此时大汗出是郁冒将解。因为汗出,即所以损阳,阳损之后,才与阴气维持平衡。所以说:"故当汗出……阴阳乃复。"

郁冒的治法:既然郁冒自解必须通过汗出损阳之后,才能达到目的,那就须用小柴胡汤以疏邪发汗。(损阳配阴法)

二、病解能食,七八日更发热者,此为胃实,大承气汤主之。

提要:指出服小柴胡汤郁冒解后,又转属阳明腑实证治。

笺注:郁冒本不能食,今与小柴胡汤后,郁冒已解,胃气已和,故能食。但七八日以后,又复发热,这种热不属虚而属实,是胃家实,故用大承气汤以攻下阳明的实热。

三、产后腹中㽲痛,当归生姜羊肉汤主之;并治腹中寒疝虚劳不足。

提要:产后血虚而寒的腹中痛证治。

笺注:产后血虚寒邪侵入血分,因而发生腹痛,治以当归生姜羊肉汤,目的在于温血散寒。凡属虚寒郁结的寒疝,以及虚劳不足之证,亦可用以治疗。

选注:

金鉴:产后暴然腹中急痛,产后虚寒痛也,主之当归生姜羊肉汤者,补虚散寒止痛也。并治虚劳不足,寒疝腹痛者,亦以其虚而寒也。

当归生姜羊肉汤方

当归三两,生姜五两,羊肉一斤。

上三味,以水八升,煮取三升,温服七合,日三服。

若寒多者,加生姜一斤,痛多而呕者,加橘皮二两,加生姜者,亦加水五升,煮取三升二合,服之。

医案

产后腹中㽲痛

时某某,女,26岁,故城,农民,1978年8月19日初诊。

产后二月,气血未复,少腹经常隐隐作痛,身体羸瘦,乳水几无。询其以往治疗,患者出示所服药单:一以胶艾四物汤加减,一以逍遥散加减,断断续续服药20余剂,腹痛减而未瘥。目前症见少腹绵绵作痛,面色苍白,形体憔悴,精神萎靡不振,不欲饮食,周身畏冷,下午时有轻微潮热、面热等感。脉弦按之无力,舌质瘦小,有白薄苔。《金匮要略?妇人产后病脉证治》指出:"产后腹中痛,当归生姜羊肉汤主之。"审其症,已显轻度潮红面热之征,是以该病将入劳门矣!急以《金匮》法治之。

处方:当归30克,生姜30克,何首乌30克,鲜羊肉150克(切碎)。

上药以水五大碗,煮取二碗,药滓再以水三碗,煮取一碗,日分三次温服。药滓中之羊肉捡出另以清酱加水炖食之。

二诊,9月2日。上方断续服12剂,腹中痛全痊,潮热亦除。上方既见效果,为巩固疗效,仍以上方迭进,冀望气血早复乃幸。

处方:当归20克,生姜20克,党参10克,鲜羊肉250克,隔日煮服一剂。

三诊,9月26日。身体逐渐壮实,饮食增加,乳汁已大大增多。宗《医彻》:"寒者热之,大半即安,继以调和,此机之从权者也。"嘱停药,以食养尽之,避寒就温,如有它变,再商。

案时姓,产后腹中痛,以致身体羸瘦,食无馨味,尤其是下午已显潮热,大有虚而入劳之虞,治者予血肉有情之品,当归生姜羊肉汤更佐首乌一药,养血补血。腹中痛止,潮热除,治者再加党参,以大补气血,病人坦途,治者以防试补太过,嘱以"食养尽之";以善其后。(取自《经方临证录》第145页至147页)

四、产后腹痛,烦满不得卧,枳实芍药散主之。

提要:指出气血郁滞的腹痛证治。

笺注:产后腹痛,不满不烦为虚,烦满不得卧为实,不过这里的实和承气汤里实不同,原因是产后气血郁滞,用枳实芍药散的目的在于宣通气血,所谓通则痛止。

选注:

尤在泾:产后腹痛而致烦满不得卧,知血郁而成热,且下病而碍于上也,与虚寒腹痛不同矣。

枳实芍药散方

枳实(烧令黑,勿太过),芍药等分

上二味,杵为散,服方寸匕,日三服,并主痈脓,以麦粥下之。

方解:

本方治产后腹痛,烦满不得卧,病因由于气血郁滞,故用枳实散气积,芍药止腹痛,目的在于宣通气血,通则痛止。

五、师曰:产妇腹痛,法当以枳实芍药散,假令不愈者,此为腹中有干血①着脐下,宜下瘀血汤主之;亦主经水不利。

提要:指出瘀血腹痛的治疗。

词注:

①干血:瘀血日久为干血。

笺注:产后腹痛由于瘀血内结的,其痛必在小腹,与枳实芍药散证痛在大腹不同,所以枳芍散无效。必须用下瘀血汤以攻逐脐下的瘀血。

选注:

金鉴:产妇腹痛,属气结血凝者,枳实芍药散调之,假会服后不愈,此为热灼血干着于脐下而痛,非枳实芍药散所能治也,宜下瘀血汤主之。下瘀血汤,攻热下瘀血也,并主经水不调,亦因热灼血干故也。

下瘀血汤方

大黄二两,桃仁二十枚,䗪虫二十枚(熬,去足)。

上三味,末之,炼蜜和为四丸,以酒一升,煎一丸,取八合,顿服之,新血下如豚肝。

方解:

本方由大黄、桃仁、䗪虫三味组成,方中大黄、桃仁下瘀血,破结润燥,䗪虫逐干血,用蜜为丸取其缓,酒煎以行气以攻血,下如豚肝,即是凝滞的瘀血。经水不利亦可应用此方,但必是瘀血者。

产后腹痛(一) { 病因——血虚寒结
                  证候——腹中绵绵拘急而痛,喜得温按
                  治法——当归生姜羊肉汤,散寒、补虚、益血

产后腹痛(二) { 病因——气血郁滞
                  证候——腹痛、烦满、呕、大便秘或利
                  治法——枳实芍药散,破气散结,宣通气血

产后腹痛(三) { 病因——瘀血内停
脉证——少腹痛,有硬块,肌肤甲错,目紫色,
　　舌质绛紫,脉迟紧,沉涩……等
治法——下瘀血汤——逐瘀止痛

六、产后七八日,无太阳证,少腹坚痛,此恶露①**不尽;不大便,烦躁发热,切脉微实,再倍发热,日晡时烦躁者,不食,食则谵语,至夜即愈,宜大承气汤主之。热在里,结在膀胱也。**

提要:产后瘀血与阳明胃实同时出现的证治。

词注:

①恶露:产后瘀血,谓之恶露。

笺注:产后瘀血内阻与阳明实证的证治。产后七八日,无表证,但见少腹坚痛,此为恶露不尽的症状;又见不大便烦躁发热,脉微实,日晡时烦躁发热更重,此则热在阳明胃实,故不欲食,如食之而热愈盛,影响神明而谵语,入夜阴气复长,阳明气衰,谵语即止。

"热在里,结在膀胱"句,是总纲领,即本证不独血结在下,且热聚于中,在治疗时,当先治胃热,而后下其瘀血,所以宜大承气汤,热除之后,瘀血可行,可收一举而得之效果。

七、产后风①**续之数十日不解,头微痛,恶寒,时时有热,心下闷,干呕,汗出,虽久,阳旦证续在耳,可与阳旦汤。**

提要:产后感风邪。

词注:

①产后风:产后又感风邪。

②阳旦证续在耳:即太阳中风证的桂枝汤证,继续存在。

笺注:产后续感风邪至十天以后,寒热、头痛、干呕、汗出仍在,再加心下闷,这是风邪渐入里的症状,治当用阳旦汤解外,外解后,视其证而治之。

选注:

赵以德:伤寒论太阳证,头痛、头热,汗出恶风,桂枝汤主之。

又太阳病七八日不解,表证仍在当发其汗,此治伤寒法,凡产后感于风寒者,皆不越其规矩,此条与上条承气汤为表里之例耳。

八、产后中风,发热,面正赤,喘而头痛,竹叶汤主之。

提要:指出产后中风,欲作痉病的治疗方法。

笺注:产后中风以发热头痛为表证,而面赤兼喘为阳邪上浮,原因乃产后里虚,里气不固,而又有外感所致,以竹叶汤祛邪扶正。此又为太阳、阳明证,风为阳邪,容易化热,热伤津液,筋脉失养,可能变为痉证,用竹叶汤以散太阳阳明两经风邪,以预防产后痉病的发生。

竹叶汤方

竹叶一把,葛根三两,防风、桔梗、桂枝、人参、甘草各一两,附子一枚(炮),大枣十五枚,生姜五两。

上十味,以水一斗,煮取二升半,分温三服,温覆使汗出。颈项强,用大附子一枚,破之如豆大,煎药扬去沫。呕者,加半夏半升洗。

方解:

方用竹叶、葛根、桂枝、防风、桔梗解外在的风热。人参、附子固阳气的虚脱,甘草、姜、枣调和营卫,此方具有扶正祛邪,表里兼治之效。亦能治由于亡血而虚阳上浮,兼有表证的痉病。

九、妇人乳中虚①,烦乱②呕逆,安中益气,竹皮大丸主之。

提要:指出产后虚热烦呕吐的证治。

词注:

①乳中:即产褥期中。

②烦乱:极度烦乱之状。

笺注:本证指哺乳期中耗损津液,以致胃中有热上冲,因而发生烦乱呕逆。

竹皮大丸方

生竹茹二分,石膏二分,桂枝一分,甘草七分,白薇一分。

上五味,末之,枣肉和丸,弹子大,以饮服一丸,日三夜二服。

有热者倍白薇,烦喘者加柏仁一分。

方解:

竹茹——降逆止呕

白薇——退热

石膏——除烦　　　退热除烦,安中止呕

桂枝——平冲气

甘草

大枣　　和中气

由于中和呕止,则里气自安,故曰"安中益气"。

十、产后下利虚极,白头翁加甘草阿胶汤主之。

提要:指出下痢虚极的证治。

笺注:产后下痢虚极,此乃热痢下重,用白头翁取之寒以胜热,苦以燥湿。由于产后血虚,故加阿胶以补血,甘草可以缓中,行中兼补,以止下痢。

白头翁加甘草阿胶汤方

白头翁、甘草、阿胶各二两,秦皮、黄连、柏皮各三两。

上六味,以水七升,煮取二升半,内胶,令消尽,分温三服。

方解:白头翁汤既见于伤寒论,又见于此篇,是治热重下痢的有效方剂。由于产后血虚,故加阿胶以补血,甘草以缓其急迫,即含有补血益气之意。本方主治不必拘于产后,如不因产后而下利,见同样证候而血虚者,亦可应用。

附方:

千金三物黄芩汤

治妇人在草褥,自发露得风。四肢苦烦热、头痛者与小柴胡汤;头不痛但烦者,此汤主之。

黄芩一两,苦参二两,干地黄四两。

上三味,以水六升,煮取二升,温服一升,多吐下虫。

张路玉:服后多吐下虫积者……。

千金内补当归建中汤

治妇人产后虚羸不足,腹中刺痛不止,呼吸少气,或苦少腹中急,摩痛引腰背,不能饮食。产后一月,日得服四五剂为善,令人强壮宜。

当归四两,桂枝三两,芍药六两,生姜三两,甘草二两,大枣十二枚。

上六味,以水一斗,煮取三升,分温三服,一日令尽,若大虚加饴糖六两,汤成内之,于火上暖令饴消。若血过多,崩伤内衄不止,加地黄六两、阿胶二两,合八味,汤成内阿胶。若无当归,川芎代之;若无生姜,干姜代之。

结　语

本篇论述产后病证治,首先提出痉病、郁冒、大便难三者。

痉:这里的痉证和痉湿暍病的痉证在发病因素上有所不同。前者以解表退热为主;后者以养血镇痉为原则。

郁冒:寒邪乘血虚而入,产后郁冒是个病名,因为产后"亡血复汗,故令郁冒"。即有内因,又有外因,方用小柴胡汤。

产后腹痛:有三种情况,一是血虚有寒,腹中痛,用当归生姜羊肉汤。二是气血郁滞,痛连大腹,烦满不得卧,用枳实芍药散。三是瘀血内停,用下瘀血汤。

产后大便难:产后发热,日晡加重,烦躁,用大承气汤,以泻下通便清热。

产后哺乳之中,如烦乱吐逆者,用竹皮大丸,以安中益气。产后痢疾而虚者,用白头翁加甘草阿胶汤以苦寒清热,养血缓中。

妇人杂病脉证并治第二十二

一、妇人中风，七八日续来寒热，发作有时，经水适断，此为热入血室①。其血必结，故使如疟状，发作有时，小柴胡汤主之。

提要：指出经水适断热入血室的证治。

词注：

①热入血室：历代文献对血室有三种不同看法，一是指子宫，一是冲脉，一是指肝脏。根据全方面看认为属子宫的较为全面。

笺注：太阳中风，本有发热恶寒，时已七八日未传经。致外邪乘虚而袭入血室，与血相搏，且血室内隶于肝，肝胆表里，肝受邪影响于胆，故证见寒热如疟，用小柴胡汤清肝之热，理血室之结。

选注：

成无已：七八日，邪气入里之时，本无寒热，而续得寒热，经水适断时，为表邪乘虚入于血室相搏而血结不行，经血所以断也。血气与邪纷争，致寒热如疟，而发作有时，与小柴胡汤以解传经之邪。

二、妇人中风，发热恶寒，经水适来，得之七八日，热除脉迟，身凉和，胸胁满，如结胸状，谵语者，此为热入血室也，当刺期门，随其实而取之。

提要：指出热入血室表热内陷的证治。

笺注：妇人经血适来，表邪乘虚陷入血室，表邪罢而脉迟身凉。冲脉为血脉之海，隶于肝，上连胸胁，下主胞宫，如热邪陷入血室，初病在血室，病进结于两胁乳下，故状如结胸而实非结胸。邪入血室，肝亦受邪。邪气胜则实，所以刺肝募之期门，泻肝经之实热。

期门穴在胸胁部，内则心肺，不可妄刺，宜平刺，刺之慢慢进针，有应为止。（即得气为止，不可深刺）

三、妇人伤寒发热，经水适来，昼日明了，暮则谵语，如见鬼状者,此为热入血室,治之无犯胃气及上二焦,必自愈。

提要:热入血室的辨证与治禁。

笺注:本节热入血室,注意三个方面,①辨证;②治疗禁忌;③自愈。所谓辨证,即是谵语昼静夜乱,他和阳明腑实不同,也和邪入心包谵语无昼夜之分不同。内结于血室而内犯肝,里无实表已罢,故"无犯胃气及上二焦",这意味着禁用汗吐下法,由于经行未断,所以血室之热,可随经水而排出,从而达到自愈。

选注:

尤在泾:伤寒发汗过多者,邪已离表,则入阳明。经水适来者,邪气离表,则入血室。盖虚则易入,亦惟虚者能受也。昼则明了,暮则谵语者,血为阴暮亦为阴,阴邪遇阴乃发也。然热虽入而不结,其邪必将自解。治之者但无犯胃气及上二焦阳气而已。仲景盖恐人误以发热为表邪未解,或以谵语为阳明胃实,而或攻之或汗之也。

四、阳明病,下血谵语者,此为热入血室,但头汗出,当刺期门,随其实而泻之,濈然汗出者愈。

提要:阳明病热入血室的证治。

笺注:本条进一步说明妇人患阳明病,由于里热大盛,虽不是经期,热邪亦可陷入血室,出现下血谵语,但头汗出等里热熏蒸,迫血妄行的症状,既已热入血室,刺期门泻其实热,使周身汗出而愈。

选注:

章虚谷:冲脉为血室,肝所主,而与阳明经络会合,故阳明邪热,得以流入血室。其脉上通于心,故而谵语,刺期门,从肝募而泻其热也。

五、妇人咽中如有炙脔①,半夏厚朴汤主之。

提要:气阻痰塞咽中的证治。

词注:

①炙脔:烤肉片贩在咽部的样子。

笺注：七情郁结，痰在咽部凝聚不散，咯之不出，咽之不下，即今之梅核气证，治以调气散结自愈，半夏厚朴汤即有此功能。

半夏厚朴汤

半夏一升，厚朴三两，茯苓四两，生姜五两，苏叶二两。

上五味，以水七升，煮取四升，分温四服，日三夜一服。

方解：

方中半夏、厚朴、生姜辛以散结，苦以降逆，茯苓佐半夏以利水消痰，苏叶芳香以宣通郁气，痰消气通则病愈。

医案：

梅核气

唐某某，女，36 岁，农民，河北，1968 年 5 月 24 日初诊。

据述：与夫口角，气郁胸中，未得发泄，初感胸闷、胁胀，呃逆频作，服木香顺气丸、舒肝和胃丸等胸闷减轻，胁胀已差，呃逆大减，近五六天来，咽喉如有物梗阻：时时作痒，愈痒愈咯，咯之不出，咽之不下，饮食可，二便调，怀疑咽喉肿瘤，经 x 线透视，提示"无见异常"，转来门诊。脉象弦滑，舌苔白薄稍腻，此属肝脾气结，郁而生痰，痰气交阻，肺气不宣，根据《金匮要略·妇人杂病脉证并治》"妇人咽中如有炙脔，半夏厚朴汤主之"之意，治以理气解郁，宣肺化痰。

处方：半夏 20 克，川朴 10 克，茯苓 24 克，苏叶 9 克，细辛 3 克，制香附 15 克，瓜蒌皮 24 克生姜 10 片。

上八味，以水四碗，煮取一碗半，药滓再煮，取汁一碗半，日分四次温服，日三次夜一次。

二诊，5 月 30 日。依法服药三剂，诸病已却大半，患者又按原方连服三剂，诸症皆瘥，唯感口干，有时心烦，睡意不酣，脉弦略数，舌苔退，舌尖红。余观其症候，度其病机，有向热转化之虞，香燥之药，实不可近唇，防微杜渐，以免伤阴液。

案唐姓，咽喉如有物梗阻，时时作痒，愈痒愈咯，咯之不出，咽之不下，此案症状，正与经文相合，治以半夏厚朴汤行气降逆，化痰散结,更佐香附以理上焦之气,借"香附辛味甚烈,香气颇浓,皆以气用事,故专治气结为病"。加细辛,激发肾气上达于肺,宣肺而破结,瓜蒌皮具"宽胸化痰"之功,用之以"通胸隔之痹塞"以俾"痰气下降"。服药三剂,病去大半,续进三剂而病瘥。然上症虽已,而又口干、心烦、脉数、舌红。度其病情,认为香燥之药,最易伤阴,遂以养阴利气之品而善其后。(取自《经方临证录》第 190 页至 195 页)

六、妇人脏躁①,喜悲伤欲哭,像如神灵所作,数欠伸,甘麦大枣汤主之。

提要:指出脏躁病人的证治。

词注:

①脏躁:脏,心脏也,若为七情所伤,则心不得安静,而神躁扰不宁,这是情志病的一种,多患于妇女,男子亦间有之。

笺注:脏躁为情志方面之病,多由血少及肝气抑郁所形成。经云:肝苦急,急食甘以缓之,所以用甘麦大枣汤养心宁神,止躁缓急以安脏气。

选注:

金鉴:脏,心脏,静也则神藏,若为七情所伤,则神不得静,而神燥不宁也。故喜悲伤欲哭,是神不能至情也,像如神灵所凭,是心不能神明也……数欠伸,喝欠也,喝欠烦闷,肝之病也,母能令子实,故证及也。

甘草小麦大枣汤方

甘草三两,小麦一升,大枣十枚。

上三味,以水六升,煮取三升,分温三服,亦补脾气。

方解:

本方小麦养心气,甘草、大枣缓急,治脏躁而见反张证效果良好。

医案:

脏躁症

1967 年 3 月 15 日,有一刘姓少妇,25 岁,患脏躁症已月余不瘥，其父陪来看病。诊其脉象细数，舌红少津，形体憔悴，精神淡漠，喃喃自语，躁动不安。据其父述："先由夫妇口角，郁闷不乐而发病，服苯妥英钠药片，效果不大，后又请大夫，开了一个方子，有甘草三两，大枣 10 个，小麦半斤，说是二千多年前的方子，结果煮出药来，却是一锅腊八粥，没法吃，只好喂了鸡。在坐者哄堂大笑。余向患家做了一番古今剂量的变化情况，亦处方甘麦大枣汤予之。

处方：甘草 15 克，大枣 12 枚（先用水煮透使其胀大，然后掰开入煮），小麦 45 克。

嘱：以水四大碗，煮取二大碗，药滓再以水三碗，煮取一大碗，日分四次温服。忌食黏滑辛辣等物。其父携女缓缓而去。

七日后，诊其脉已冲和，精神已振。喃喃自语、躁动不安均除大半，唯感胆怯易惊，夜寐欠安，多梦联翩，心中不时有烦热之感，有时出一阵小汗，反而感到舒适。

处方：甘草 15 克，小麦 30 克，大枣 6 枚，云茯苓 15 克，枣仁 30 克，远志 9 克，石斛 15 克，寸冬 15 克，龙骨牡蛎各 15 克。

上十味，以水三杯，煮取一杯，药滓再煮，取汁一杯，日分二次温服。

五日后，夫妇一同前来复诊，述及服该方而病全痊云云。

案刘姓之脏躁症，初由肝郁气滞，心失所养，神不守舍而成。该患者迁延失治，以致月余不瘥，心血更加暗耗，予甘麦大枣汤，宽汤煮药，日竟四服，七日后病去大半，精神振作，脉转冲和。唯胆怯寐劣，心中不时烦热，为心阴尚未尽复，心神未稳之象，法守原方，加云茯苓、枣仁、远志、石斛、寸冬、龙骨、牡蛎大队养阴安神之品调理善后。

七、妇人吐涎沫，医反下之，心下即痞，当先治其吐涎沫，小青龙汤主之；涎沫止，乃治痞，泻心汤主之。

提要：吐涎沫与心下痞治分先后。

笺注：吐涎沫是上焦有寒，治之当以温化。而医反下之，寒邪内陷成痞。当先治上寒,吐涎止,再治其痞。治上寒以小青龙汤,治痞用泻心汤。

选注:

尤在泾:吐涎沫,上焦有寒也,不予温散而反下之,寒内入而成痞,当先治其上寒,而后治其中痞,亦如伤寒例,表解乃可攻痞也。

小青龙汤方,见肺痈篇。

泻心汤方,见惊悸篇中。

八、妇人之病,因虚、积冷、结气,为诸经水断绝。至有历年,血寒积结,胞门①寒伤,经络凝坚。

在上呕吐涎唾,久成肺痈,形体损分②。在中盘结,绕脐寒疝;或两胁疼痛,与脏相连;或结热中,痛在关元,脉数无疮,肌若鱼鳞,时着男子,非止女身。在下未多,经候不匀,令阴掣痛,少腹恶寒;或引腰脊,下根气街③,气冲急痛,膝胫疼烦。奄忽眩冒,状如厥癫;或有忧惨,悲伤多嗔,此皆带下④,非有鬼神。

久则羸瘦,脉虚多寒;三十六病⑤,千变万端;审脉阴阳,虚实紧弦;行其针药,治危得安;其虽同病,脉各异源;子当辨记,勿谓不然。

提要:本节论妇人杂病的总纲。

词注:

①胞门:指子宫。

②损分:肌肉消瘦之意。

③气街:气冲穴之别名。因冲脉由此开始。

④带下:有两种含义 :专指赤白带下;带脉以下疾病,包括经、带为病。

⑤三十六病:指十二瘕、九痛、七害、五伤、三痼。

笺注:本文可分四段认识。

①自"妇人之病"至"积结胞门"

指出妇人之病,因禀赋衰弱或感受寒凉,或因气分郁结,皆能导致月经不调,甚至月经断绝,如历年久血寒积结胞门。

②自"寒伤经络"至"非止女身"

从上中下三焦说明病变情况，如因虚损、积冷、结气在上、肺胃受病，因而呕吐涎沫，成为咳逆，久而化热成为肺痈，因而形体消瘦。如因虚损、积冷、结气在中，脾胃受病，中焦有寒，邪从寒化在中焦盘结，或向下形成绕脐痛疝，或引两胁疼痛。如其人中焦有热，则病从热化，如病势向下，在脐下关元部发生疼痛。如脉数而不是疮脓，则为热结营血，因而肌若鱼鳞。但是这些病男子亦有，非独妇女病此。

③自"在下未多"至"千变万端"

在下未多，为经候不匀，经水不畅，致经期不调，或阴部掣痛少腹冷，或腰痛，或下连气冲，胫膝疼痛，此为冲任为病。或发生眩冒癫厥，多忧善怒，发为脏躁一类的疾患，此皆带脉以下之病所致，带脉以下皆属阴，阴病者下行极而上，并不是鬼神为祟，故曰"此皆带下非有鬼神"。上述证候，久则营养不足，身瘦，形成劳伤不复，总之妇人三十六病，虽千变万端，不外因虚、积冷、结气所引起。

④自"审脉阴阳"至"勿谓不然"

总结上文，医家对比，必须辨别证候的阴阳虚实，治以针药，或能转危为安，但必须注意，病同脉不同，则当详细审辨，所以说"子当辨记，勿谓不然"。

九、问曰：妇人年五十所，病下利数十日不止，暮即发热，少腹里急，腹满，手掌烦热，唇口干燥，何也？师曰：此病属带下。何以故？曾经半产，瘀血在少腹不去。何以知之？其证唇口干燥，故知之。当以温经汤主之。

提要：妇人有瘀血、崩漏的证治。

笺注：妇人五十余，冲任二脉皆虚，月经当止，今复下，血不止，这属于带脉以下的瘀血证。病人曾半产，少腹瘀血停止，故腹满，里急。瘀血不去，新血不生，口唇干燥，乃失去血的营养，薄暮发热，阴不含阳，所以用温经汤生新去瘀治疗。

温经汤方

吴茱萸三两,当归二两,川芎二两,芍药二两,人参二两,桂枝二两,阿胶二两,生姜二两,丹皮去心二两,甘草二两,半夏半斤,麦门冬一升。

上十二味,以水一斗,煮取三升,分温三服,亦主妇人少腹寒久不受胎,兼取崩中去血,或月水过多,至期不来。

方解:

本方用当归、阿胶、芍药养血,丹皮、桂枝、川芎行血消瘀,麦冬、半夏润燥和胃,人参、甘草生津益气,吴萸、生姜暖血温经,本方既有温血养血之效,同时又能逐瘀润燥。它能治冲任虚损,月经不调,久不受孕,总之妇人下焦虚、腹痛、月经不调等,可适用本方。

医案:

赵某某,已婚。

初诊:1958年12月4日。

痛经三年,十七岁月经初潮,便有轻度痛经,月经周期准,量多。结婚后,痛经加剧,曾流产一次,后未孕,经期腰痛,出冷汗,下腹凉且胀喜按,得热则减,痛甚时不能坚持工作,末次月经11月16日,舌苔薄白,脉象沉细,证属虚寒相抟,治以温经为法,温经汤加减。

处方:吴萸3克,丹皮6克,党参9克,当归9克,白芍9克,肉桂3克,川芎3克,甘草3克,麦冬6克,阿胶6克,干姜6克,小茴香3克,沉香末1.8克(冲)五剂。

此例属虚寒互搏……治疗月余,痛经渐渐好转(摘自《钱泊煊妇科医案》40~40页)。

十、带下经水不利,少腹满痛,经一月再见者,土瓜根散主之。

提要:因瘀血而经水不利的证治。

笺注:本文由于瘀血留滞,而经期不调,或一月再来,少腹满痛,所以用土瓜根散破瘀通经,则经期可以恢复。

土瓜根散方

(阴肿亦主之)

土瓜根(王瓜)、蜜虫、桂枝、芍药各三两。

上四味,杵为散,酒服方寸匕,日三服。

方解:

土瓜根能通经消瘀,芍药养阴,桂枝通阳,蜜虫化瘀,能开血闭,使经流畅而经期复常。阴肿,即阴器肿,或为疝痛,亦瘀积为患,并能治之。

十一、寸口脉弦而大,弦则为减,大则为芤,减则为寒,芤则为虚,寒虚相搏,此名曰革,妇人则半产漏下,旋覆花汤主之。

妇人得革脉,是血分极虚之象,《金鉴》认为本文必有简错,历代医家,或有不注释者,余亦不注。

十二、妇人陷经,漏下黑不解,胶姜汤主之。

提要:指出崩漏日久不止的证治。

笺注:妇人崩漏不止,或少有漏下,所下之血紫黑色,而经久不止,原因是瘀血。又因荣气腐败,所以漏下黑色,盖荣血本来喜温恶寒,故胶艾汤用阿胶养血滋肝,生姜散寒气。这合于内经"陷者举之,郁者散之,伤者育之补之"的意思。方未见。(可能是妊娠篇中之胶艾汤)

十三、妇人少腹满如敦状①,小便微难而不渴,生后②者,此为水与血俱结在血室也,大黄甘遂汤主之。

提要:指出水与血俱结在血室的治法。

词注:

①敦状:小腹满有隆起之状,敦,音对。

②生后:即产后。

笺注:妇人少腹满,有蓄水与蓄血之别,如满而小便自利的为蓄血,若满而小便不利口渴的,为有蓄水。今满而小便微难,口不渴,况且又在产后,所以断为水与血俱结在血室,治以水血兼攻的大黄甘遂汤。

少腹满
- 小便不利，口渴——蓄水
- 小便利，口不渴——蓄血
- 小便微难而不渴，又在产后——水与血俱结血室

大黄甘遂汤方

大黄四两，甘遂二两，阿胶二两。

上三味，以水三升，煮取一升，顿服之，其血当下。

方解：

- 大黄——开血闭
- 甘遂——逐水 } 攻补兼施
- 阿胶——补血

十四、妇人经水不利下，抵当汤主之。（亦治男子膀胱满急，有瘀血者）

提要： 指出经水不利，属于瘀结的实证。

笺注： 由于瘀血内结，证实体实者，故除经水不利下外，当有少腹硬满结痛，大便色黑易解，小便自利等证，故用抵当汤峻逐其瘀，瘀去血行则经水自调。

选注：

金鉴：妇人经水不利下，言此行不通畅下也，乃妇人恒有之病，不过活瘀导气，调和冲任，足以愈之，今日抵当汤主之，抵当重剂，文内并无少腹结痛，大便黑，小便利，发狂喜忘寒热之证，恐药重病轻，必有残缺错简，读者审之。

抵当汤方

水蛭三十个（熬），虻虫三十个（熬、去翅足），桃仁二十个（去皮尖），大黄三两（酒浸）。

上四味，为末，以水五升，煮取三升，去滓，温服一升。

方解：

本方用水蛭虻虫专攻瘀血，大黄桃红引血下行，本方乃逐瘀峻

剂,应用于少腹硬满,或腹不满而自述腹满,小便自利,大便虽硬而易解,其色必黑,神志恍惚,或善忘,或烦躁,甚则谵语,发狂,善饥,脉沉结,在妇人则有经闭等发热证者。

十五、妇人经水闭不利,脏坚癖不止①,中有干血,下白物②,矾石丸主之。

提要:内有干血,时下白物的治法。

词注:

①脏坚癖不止:沉明宗云:"脏即子宫也,坚癖不止的止字,当作"散",坚癖不散,子宫有干血也。"

②白物:即白带。

笺注:经水闭塞之因在于干血不去,久而腐化,而下白物,治当去其子宫湿热,用坐药内于子宫破其坚癖,以解湿热之毒。

矾石丸方

矾石三分(烧),杏仁一分。

上二味,末之,炼蜜和丸,枣核大,内藏中(即子宫中),剧者,再内之。

方解:

方中枯矾除湿热,合杏仁破结润干血,湿热不去,而干血不下,干血不去,则白带亦未必能愈。

十六、妇人六十二种风,及腹中血气刺痛,红蓝花酒主之。

提要:妇人挟风气而腹中刺痛证治。

笺注:妇人经尽或产后,容易感受风邪与血气相搏,因而发生腹中刺痛。红兰花苦辛温,活血止痛,得酒更加强药力,所以不用风药者,殆亦"治风先活血,血行风自灭"的意思。

红蓝花酒方

红蓝花一两

上一味,以酒一大升,煎减半,顿服一半,未止,再服。

方解：

张隐奄：红花色赤多汁，生血行血之品也。盖风为阳邪，血为阴液，红花枝茎叶多毛刺，具坚金之象，故能制胜风木。金匮红兰花酒，治妇人六十二种风，良有以也。

十七、妇人腹中诸疾痛，当归芍药散主之。

提要：指出妇人腹中诸病，当归芍药散主之。

笺注：妇人腹中痛，多由气郁血凝或带下等病引起，当归芍药散能通调气血，健脾化湿，肝脾舒畅，则腹痛自止。

当归芍药散方（见前妊娠病中）

十八、妇人腹中痛，小建中汤主之。

提要：妇人腹中痛由于虚寒者。

笺注：本节属于虚寒里急的腹痛，用小建中，补中生血，血随气行，所以用小建中汤补气生血、止痛。

小建中汤方（见前虚劳篇中）

十九、问曰：妇人病，饮食如故，烦热不得卧，而反倚息者，何也？师曰：此名转胞①，不得溺也，以胞系了戾②，故致此病，但利小便则愈，宜肾气丸主之。

提要：指出妇人转胞的证治。

词注：

①胞：指膀胱而言。

②胞系了戾：谓膀胱之系缭绕捻转。

笺注：转胞一症，病在膀胱，水气不能下行而上逆，故烦热不得卧而倚息，以利小便愈。用肾气丸以振奋下焦阳气，气化水行，胞系自正，其病可愈。

肾气丸方

干地黄八两，山药四两，山萸肉四两，泽泻三两，茯苓三两，牡丹皮三两，桂枝一两，附子一两（炮）。

上八味，末之，炼蜜和丸，梧子大，酒下十五丸，加至二十五丸，日再服。

方解：

本方作用，主要温补肾气，鼓舞肾气，肾气强则胞系了戾自愈，小便利，诸证自除。

二十、蛇床子散方，温阴中坐药。

蛇床子仁

上一味，末之，以白粉少许，和令相得，如枣大，棉裹内之，自然温。

二十一、少阴脉滑而数者，阴中即生疮，阴中蚀疮烂者，狼牙汤洗之。

提要：下焦湿热，阴疮蚀烂的证治。

笺注：少阴属肾，肾开窍于二阴，少腹脉滑主湿，数主热，阴中生疮蚀烂，都属湿热，故采用洗法。

选注：

金鉴：阴中即前阴也，生疮湿烂，乃湿热不洁而产 也，用狼牙汤洗之，除湿热杀 也。

狼牙汤方

狼牙三两。

上一味，以水四升，煮取半升，以绵缠筋如茧，浸汤沥阴中，日四遍。

方解：

狼牙草，味苦性寒，清热杀虫，用之以煎汤洗涤阴道，一日四次者，取其多洗以速其效。

二十二、胃气下泄，阴吹①而正喧②，此谷气之实也，膏发煎导之。

提要：指出阴吹的病机和证治。

词注：

①阴吹：阴中出声，如大便矢气之状。

②正喧：连续不断喧然有声。

笺注：前阴出声如矢气状，连接不断，而为正喧，谷气实者，乃大便结实不通,而使阳明之气别道而行前阴,故用膏发煎导大便通利,气归故道,其病自愈。

选注：

尤在泾:阴吹,阴中出气如大便矢气状,连续不断,故曰正喧,谷气实者,大便结而不通,是以阳明之气下行,不得从其故道,乃别走旁窍也,猪膏发煎,润导大便,便通气自归矣。

猪膏发煎方

猪膏半斤,乱发如鸡子大三枚。

上二味,和膏中煎之发消药成,分再服。

土瓜根散方

（阴肿亦主之）

土瓜根（王瓜）、䗪虫、桂枝、芍药各三两。

上四味,杵为散,酒服方寸匕,日三服。

方解：

土瓜根能通经消瘀,芍药养阴,桂枝通阳,虫化瘀,能开血闭,使经流畅而经期复常。阴肿,即阴器肿,或为疝痛,亦瘀积为患,并能治之。

结　语

本篇第八节是妇人杂病的总纲,对妇人杂病的成因,诊断与证治,都做了一些原则性的指示,故列为首。

从本篇内容上归纳,可分为热入血室,经水不利,带下,漏下,腹痛,脏燥,转胞,阴吹,阴疮十多种疾病。

本篇所列方剂,如胶艾汤、温经汤、土瓜根散、抵当汤、大黄甘遂汤,都是治疗经水不利。但经水不利有血虚血实与水俱结的不同,因此对于这些方剂也要辨证选用为宜。他如红蓝花酒,当归芍药散,小建中汤等,虽是治腹痛,但也必须辨其寒热虚实、属气属血情况下,才能适当用之。